日ごろの？をまとめて解決

消化器ナースのギモン

編著
西口幸雄　久保健太郎

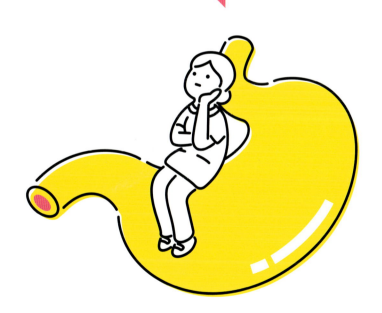

照林社

はじめに

　臨床で看護師として働いていると、本当にたくさんの疑問が出てきます。私は看護師12年目で、主に外科病棟で働いてきましたが、今でも日々わからないことばかりです。ただ、11年も働いていると、多少知識がなくても経験でなんとかなってしまうこともあります。最近ではマニュアルやクリニカルパスが充実していて、そのとおりにやれば大丈夫（むしろそのとおりにやらないとダメ？）という風潮もあります。でも、本当にそれでいいのでしょうか？　マニュアルやパスに書かれている内容は、本当に正しいのでしょうか？

　もちろん経験は大事ですし、マニュアルどおりにすることも、質の担保やリスクマネジメントという面において非常に重要です。しかしマニュアルやパスは完璧ではありませんし、正しくないことも含まれているかもしれません。「これは本当に正しいのだろうか？」と疑いの目でみることも重要で、本書にはそのような疑問がたくさん盛り込まれています。

　本書はＱ＆Ａの形で構成されています。Ｑ（疑問）の内容は、当院の消化器外科病棟、消化器内科病棟、肝胆膵外科・内科病棟の看護師によって、実際に出されたものです。まさに消化器ナースの生の疑問ということになります。また、著者は、院内の医師、看護師、薬剤師、管理栄養士、言語聴覚士で構成されています。そのため、院内でしか使えない情報にはならないように気をつけ、著者の先生方にはできるだけエビデンスを示すように書いていただきました。新人ナースや若手ナースを対象とした内容ですが、きちんとエビデンスを示しているので、中堅やベテランナースの方にも満足して読んでいただけるような内容になっていると思います。

　本書が臨床で働く消化器ナースの皆さまの疑問を、１つでも多く解決することができたらうれしく思います。

　最後になりましたが、お忙しいなか執筆していただきました先生方と、刊行に尽力していただきました照林社編集部の皆さまに、心から御礼申し上げます。

2017年５月

編著者を代表して
久保健太郎

編著者一覧

■ 編集

西口幸雄	大阪市立総合医療センター 消化器センター長
久保健太郎	大阪市立総合医療センター看護部

■ 執筆 (執筆順)

久保尚士	大阪市立総合医療センター消化器外科 副部長
出口惣大	大阪市立総合医療センター消化器外科
田内 潤	大阪市立総合医療センター消化器外科
浦田順久	大阪市立総合医療センター消化器外科
大室愛子	大阪市立総合医療センター医療技術部リハビリテーション科
櫛山周平	大阪市立総合医療センター消化器外科
玉森 豊	大阪市立総合医療センター消化器外科 副部長
三浦光太郎	大阪市立総合医療センター消化器外科
田嶋哲三	大阪市立総合医療センター消化器外科 (肝胆膵外科兼務)
野沢彰紀	大阪市立総合医療センター肝胆膵外科
飯田優理香	大阪市立総合医療センター消化器外科
亀井佑梨	大阪市立総合医療センター消化器外科
櫻井克宣	大阪市立総合医療センター消化器外科 医長
源氏博子	大阪市立総合医療センター栄養部
西口幸雄	大阪市立総合医療センター 消化器センター長
渡部智加	大阪市立総合医療センター消化器外科 (乳腺外科兼務)
井上 透	大阪市立総合医療センター消化器外科 副部長
日月亜紀子	大阪市立総合医療センター消化器外科 医長
濱浦星河	大阪市立総合医療センター栄養部
白井大介	大阪市立総合医療センター消化器外科
田中悦子	大阪市立総合医療センター看護部
谷口夏美	大阪市立総合医療センター看護部
高台真太郎	大阪市立総合医療センター肝胆膵外科 医長
橋下寛樹	大阪市立総合医療センター薬剤部
村田哲洋	大阪市立総合医療センター肝胆膵外科 医長
根引浩子	大阪市立総合医療センター消化器内科 部長
中田晃暢	大阪市立総合医療センター消化器内科
佐々木英二	大阪市立総合医療センター消化器内科 副部長
宮原聡子	大阪市立総合医療センター医療安全管理部 主査、集中ケア認定看護師
渡辺憲治	大阪市立総合医療センター消化器内科 副部長
末包剛久	大阪市立総合医療センター消化器内科 医長
佐野弘治	大阪市立総合医療センター消化器内科 副部長

山村匡史	大阪市立総合医療センター消化器内科
川崎靖子	大阪市立総合医療センター生理機能検査部 部長
古澤千恵	大阪市立総合医療センター看護部
松江郁美	大阪市立総合医療センター看護部
木岡清英	大阪市立総合医療センター肝臓内科 部長
中井隆志	大阪市立総合医療センター肝臓内科 副部長
山崎智朗	大阪市立総合医療センター消化器内科 医長
周防舞仁	大阪市立総合医療センター消化器内科（肝臓内科兼務）
清水貞利	大阪市立総合医療センター肝胆膵外科 副部長
金沢景繁	大阪市立総合医療センター肝胆膵外科 部長
西守　愛	大阪市立総合医療センター看護部
原　なつ美	大阪市立総合医療センター看護部
林下浩士	大阪市立総合医療センター 救命救急センター長
奥田幸恵	大阪市立総合医療センター看護部
坂田侑平	大阪市立総合医療センター消化器内科
乾　洋子	大阪市立総合医療センター看護部 主務
木村明恵	大阪市立総合医療センター消化器内科（肝臓内科兼務）
奥谷　龍	大阪市立総合医療センター 手術センター長、副院長
嵐　大輔	大阪市立総合医療センター麻酔科 医長
野瀬珠美	大阪市立総合医療センター看護部、手術看護認定看護師
松田恭子	大阪市立総合医療センター看護部
中田一夫	大阪市立総合医療センター手術センター 副部長
小田　裕	大阪市立総合医療センター麻酔科 部長
加納由稀	大阪市立総合医療センター看護部
上田真美	大阪市立総合医療センター麻酔科 医長
久保健太郎	大阪市立総合医療センター看護部
松本真理子	大阪市立総合医療センター看護部、精神看護専門看護師
佐々木　剛	大阪市立総合医療センター薬剤部
冨永千愛	大阪市立総合医療センター看護部
小山眞規子	大阪市立総合医療センター看護部
上田恵子	大阪市立総合医療センター看護部
徳野実和	大阪市立総合医療センター看護部
高尾祐希	大阪市立総合医療センター看護部
池田しのぶ	大阪市立総合医療センター看護部 主査、摂食嚥下障害看護認定看護師
本田優子	大阪市立総合医療センター看護部、皮膚・排泄ケア認定看護師
西松　恵	大阪市立総合医療センター看護部
藤原早苗	大阪市立総合医療センター看護部
山本菜月	大阪市立総合医療センター看護部

CONTENTS

Part 1 疾患別のギモン

1 食道がん

	疾患のポイントをおさえよう	久保尚士	2
Q1	VATSやHALSって何？	久保尚士	4
Q2	術中にステロイドを投与するのはなぜ？	出口惣大	5
Q3	胸部の手術創は右側だけでも、左右両側に胸腔ドレーンが入っている場合があるのはなぜ？	田内 潤	6
Q4	術後に肺の合併症が多いのはなぜ？　どうすれば予防できる？	浦田順久	8
Q5	看護師にできる嚥下訓練法って何があるの？	大室愛子	9
Q6	術後、嗄声がなければ嚥下機能は問題ないと考えてよい？	櫛山周平、久保尚士	12
Q7	手術時に腸瘻造設を併せて行うのはなぜ？	玉森 豊	14
Q8	退院後に経腸栄養を行う人と行わない人の違いは？	三浦光太郎	15

2 胃がん

	疾患のポイントをおさえよう	玉森 豊	16
Q9	幽門側胃切除の場合、ドレーン挿入部はウィンスロー孔と吻合部後面どちらでもいいの？	出口惣大	18
Q10	ドレーン排液のアミラーゼ測定を行うのはなぜ？	田嶋哲三	20
Q11	胃全摘術後に左胸水がたまることが多いのはなぜ？	野沢彰紀	21
Q12	胃がんの術後に飲水や食事開始が遅いのはなぜ？	飯田優理香、玉森 豊	22
Q13	術後の体位、「逆流防止には座位」「ダンピング防止には臥位」、どちらが優先？	亀井佑梨、櫻井克宣	23
Q14	胃を全摘出した後に生じる体重減少は仕方ないの？	櫻井克宣	24
Q15	術後はいつから飲酒していいの？	源氏博子	25

3 大腸がん

	疾患のポイントをおさえよう	西口幸雄	26
Q16	どのようなときに術前の抗菌薬を内服するの？	渡部智加、井上 透	28
Q17	経肛門ドレーンは何のために挿入するの？	日月亜紀子	29
Q18	直腸の術後に膀胱留置カテーテルを抜去するのが遅いのはなぜ？	亀井佑梨、井上 透	30
Q19	ERASって何？	濱浦星河	32
Q20	術後、大腸刺激性の緩下薬や浣腸はいつから使用してよい？	白井大介、日月亜紀子	33
Q21	術後にルーチンで酸化マグネシウムや大建中湯を飲ませるのはなぜ？	西口幸雄	34
Q22	ドレーンから便汁が出てきたら、どう対応すべき？	出口惣大	36

| Q23 | 乳び漏にはどのように対応するの？ | 浦田順久 | 37 |
| Q24 | 骨盤底筋訓練は直腸手術後の便漏れに効果があるの？ | 田中悦子 | 38 |

4 イレウス

	疾患のポイントをおさえよう	井上 透	40
Q25	閉塞性イレウスで金属音が聞こえるのはなぜ？	田嶋哲三	42
Q26	吐物やイレウス管排液の色が、透明、黄色、緑色、茶色などさまざまなのはなぜ？	田内 潤	43
Q27	イレウスの際に、経鼻胃管を挿入する場合とイレウス管を挿入する場合があるのはなぜ？	渡部智加、日月亜紀子	44
Q28	イレウス管は鼻で固定するほうがいいの？	谷口夏美	46
Q29	イレウス管を鼻から挿入する場合と肛門から挿入する場合があるのはなぜ？	出口惣大	48
Q30	経肛門イレウス管は毎日洗浄が必要なの？	飯田優理香、高台真太郎	50
Q31	イレウスで手術するのはどのようなとき？	亀井佑梨、日月亜紀子	51
Q32	イレウスの術後も、イレウス管をしばらく留置するのはなぜ？	櫛山周平、井上 透	52
Q33	イレウスの患者に大建中湯を処方することが多いのはなぜ？	橋下寛樹	54
Q34	イレウス管から内服薬を注入する場合のクランプ時間はどれくらい？内服効果は経口と同じなの？	橋下寛樹	55

5 ヘルニア

	疾患のポイントをおさえよう	高台真太郎	56
Q35	鼠径ヘルニアの除毛はどれくらいの範囲に行えばよい？	三浦光太郎	58
Q36	鼠径ヘルニア手術で、鼠径部を切開する場合と腹腔鏡を用いる場合があるのはなぜ？	高台真太郎	59
Q37	異物であるメッシュを入れても感染しないの？	高台真太郎	61
Q38	嵌頓ヘルニアで腸管壊死が疑われるのはどのような所見？	村田哲洋	62

6 腹膜炎

	疾患のポイントをおさえよう	櫻井克宣	64
Q39	腹膜炎を看護師でも簡単に見きわめられる所見は？	櫛山周平、久保尚士	66
Q40	腹膜炎が疑われる患者に対して、水分を与えてはだめなの？	白井大介、櫻井克宣	68
Q41	医師は腹膜炎患者に対して、どのようなときに手術適応と判断するの？	田内 潤	69

7 消化管出血

| | 疾患のポイントをおさえよう | 根引浩子 | 70 |
| Q42 | 食道静脈瘤出血時のEVLとEISはどう使い分けているの？ | 根引浩子 | 72 |

v

Q43	食道静脈瘤出血はチューブでは止められないの？	中田晃暢	73
Q44	胃静脈瘤出血はどのようにして止めるの？	佐々木英二	74
Q45	血便と下血の違いは？	中田晃暢	75
Q46	どれくらい出血したらバイタルサインが変動するの？	宮原聡子	76
Q47	輸血をしたらどれくらいヘモグロビンが上がるの？	宮原聡子	77

8 炎症性腸疾患

	疾患のポイントをおさえよう	渡辺憲治	78
Q48	潰瘍性大腸炎の治療法はどうやって決めるの？	渡辺憲治	80
Q49	クローン病の治療法はどうやって決めるの？	渡辺憲治	82
Q50	クローン病でエレンタール®を用いるのはなぜ？	末包剛久	84
Q51	血球成分除去療法（CAP）って何？　注意すべきことは？	佐野弘治	85
Q52	サイトメガロウィルス（CMV）腸炎って何？	山村匡史	86
Q53	IBD患者に非ステロイド性抗炎症薬（NSAIDs）を使用してはいけないの？	渡辺憲治	87

9 慢性肝炎・肝硬変

	疾患のポイントをおさえよう	川﨑靖子	88
Q54	腹水穿刺において腹水はどれくらい排液できるの？　注意点は？	川﨑靖子	90
Q55	「食後の安静臥床」にエビデンスはあるの？	古澤千恵	92
Q56	肝硬変患者の便秘予防に、普通の緩下薬ではなくラクツロースを使用するのはなぜ？	橋下寛樹	93
Q57	肝硬変でアミノレバン®を用いるのはなぜ？　就寝前の投与が勧められる理由は？	源氏博子	94
Q58	肝硬変患者が低血糖や高血糖になりやすいのはなぜ？	松江郁美	96

10 肝がん

	疾患のポイントをおさえよう	木岡清英	98
Q59	手術、RFA、PEIT、TAEなど治療法はいくつかあるけれど、どのように決めているの？	木岡清英	100
Q60	肝生検後に安静が必要なのはなぜ？	中井隆志	102
Q61	薬は肝臓で代謝されるけれど、術後使用しないほうがいい薬はある？	橋下寛樹	103

11 胆道炎

	疾患のポイントをおさえよう	村田哲洋	104
Q62	ERCPの2～3時間後に採血するのはなぜ？	山崎智朗	106
Q63	閉塞性黄疸の内視鏡的胆道ドレナージと経皮経肝胆管ドレナージは、どのように使い分けているの？	周防舞仁、根引浩子	107
Q64	PTCD、PTGBD挿入後に安静が必要な理由は？	白井大介、清水貞利	109

Q65	ENBDやPTCDのチューブ内に空気が入るとよくないの？ どのような点に注意して観察したらいいの？	田嶋哲三	110
Q66	減黄術を行うと便の色はどうなるの？	亀井佑梨、村田哲洋	111
Q67	肝臓と胆道系の血液検査の項目にはそれぞれどのような意味があるの？	川﨑靖子	112
Q68	胆管切石術の後にTチューブを挿入する場合とCチューブを挿入する 場合があるけれど、どう違うの？	金沢景繁	114

12 膵臓がん

疾患のポイントをおさえよう		清水貞利	116
Q69	膵管チューブの完全ドレナージと不完全ドレナージは、どう違うの？	清水貞利	118
Q70	膵管チューブの排液は、術直後は少なく、徐々に増えるのはなぜ？	村田哲洋	120
Q71	膵頭十二指腸切除後にドレーン排液のアミラーゼ値を測るのはなぜ？	清水貞利	121
Q72	膵液瘻になるとドレーン排液がワインレッド色になるのはなぜ？ しばらくすると灰色に変わる理由は？	田嶋哲三	122
Q73	膵液瘻になると大出血を起こしやすいのはなぜ？	野沢彰紀	123
Q74	PD術後に食欲不振になる人が多いのはなぜ？　どう対応したらいい？	西守　愛、原　なつ美	124

13 急性膵炎

疾患のポイントをおさえよう		林下浩士	126
Q75	急性膵炎のときに血ガスを調べるのはなぜ？	林下浩士	128
Q76	大量輸液を入れたり、膀胱留置カテーテルを入れたとき、 循環動態に注意するのはなぜ？	村田哲洋	130
Q77	急性膵炎治療の栄養補給の際、経口摂取ではなく経鼻栄養チューブを 用いるのはなぜ？	山村匡史	131
Q78	エレンタール®を使う理由は？	濱浦星河	132

Part 2　内視鏡のギモン

14 内視鏡検査・治療

内視鏡のポイントをおさえよう		根引浩子	134
Q79	内視鏡検査時の絶飲食はいつから？	奥田幸恵	135
Q80	検査時に抗血栓薬を止める場合と止めない場合があるのはなぜ？	坂田侑平	136
Q81	内視鏡検査時にブチルスコポラミンを使うのはなぜ？　禁忌は？	乾　洋子	138
Q82	内視鏡検査時に前投薬を行うのはなぜ？	木村明恵	139
Q83	拮抗薬はどのようなときに、どのように使うの？	乾　洋子	140
Q84	内視鏡時の鎮静レベルはどう評価するの？	乾　洋子	142
Q85	消化管閉塞を起こしかけている人にニフレック®を飲ませてもいいの？	木村明恵	143

vii

| Q86 | 内視鏡検査で「色素を撒く」って何？ どういう人に、何のために色素を撒くの？ | 佐々木英二 | 144 |

| Q87 | 食道内視鏡検査の色素法にさまざまなものがあるのはなぜ？ | 山崎智朗 | 146 |

| Q88 | ピロリ菌って何？　どう調べるの？　菌がいると何が悪いの？ | 坂田侑平 | 147 |

| Q89 | ポリペクトミー、EMR、ESD ってどう違うの？ | 佐野弘治 | 148 |

| Q90 | 大腸ポリペクトミー後に穿孔や出血を起こしたら、どのような症状が出るの？ | 奥田幸恵 | 150 |

| Q91 | 胃ESD後に胃粘膜保護薬を飲ませるのはなぜ？ | 奥田幸恵 | 152 |

| Q92 | 内視鏡でがんを切除できたとしても、追加の外科的切除が必要になることがあるのはなぜ？ | 山村匡史 | 153 |

| Q93 | 人によって経鼻と経口の内視鏡を使い分けるのはなぜ？ | 末包剛久 | 154 |

Part 3　ケアのギモン

15　周術期管理

| **ケアのポイントをおさえよう** | 奥谷　龍 | 156 |

| Q94 | 術前の喫煙がよくないのはなぜ？ | 嵐　大輔 | 157 |

| Q95 | 指輪は絶対に外すべき？　外れない場合はどうすればよい？ | 野瀬珠美 | 158 |

| Q96 | ジェルネイルはどうすればよい？ | 野瀬珠美 | 159 |

| Q97 | 患者が過去に使っていた弾性ストッキングを持ってきた。今回の手術で使ってもいいの？ | 松田恭子 | 160 |

| Q98 | 手術中に抗菌薬を投与するのはなぜ？ | 渡部智加、高台真太郎 | 162 |

| Q99 | 手術終了前に鎮痛薬を投与するのはなぜ？ | 中田一夫 | 163 |

| Q100 | 麻酔の覚醒レベルはどう判断するの？半覚醒、全覚醒ってどのような状態？ | 小田　裕 | 164 |

| Q101 | 膀胱留置カテーテル抜去後に自尿が出ない。再留置すべき？ | 加納由稀 | 166 |

| Q102 | 術後の高血圧はどの程度まで許容できる？ | 上田真美 | 168 |

| Q103 | 手術前後の血液検査やX線検査では何をみる必要があるの？ | 高台真太郎 | 170 |

| Q104 | 手術後の早期離床は傷に悪影響はないの？ | 清水貞利 | 172 |

| Q105 | 早期離床は腸蠕動の回復を促進しないって本当？ | 久保健太郎 | 173 |

| Q106 | ガムをかむと腸蠕動を促進するって本当？ | 久保健太郎 | 174 |

| Q107 | 術後「飲水可能」って何を飲んでもいいの？ | 飯田優理香、久保尚士 | 176 |

| Q108 | 消化器外科手術後の退院の基準は？ | 久保尚士 | 177 |

| Q109 | よく耳にする「サルコペニア」や「フレイル」って何？ | 櫻井克宣 | 178 |

16　ドレーン管理

| **ケアのポイントをおさえよう** | 金沢景繁 | 180 |

| Q110 | 自然排液のドレーンと陰圧をかけるドレーンの違いは？ | 金沢景繁 | 182 |

| Q111 | メラサキュームなどの吸引で、持続吸引や間欠吸引などの設定はどのように決めているの？ | 浦田順久 | 184 |

| Q112 | ドレーン排液が少し混濁していても、様子をみてもよいと言われることがあるのはなぜ？ | 櫛山周平、日月亜紀子 | 185 |

| Q113 | 腹水が腹腔内に残っていてもドレーンを抜去していいの？ | 三浦光太郎 | 186 |

| Q114 | 患者がドレーンを自己抜去！　どうすればよい？ | 野沢彰紀 | 187 |

| Q115 | 認知症やせん妄患者のドレーン自己抜去はどうすれば防げる？ | 松本真理子 | 188 |

| Q116 | ドレーン造影を行うのはどのような場合？　どのようなことをみているの？ | 村田哲洋 | 190 |

| Q117 | 膿瘍に入っているドレーンを少しずつ抜くのはなぜ？ | 田嶋哲三 | 191 |

17　疼痛管理

ケアのポイントをおさえよう　　　佐々木　剛　192

| Q118 | NSAIDs 投与後2時間経っても痛みが強い場合、鎮痛薬を追加してもいいの？ | 冨永千愛 | 193 |

| Q119 | 痛みの閾値が低い患者には、どのように対応すればよい？ | 久保健太郎 | 194 |

| Q120 | NSAIDs は薬剤によって効き目が違うの？ | 佐々木　剛 | 196 |

| Q121 | 胃痛を訴える患者には、NSAIDs は使うべきではないの？ | 佐々木　剛 | 198 |

| Q122 | NSAIDs の使用が禁忌でアセトアミノフェンを使うのは、どのような場合？ | 佐々木　剛 | 199 |

| Q123 | ペンタゾシン依存症は、どれくらいの期間使用すると起こる？ | 佐々木　剛 | 200 |

| Q124 | 術後の痛みに音楽が効くって本当？ | 久保健太郎 | 201 |

18　栄養管理

ケアのポイントをおさえよう　　　久保健太郎　202

| Q125 | PICC って何？　従来の CVC とどう違うの？ | 田内　潤 | 203 |

| Q126 | 低栄養の人は術前に2週間 TPN したほうがいいと聞いたけれど、2週間で本当に効果があるの？ | 久保健太郎 | 204 |

| Q127 | 胃瘻と腸瘻（空腸瘻）は何が違うの？ | 小山眞規子 | 206 |

| Q128 | 栄養剤を投与する際に水分を追加するのはなぜ？ | 上田恵子 | 208 |

| Q129 | 経腸栄養時の水分の投与速度はどれくらい？ | 徳野実和 | 210 |

| Q130 | 栄養チューブが閉塞するのはなぜ？　閉塞したらどうするの？予防方法は？ | 高尾祐希 | 212 |

| Q131 | 経腸栄養剤はたくさんあるけれど、どのように選んだらよい？ | 濱浦星河 | 213 |

| Q132 | たくさん栄養を摂取すると、創の治りは早くなるの？ | 池田しのぶ | 214 |

| Q133 | 認知症の患者に PEG は必要？ | 玉森　豊 | 216 |

| Q134 | PTEG って何？　どのように管理するの？ | 玉森　豊 | 217 |

19 創傷管理

	ケアのポイントをおさえよう	日月亜紀子	218
Q135	創部のドレッシング材はいつまで貼っておくの？	浦田順久	219
Q136	術後のシャワー浴はいつから行ってもよい？	久保健太郎	220
Q137	脂肪壊死と創感染の違いは？	野沢彰紀	222
Q138	創部洗浄には生理食塩水？　それとも水道水？	三浦光太郎	223
Q139	創感染には創傷被覆材を用いたほうがいいの？	本田優子	224
Q140	創傷被覆材はどのように選べばいいの？	本田優子	226
Q141	V.A.C.®療法って何？	久保健太郎	228

20 ストーマケア

	ケアのポイントをおさえよう	本田優子	230
Q142	マーキングしたところにストーマが造設できないのはどのような場合？	井上　透	231
Q143	一時的ストーマと永久ストーマの違いは？	日月亜紀子	232
Q144	ストーマをつくっても肛門から排液がある。これって正常？	白井大介、西口幸雄	233
Q145	ストーマ装具は種類がたくさんあるけれど、何が違うの？	西松　恵	234
Q146	術後早期には凸面装具やプレカット装具を使わないほうがよい？	本田優子	235
Q147	ストーマ装具をつけたままでも入浴は可能？	藤原早苗	236
Q148	トイレに流せるストーマ装具があったって本当？	本田優子	238
Q149	ストーマ装具は可燃ごみ？　不燃ごみ？	山本菜月	239
Q150	認知症患者のストーマケアはどうしたらよい？	久保健太郎	240

索引 ———————————————————————— 241

装丁：ビーワークス　本文イラストレーション：SUNNY/FORMMART、Jelly beans
本文デザイン：藤田美咲　DTP制作：広研印刷株式会社

●本書で紹介している検査・治療・ケア方法などは、実践により得られた方法を普遍化すべく努力しておりますが、万一本書の記載内容によって不測の事故等が起こった場合、著者、出版社はその責を負いかねますことをご了承ください。なお、本書掲載の写真は、臨床例のなかからご本人・ご家族の同意を得て使用しています。
●本書に記載している薬剤・材料・機器等の選択・使用方法については、出版時最新のものです。薬剤等の使用にあたっては、個々の添付文書を参照し、適応、用量等は常にご確認ください。

Part 1

疾患別のギモン

1	食道がん	2
2	胃がん	16
3	大腸がん	26
4	イレウス	40
5	ヘルニア	56
6	腹膜炎	64
7	消化管出血	70
8	炎症性腸疾患	78
9	慢性肝炎・肝硬変	88
10	肝がん	98
11	胆道炎	104
12	膵臓がん	116
13	急性膵炎	126

Part 1 疾患別のギモン

疾患のポイントをおさえよう

1 食道がん

久保尚士

食道がんは、飲酒・喫煙歴がある高齢男性に多くみられ、予後の悪い消化器悪性疾患です。胸部中部食道（図1）に最も発生しやすく、頸部、胸部、腹部のリンパ節に転移します。腫瘍が増大すると経口摂取が困難となり、栄養状態が悪くなります。

[原因] 飲酒・喫煙や、果物・野菜の摂取不足など

飲酒すると顔面が紅潮する、アセトアルデヒド脱水素酵素Ⅱの不活型の人は、食道がんに罹患しやすいと報告されています[1]。多量の飲酒・喫煙をともに嗜好する人は、そうでない人に比べ約50倍食道がんに罹患しやすいと報告されています[1]。

[主な症状] やせ、栄養失調、嚥下困難、嗄声など

進行すると、食物の通過障害が起こり、嚥下困難、嘔吐、嚥下時の前胸部痛などの症状を引き起こします。そういった場合、食物摂取量が不十分になり、栄養状態が悪化し、やせが生じます。

食道の近くには声帯の動きを支配する反回神経が走行しています。この神経周囲の

図1 食道の構造と食道がんの発症

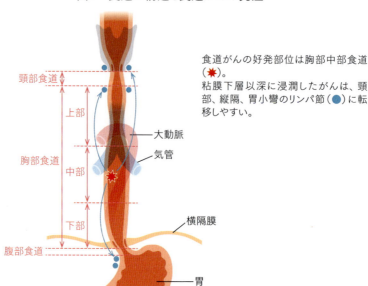

食道がんの好発部位は胸部中部食道（★）。
粘膜下層以深に浸潤したがんは、頸部、縦隔、胃小彎のリンパ節（●）に転移しやすい。

リンパ節に転移すると、反回神経麻痺が起こり、嗄声や誤嚥などが生じることがあります。

〖検査・診断〗 食道透視検査、内視鏡検査、CT、PET

　食道がんの診断には、食道透視検査（食道造影）と内視鏡検査（図2）が有用です。また、色素染色による診断も行われます。例えば、食道に内視鏡下でヨード（ルゴール液）を散布すると、腫瘍の部分は染色されないため、がんの進展範囲や多発食道がんの有無の診断に有用です（➡ Q87）。

　腫瘍からの組織検査で扁平上皮がんと診断されれば、食道がんと確定されます。まれに腺がんや特殊型のがんの場合もあります。最近では、拡大内視鏡でがんの深達度診断も可能となっています。

　転移の有無や他臓器浸潤の有無を診断するには、CT（図2）やPETが有用です。

〖治療〗 早期がんには内視鏡的切除、進行がんには外科手術、切除不能がんには化学療法と放射線療法

　がんが粘膜までに限局している場合は、内視鏡的に腫瘍のみを切除可能です。粘膜下層よりも深く浸潤している場合は、外科手術が必要となります。

　胸部食道がんの場合、食道亜全摘と頸部、胸部、腹部のリンパ節郭清、胃管による消化管再建が標準的な手術です。がんが大動脈や気管などの他臓器に浸潤している場合は、化学療法と放射線療法を併用して行います。

引用文献
1) 藤也寸志, 山口将平：食道疾患の疫学. 小澤壮治, 木下芳一編, 臨床食道学, 南江堂, 東京, 2015：15-19.

図2　食道がんの検査画像

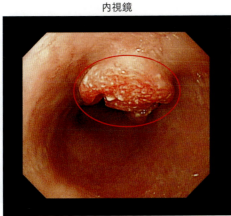
内視鏡
食道内腔に表面不整な腫瘍が突出（○部）。

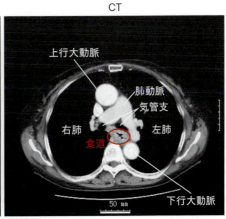
CT
食道壁が不均一に肥厚（○部）。

1 食道がん

Q1 VATSやHALSって何?

A VATSは胸腔鏡補助下手術、HALSは用手補助下腹腔鏡手術のことで、食道がんの手術ではこの2つを併用します。

医師
久保尚士

胸腔鏡術と腹腔鏡術の併用で低侵襲治療が可能

　食道がん手術の際は、まず開胸して食道切除と縦隔のリンパ節郭清を行い、続いて開腹して胃管を作成して消化管再建を行います。1度の手術で胸部、腹部の操作を行うため、非常に侵襲が大きい手術の1つとされています[1]。

　胸腔鏡下に胸部操作を行う胸腔鏡補助下手術（video assisted thoracoscopic surgery：VATS）と、腹腔鏡下に腹部操作を行う用手補助下腹腔鏡手術（hand assisted laparoscopic surgery：HALS）を併用することで、体壁破壊を軽減し、術後肺炎の発症を抑えたり、早期離床を促進させると報告されています[2,3]。また、手術の創痕も、開胸・開腹術に比べ目立たずに済みます（図1）。

　最近では、患者をうつ伏せにして、胸腔内に二酸化炭素を注入し肺を虚脱することにより、胸腔の視野を良好にして胸腔鏡手術を行う方法（腹臥位VATS）が普及しています[4]。

引用文献

1) 小澤壯治, 木下芳一：臨床食道学. 南江堂, 東京, 2015：240-242.
2) 久保尚士, 大平雅一, 平川弘聖：胸部食道癌に対する開胸食道切除・腹臥位胸腔鏡下食道切除のオリジナルノート. オペナーシング 2013；28（8）：13-19.
3) Kubo N, Ohira M, Yamashita Y, et al. The impact of combined thoracoscopic and laparoscopic surgery on pulmonary complications after radical esophagectomy in patients with resectable esophageal cancer. Anticancer Res 2014；34：2399-2404.
4) Kubo N, Ohira M, Yamashita Y, et al. Thoracoscopic Esophagectomy in the Prone Position Versus in the Lateral Position for Patients With Esophageal Cancer：A Comparison of Short-term Surgical Results. Surg Laparosc Endosc Percutan Tech 2014；24（2）：158-163.

図1　手術創の比較

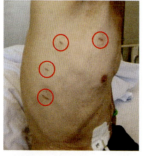
VATS後の胸部創
4か所から器具を挿入。

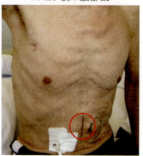
HALS後の腹部創
臍近傍から腹腔鏡を挿入。

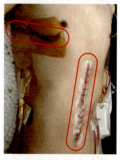
開胸開腹手術後の手術創
手術創は胸部と腹部の2か所。胸部に約30cm、腹部に約30cmの創痕が残る。

1 食道がん

Q2 術中にステロイドを投与するのはなぜ？

A 手術侵襲による生体反応を抑制するためです。

医師
出口惣大

高侵襲手術では、炎症により血管透過性が亢進

生体が手術のような侵襲（ストレス）を受けると、炎症性サイトカインというタンパク質が産生されます。これは生体の防御反応の1つです。

食道がん手術のような侵襲の大きい手術においては、炎症性サイトカインが術後早期から過剰に産生されることにより、血管透過性が亢進します。それにより血管内の水分（血漿成分）が血管外へ漏出すると、循環血液量が減少したり、サードスペースの水分が過剰に増えたり、細胞浮腫を引き起こします。このため、術後の水分管理のコントロールが困難となり、心臓や肺、腎臓などの主要な臓器へのダメージにつながります。

食道がんの手術では、胸部操作により肺に直接ダメージが加わることもあり、特に術後の呼吸不全や重篤な肺炎に注意を払わなければなりません。

周術期のステロイド投与はガイドラインでも推奨

ステロイドは炎症性サイトカインの産生を抑制します。ステロイド投与によって炎症性サイトカインによる直接的な臓器へのダメージを軽減するとともに、血管透過性亢進を抑制し、サードスペースへの水分の移行や細胞浮腫を抑えることができます[1]（図1）。血管外に移動する水分が少なくなることで、術後の水分管理が容易になります。肺においても肺胞がしっかり拡張し、呼吸機能が保持できます。

その結果、挿管期間の短縮や術後の肺合併症の軽減、重症化の防止に寄与すると報告されています[2]。「食道癌診断・治療ガイドライン」においても、周術期のステロイド投与が推奨されています[3]。

引用文献
1) Sato N, Koeda K, Ikeda K, et al. Randomized Study of the Benefits of Preoperative Corticosteroid Administration on the Postoperative Morbidity and Cytokine Response in Patients Undergoing Surgery for Esophageal Cancer. Ann Surg 2002；236（2）：184-190.
2) 笹島耕二，宮下正夫：ステロイドによる術後生体防御反応の制御．ICUとCCU 2001；25（12）：939-945.
3) 日本食道学会編：食道癌診断・治療ガイドライン 2012年4月版 第3版．金原出版，東京，2012：35-40.

図1 術後炎症とステロイドの効果

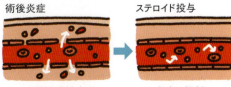

術後炎症
- 血管透過性亢進
- 血管外への水分（血漿成分）漏出
- 臓器浮腫

ステロイド投与
- 炎症の抑制
- 水分漏出の防止
↓
- 浮腫の予防

1 食道がん

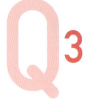

胸部の手術創は右側だけでも、左右両側に胸腔ドレーンが入っている場合があるのはなぜ？

A 胸部操作で左の胸膜を損傷することがあり、術後に左胸水が貯留する可能性があるためです。

医師
田内 潤

術後ドレーンは、滲出液や空気のドレナージを目的に挿入

　食道がん手術後に胸腔ドレーンを入れる目的は、術後胸腔に貯留する滲出液や胸水を体外にドレナージしたり、胸腔に貯留した空気を脱気することで虚脱した肺を再膨張させるためです。

　また、術中に肺を損傷し、術後肺からの空気漏れが起こった際に、漏出する空気をドレナージする目的もあります[1,2]。

左右の胸腔に挟まれた食道の手術では、胸膜損傷が起こりやすい

　胸腔とは、胸壁・縦隔・横隔膜で囲まれ、肺の収まっている閉鎖された空間です。胸腔を開放することを開胸といいます。胸部の手術創が右側にあれば、経皮的に右開胸したことがわかります。

　食道は左右の胸腔に挟まれた縦隔内を走行しているため（図1）、食道がんの手術は縦隔内の操作が中心になります。そのため、右開胸からのアプローチでも、縦隔の向こう側、つまり左壁側胸膜が確認されます。縦隔

図1　胸部のCT画像

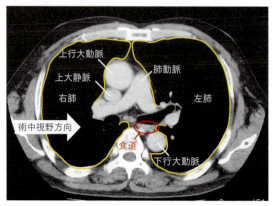

食道（○部）は左右の胸腔（左右の肺）に挟まれた縦隔内を走行している。胸腔は左右それぞれ胸膜（黄実線）で裏打ちされている。右側胸部から手術操作を行う際、縦隔の奥に左側胸膜、左胸腔が確認される。

図2 胸腔鏡下での縦隔内胸部食道切除術

縦隔右側面図

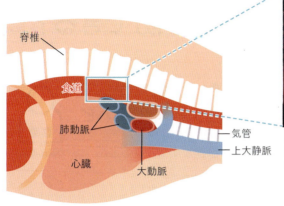

右胸腔からの術中視野

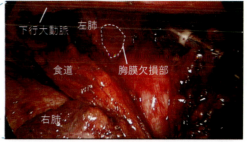

縦隔操作を行うことで、縦隔の向こう側、つまり左壁側胸膜が確認できる。手術操作で左壁側胸膜を損傷すると、左胸腔内（左肺）が確認される。

操作において左壁側胸膜を損傷することはしばしばあり、経縦隔的に左胸腔が開放（左開胸）されます（図2）。

左胸部に手術創がなくても、経縦隔的に左開胸された場合は、術後に左胸腔に胸水が貯留することが予想されます。そのため、手術創のある右側に加え、左側にも胸腔ドレーンを留置することがあります。

空気漏れと排液の性状に注意して観察

食道がん手術後の胸腔ドレーンは、術後に肺から空気漏れが生じた場合に、漏れた空気を体外へ排出できるように、持続吸引で管理する必要があります。腹腔ドレーンと異なり、水封部を備えたバッグに接続します（図3）。水封部を介して胸腔側と外界が隔絶されているため、水封部から胸腔までは閉鎖された空間となります。肺からの空気漏れがあれば、水封部を通じて体外へ排出されるため、水封部で水泡として認識されます。

ドレーン排液の性状から合併症の徴候がわかる

術後のドレーン排液の性状を観察すること

図3 低圧持続吸引システム

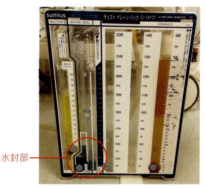

胸腔内に貯留した空気や胸水を持続的に体外へ排出できる。肺からの空気漏れがあれば、水封部で水泡として認識される。

で、術後合併症の徴候を見つけることができます。通常の術後経過であれば、徐々に血性成分が薄くなり、黄色透明の性状を呈してきます。血性排液が持続すれば術後出血を、経腸栄養開始後に白濁すれば術後リンパ液漏出（乳び漏→ Q23 ）を考える必要があります。

引用文献
1) 中村陽一：総論 胸腔ドレーンとは．消化器外科 NURSING 2013；18：82-85．
2) 久保尚士，大平雅一，平川弘聖：術中，術後合併症とその管理 気胸 食道癌術後の対処を中心に．臨床外科 2014増刊号；69 (11)：272-276．

1 食道がん

Q4 術後に肺の合併症が多いのはなぜ？ どうすれば予防できる？

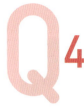

A 開胸操作を伴う、侵襲が大きい手術だからです。予防には、禁煙指導、口腔ケア、呼吸リハビリテーションなどが有用です。

医師
浦田順久

術後無気肺や肺炎の発症率が高い

食道がんの手術では、胸部操作中は患者を側臥位にして、開胸側の肺を虚脱させて手術を行います。そのため、術中に喀痰が両肺に貯留しやすく、術後に無気肺を生じやすいとされています[1]。

また、縦郭リンパ節郭清による気管血流の低下や、迷走神経肺枝の切離による咳嗽反射の低下が原因で、肺炎の発症率が高いとされています。リンパ節郭清の影響による反回神経麻痺が原因で誤嚥性肺炎が発症することもあり、経口摂取時にはむせなどがないか注意が必要です。さらに、術後創痛による喀痰排出困難なども、術後の肺合併症発症の要因とされています。

手術の影響に加え、食道がんは、高齢で喫煙歴がある人に発症しやすい特徴があるため、長期間の喫煙による呼吸機能の低下や、経口摂取量の低下による栄養不良も、術後の肺合併症発症の一因とされています。

低侵襲な術式とERASの導入が合併症予防に効果的

近年、胸腔鏡や腹腔鏡を用いた体壁破壊の少ない手術が施行される頻度が高くなっており、高侵襲手術に伴う合併症の予防につながると考えられます。

また、禁煙指導、口腔ケアや呼吸リハビリテーションをはじめ、早期離床をめざした術後回復強化プロトコル（enhanced recovery after surgery：ERAS ➡ Q19）の導入が肺炎予防に有効とされており、周術期における他職種との連携が非常に重要であると考えられます[2, 3]。

看護師は、術前のオリエンテーションとして深呼吸、咳嗽、ネブライザー、含嗽の仕方などの実技指導、器具を使用した呼吸訓練などを行います。患者の理解度に応じ、繰り返し段階的に理解が得られるまで行うことが、術後の肺合併症予防として重要です。

引用文献
1) 久保尚士：肺機能異常症を伴う消化器癌患者の周術期管理．臨床雑誌外科 2012；74（10）：1034-1038．
2) 小沢由佳，赤澤里美，菊地路子，他：早期離床を目指した食道癌術後患者への離床開始基準の導入の有効性．急性期看護 2016；46：94-97．
3) 杉本典子，斉藤明子，小野笑佳，他：食道癌手術における術前呼吸リハビリの改善．日本クリニカルパス学会誌 2013；15（2）：102-106．

1 食道がん

Q5 看護師にできる嚥下訓練法って何があるの？

A 嚥下障害の原因に応じて、食事を使わない基礎訓練（間接訓練）と、食事指導（直接訓練）があります。

言語聴覚士　大室愛子

基礎訓練（間接訓練）では頸部の運動や挙上訓練などを行う

1. 頸部の運動

頸部のリンパ節郭清を行う際には、前頸筋群を切離するなど、頸部の侵襲があります。頸部には嚥下（飲み込み）運動にかかわる筋群が集中しているため、筋肉をゆるめるリラクゼーションを目的として、頸部の運動を行います（図1）。

ただし、術創部の状態や気管切開の有無によって運動範囲を変える必要があり、特に術直後には、術創部の安静を図るために過度の頸部後屈は避けましょう。

2. 喉頭挙上を強化する訓練

頸部リンパ節郭清に伴う前頸筋群の切離や、術創部の瘢痕、気管カニューレの留置によって喉頭挙上制限が生じた場合は、喉頭挙上を強化する訓練を行います（図2）。「頭部挙上訓練」は症例によっては負荷が大きく、適宜強度や頻度を調整する必要があります。負荷量の調整は成書を参照してください。仰臥位がとれない円背の人には「開口訓練」や「おでこ体操」を行います。

3. 反回神経麻痺に対する訓練

術後に嗄声が生じた場合は、反回神経麻痺を疑います。反回神経が麻痺すると、嚥下時の声門閉鎖不全により誤嚥のリスクが高まります。

この場合は「声門閉鎖訓練」（図3）を行います。腕や手に力を入れる運動により息こらえが起こることを利用して、声門閉鎖を促し、誤嚥を防止することを目的としています。高血圧や循環器障害がある場合は慎重に適応を検討しましょう。術創部の痛みを訴える場合があるため、配慮が必要です。

また、「息こらえ嚥下」（図3）は、息をこらえることで、嚥下時に気管に食べ物が入るのを防ぐことを目的に行います。嚥下後に意識的に息を吐く、または咳払いをすること

図1　頸部の運動

横に倒す

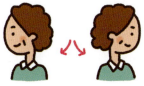
左右にひねる

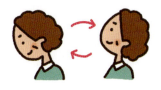
上下に動かす（前後屈）

術直後は過度の頸部後屈は避け、痛みのない範囲で行う。

図2 喉頭挙上を強化する訓練

頭部挙上訓練

①仰向けで肩を床に着けたまま、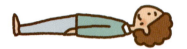 ②頭だけをつま先が見えるまで上げる。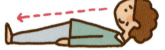

バイタルサインの測定や負荷量の調整が必要。

開口訓練

①最大限に開口した状態を10秒間保持。 ②10秒間休憩。

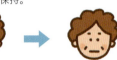

体幹が安定した姿勢で行う。
5回を1セットとし、1日2セット行う。

おでこ体操

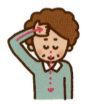

ひたいに手を当てて抵抗を加え、臍部をのぞきこむように強く下を向くようにする。

①持続法：力を入れた状態でゆっくり1から5まで数えながら持続して行う。
②反復法：1から5まで数を唱えながら、それに合わせて下を向くように力を入れる。

いずれの訓練も、頸椎症、顎関節症や顎関節脱臼、また高血圧のある患者には注意して行う必要がある。成書を参考に負荷量を調節し、場合によっては適用を控えるのが望ましい。

図3 反回神経麻痺に対する訓練

声門閉鎖訓練（プッシング・プリング訓練）

机や壁を両手で押す。　　椅子の座面や肘掛けを両手で引く。　　両手を合わせて強く押す。

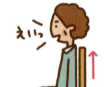 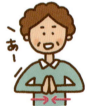

動作とともに力を入れながら強く「えいっ」「あー」などと発声する。声を出さずに強い息止めだけを行う場合もある。あまり強い発声を繰り返すと声帯を痛める恐れがあるので注意する。

息こらえ嚥下

①鼻から息を吸う。　②息をこらえながら唾液を飲み込む。　③飲み込んだ後に息を吐くまたは咳払いをする。

実際の食事場面でも行えるが、はじめは食べ物を使わないで練習する。

で、気管に入り込んだ水分や食べ物を吐き出す効果があります。嚥下中に吸気してしまうと、誤嚥を誘発する可能性があるため、しっかりと指示に従える患者に行いましょう。

なお、これらの訓練を実施する際は、いずれも主治医と相談し、安静度や負荷量などは主治医の指示に従いましょう。

食べ物のつかえがある場合はすみやかに医師に報告を

食事中や食後にむせる、ガラガラ声になる場合など咽頭残留感がある場合や、誤嚥リスクが高い人には、①複数回嚥下、②姿勢の調整、③1口量の調整、④摂食ペースなどの指導を行います（表1）。また、反回神経麻痺を生じた場合は、液体の摂取に難渋することが多いため、⑤息こらえ嚥下、⑥増粘剤の使用などを指導します（表1)[1]。

食べ物がスムーズに通らずにつかえるような感じがするといった食道期障害や、逆流、ダンピング症候群については、対処方法や食事に関する工夫などの指導を行います（表2)[1]。特に食道期障害がある場合はすみやかに主治医に報告しましょう。

医師・言語聴覚士の指示・指導の下で訓練を実施する

これらの嚥下訓練を実施する際は、患者の状態に合わせて適切な訓練法や負荷量を設定する必要があります。看護師、医師、言語聴覚士の間で患者情報を共有し、医師の指示、言語聴覚士の指導の下で、訓練を実施しましょう。

引用・参考文献
1) 神田亮：食道がん術後の摂食・嚥下リハビリテーション．辻哲也編，がんのリハビリテーションマニュアル─周術期から緩和ケアまで─，医学書院，東京，2011：179-185.
2) 小島千枝子，北條京子，前田広士，他：訓練法摂食・嚥下訓練の実際．藤島一郎監著，嚥下障害ポケットマニュアル　第3版，医歯薬出版，東京，2011：95-151.
3) 武原格，山本弘子，高橋浩二，他：訓練法のまとめ（2014年版）．日本摂食嚥下リハビリテーション学会雑誌 2014；18：55-89.

表1　食事指導の例

種類	方法
①複数回嚥下	食べ物を飲み込んだ後に何回か唾液を飲み込むよう指示する
②姿勢の調整	検査で判断された適切な角度にセッティングする（リクライニング位・頸部前屈）
③1口量の調整	検査で判断された適切な1口量を指導する
④摂食ペース	口に入れた食べ物をしっかり飲み込んでから次の1口を入れるよう指導する
⑤息こらえ嚥下＊	はじめに食べ物や飲み物を口に含み、飲み込む前に鼻から息を吸い、息を止めてこらえながら飲み込む。飲み込んだ後に口から息を吐く、または咳払いをする
⑥増粘剤の使用	液体に適量の増粘剤（とろみ剤）を加え、適切な粘度をつける

＊しっかりと訓練指示に従える患者に行うこと（嚥下中に吸気すると誤嚥を誘発するため）

表2　食道期障害・ダンピング症候群の対処方法と、食事に関する工夫

- 一気に飲み込んだり、水分で流し込むような食べ方はせず、よく噛んでゆっくり食べる（水分が多い5分粥に比べ、水分の少ない全粥のほうがダンピングを起こしにくい）
- 逆流を防ぐために食後しばらくは座位を保つ
- 1回あたりの食事の量を少なくし、1日分を6回程度に分けて食べるほうがよい場合がある
- 多量の糖質の摂取は避ける
- 冷汗、ふるえなどの低血糖症状が起こったときは糖分をとって安静にする
- 下痢のときは水分や電解質の補給を心がける

1 食道がん

Q6 術後、嗄声がなければ嚥下機能は問題ないと考えてよい？

A 嗄声（反回神経麻痺）がなければ問題がない場合が多いですが、頸部の侵襲や再建臓器の影響で嚥下障害を生じることもあります。

医師
櫛山周平
久保尚士

食道がん手術後の嚥下障害の原因は咽頭期・食道期に多い

摂食・嚥下運動は一般に5つの時期（先行期、準備期、口腔期、咽頭期、食道期）に分類され、どの時期が障害されても嚥下障害となります。特に、食道がんの手術後は、咽頭期、食道期の障害で嚥下障害を生じます[1]（図1）。

咽頭期では反回神経麻痺や筋群の切離が嚥下障害の原因に

咽頭期では、反回神経周囲のリンパ節郭清に伴う反回神経麻痺や、頸部リンパ節郭清に伴う前頸筋群の切離、創部の瘢痕などによる喉頭挙上制限が、嚥下障害の原因となります。

反回神経は主として発声にかかわる声帯（声門）の動きを調節するはたらきを担っています。食道がんの手術では反回神経周囲のリンパ節郭清を行うので、ときとして反回神経麻痺を起こすことがあります。片側の反回神経麻痺の場合、発声時に声門閉鎖不全により嗄声を生じ、両側麻痺の場合では声門が固定し不動となります。正中位で声門が固定してしまうと呼吸困難を生じ、緊急の気道確保が必要になります。

食道がんの手術後に反回神経麻痺による嗄声を起こしている患者では、声門閉鎖不全により嚥下中に気道内圧が高まらず、嚥下したものが気管に引き込まれやすくなり、誤嚥を起こすことがあります。

また前頸筋群の切離や術創部の瘢痕により、喉頭挙上制限が生じます。それに伴い、

図1　食道がん術後の嚥下障害の原因

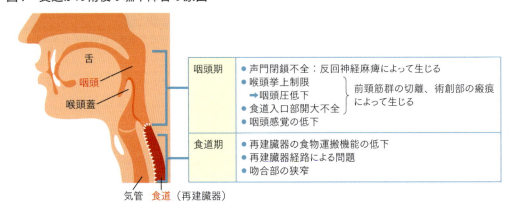

咽頭圧の低下、食道入口部開大不全を起こすことがあり、これらも嚥下障害の原因となります。

その他、術後の咽頭感覚の低下が、嚥下反射の遅延を起こし、嚥下障害を生じる原因となります[2]。

食道期では再建臓器に関連した問題が起こりやすい

食道期では、残存頸部食道や再建臓器として利用する胃や結腸の蠕動消失による食物の運搬機能の低下や、胸骨後や胸壁前などの再建臓器経路が原因となる嚥下障害が認められることもあります。また、吻合部狭窄がある場合も、食物の通過が障害されます。

むせがなくても誤嚥が起こっている「不顕性誤嚥」に注意

嚥下障害を有する患者の多くは食事摂取の時間の延長がみられ、1回の食事に30分以上かかる場合は嚥下障害を起こしている可能性があります。また睡眠中にむせを生じる患者は、唾液の誤嚥によりむせを起こしている可能性があり、嚥下機能の評価が必要と考えられます[3]。

脳梗塞や頭頸部領域疾患の治療歴などがある患者は、術前から嚥下障害のリスクが高く、特にむせがなくても誤嚥が起こっている「不顕性誤嚥」に注意する必要があります[4]。

反復唾液嚥下テストなどで嚥下機能の初期評価を行う

嚥下機能の初期評価としては、反復唾液嚥下テストや改訂水飲みテスト、フードテストが用いられることがあります。これらのテストにより誤嚥の有無を検知して、嚥下造影検査や嚥下内視鏡検査といった精密な検査が必要かどうかの評価を簡便に行うことができます。

引用・参考文献
1) 我妻恵, 草野修輔, 菅野倫子, 他：食道がん術後に嚥下障害をきたした3症例. リハビリテーションネットワーク研究 2016；14（1）：54-60.
2) 山下弘之：嚥下障害の原因と疾患. 藤島一郎編, よくわかる嚥下障害, 永井書店, 大阪, 2001：18-20.
3) 馬場尊, 才藤栄一：摂食・嚥下障害の診断と評価. 日獨医報 2001；46（1）：17-25.
4) 坪佐恭宏, 佐藤弘, 根本昌之, 他：胸部食道癌根治術後の嚥下障害に対する摂食嚥下リハビリテーションの施行経験. 日本消化器外科学会雑誌 2005；38（5）：571-576.

1 食道がん

Q7 手術時に腸瘻造設を併せて行うのはなぜ？

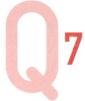

A 術後早期の経口栄養摂取開始が難しいため、1日も早い経腸栄養開始の手段として腸瘻を造設します。

医師
玉森 豊

食道がんの手術後は長期の絶食が必要

　食道がんの手術は、消化器外科手術のなかで最も侵襲が大きいものの1つです。術後の経口摂取が可能になるまでは1週間程度かかります。

　食道がんの手術後に長期絶食が必要となる理由は、まず胃や腸の手術に比べて吻合部が口に近い場所にあるため、食物による影響を直接受けやすく、さらに吻合部の血流の問題などから、縫合不全のリスクが高いことが挙げられます。

　また、食道がんは近くを走る反回神経のまわりにリンパ節転移しやすいため、この周囲のリンパ節を大幅に切除する手術が標準とされています。反回神経は嚥下や発声にかかわる重要なはたらきをしているため、手術の影響で術後に反回神経麻痺が起こると、長期間の嚥下障害を起こし、嚥下リハビリテーションを必要とする場合があります。

　このような特殊な事情により、一般的には消化管手術後の食事開始が早まりつつあるにもかかわらず、食道がん術後は絶食期間が長くなることが多いです。

早期経腸栄養が術後回復に効果的

　近年、経腸栄養の重要性が注目されてきています[1]。早期の経腸栄養は、術後回復や消化管運動に与える影響以外に、術後感染を減らすという大きな効果があるといわれています[1]。

　食道がん術後も例外ではありません。前述のように、早期経口摂取の開始が難しいことから、その問題を解決するために腸瘻の造設が行われます（図1）。

　多くの施設では、手術時に栄養チューブを空腸内に留置し、手術後1〜2日目には経腸栄養を開始しています。

引用文献
1) 櫻井洋一, 宇山一朗, 小森義之：上部消化器癌手術周術期における早期経腸栄養 immune enhancing enteral formulaによる栄養管理―周術期の経腸栄養管理と特殊栄養剤に関するエビデンス―. 日本外科感染症学会雑誌 2007；4（4）：519-529.

図1　腸瘻の造設

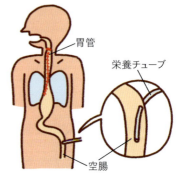

食道がんの手術中に空腸から栄養チューブを挿入する。

1 食道がん

Q8 退院後に経腸栄養を行う人と行わない人の違いは？

A 経口摂取状況の違いです。入院中に経口摂取が進まない人は、在宅経腸栄養を考慮します。

医師
三浦光太郎

■ 経腸栄養は術後翌日から行う施設も

食道がんの手術では、胃は胃管として再建臓器に用いられるので、術後、胃の食物貯留能が失われ、多くの場合、経口摂取量は低下します[1]。なお、胃管以外の再建臓器でも、貯留能はほとんどありません。また、反回神経麻痺による嚥下障害などが原因で、経口摂取量が低下することもあります[2]。

十分な栄養が得られない場合、栄養療法の適応となります。食道がんの手術では、経腸栄養（enteral nutrition：EN）が広く普及しています[3]。近年は術後早期からのENの有用性が報告されており[3]、術後翌日から行う施設も少なくありません。

■ 患者自身が在宅で経腸栄養ができるような練習を

術後の患者のなかには、術後早期に、必要な栄養をすべて経口摂取できるようになり、ENを減量・中止して退院する人もいます。

しかし、経口摂取量が増えない場合も多く、入院期間の延長や体重減少をはじめ、著しく患者の生活の質（quality of life：QOL）を損ねる問題となります[2]。また、術後に化学療法を行うことも多く、栄養状態の維持は必要不可欠です[1]。

これらの問題に対し、在宅経腸栄養（home enteral nutrition：HEN）は、術後の早期退院と、外来での栄養状態やQOLの維持に有効な方法として、広く導入されています[1]。

術後、経口摂取量が少なく、HENの必要性がある患者には、早期にHENの練習（経腸栄養剤の調整法、栄養チューブの操作法やトラブルの対処法の習得など）を導入します。そして、経口摂取がある程度できるようになった段階で退院し、在宅で1日400〜1200kcalを経腸栄養剤で補います[1]。経口摂取量が増え、ENの補助が不要になったら、外来で栄養チューブを抜去します。

引用文献
1) 丸山道生：診断の指針治療の指針 経腸栄養の適応と在宅管理. 綜合臨床 2010；59（3）：461-462.
2) 大塚裕一, 國崎主悦, 秋山浩利, 他：食道癌術後在宅経腸栄養療法の評価. 日本臨床外科学会雑誌 2005；66（5）：985-989.
3) 最相晋輔, 佐藤弘, 根本昌之, 他：高カロリー輸液を用いない胸部食道癌の周術期管理—術後早期経腸栄養の検討—. 日本臨床外科学会雑誌 2007；68（1）：1-7.

Part 1 疾患別のギモン

疾患のポイントをおさえよう

2 胃がん

玉森 豊

胃にできる腫瘍のうち、上皮（粘膜）由来の悪性腫瘍を胃がんと呼びます。特に胃の入り口（噴門部）にできるがんを噴門部がん、胃の出口（幽門前庭部）付近にできるがんを幽門前庭部がん、それ以外の部位にできるがんを胃体部がんと呼んでいます（図1）。

原因 食生活や喫煙に加え、ピロリ菌が高リスク因子

他のがんと同様に、食生活や喫煙などとの関係が推測されています。

特に胃がんでは、ピロリ菌（*Helicobacter pylori*）の持続感染が、発がんの高リスク因子とされています。以前は井戸水、近年では親子間での食事の口移しがピロリ菌の主な感染経路とされています。感染率は年々減少しており、それに伴いピロリ菌感染を原因とする胃がんも減少しています。

主な症状 貧血や経口摂取障害、原因不明の体重減少

早期がんではまったく症状を呈さないものが多く、健診やもともとあった胃炎の症状のために内視鏡（胃カメラ）による検査を施行し、発見に至ることがほとんどです。

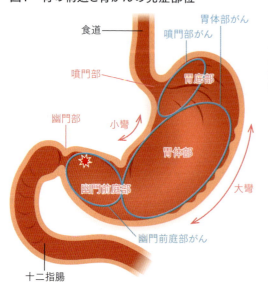

図1 胃の構造と胃がんの発症部位

胃がんの好発部位は前庭部小彎側（✹）。
リンパ節や肝臓への転移、腹膜播種などが起こりやすい。

進行してくると、腫瘍からの出血による貧血・下血・吐血や、腫瘍による通過障害からくる経口摂取障害・嘔吐といった症状が現れてきます。また原因不明の体重減少も、進行胃がんの発見契機の1つです。

胃がんは転移しやすく、リンパ節・腹膜（播種）・肝臓など、転移した臓器によって、さまざまな症状を呈します。

検査・診断　病理組織検査、超音波内視鏡

内視鏡下（図2）に生検を行い、病理組織検査で確定します。確定診断後にCTや超音波検査などを行って転移の有無を検索し、治療方針を決定します。

最近は、超音波内視鏡による深達度診断（がんの深さの診断）の精度が向上し、早期がん治療方針決定の大きな判断材料になっています。

治療　遠隔転移がなければ手術適応、遠隔転移の場合は化学療法や緩和手術

「胃癌治療ガイドライン」で、ステージごとに治療指針が示されています。

粘膜内がんで生検組織が分化型であれば、内視鏡的粘膜下層剥離術（endoscopic submucosal dissection：ESD）の適応となり、これで腫瘍を取りきれれば、外科手術不要ということになります。遠隔転移がなければ基本的に手術適応となりますが、最近はステージに応じて術前や術後に補助化学療法を施行するケースが増えています。

遠隔転移がある場合は化学療法が基本ですが、経口摂取ができない場合や出血している場合などは、食物の通り道を確保するためのバイパス手術や、出血が生じている原発巣だけを切除するなど、緩和手術の適応となることがあります。

参考文献
1) 日本胃癌学会編：胃癌治療ガイドライン　第4版　医師用　2014年5月改訂．金原出版，東京，2014．

図2　胃がんの内視鏡検査画像

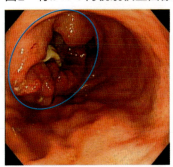

胃内腔の粘膜が凹凸に変化（○部）。

2 胃がん

Q9 幽門側胃切除の場合、ドレーン挿入部はウィンスロー孔と吻合部後面どちらでもいいの？

A 厳密な使い分けはなく、術者が慣れている方法が選択されることが多いです。

医師
出口惣大

縫合不全と膵液瘻の発見・治療のためにドレーンを留置する

　幽門側胃切除術は、胃の下側2/3～4/5を切除する術式です（図1）。切除後の胃の再建術式としては、①残胃と十二指腸を吻合するビルロート1法、②残胃と空腸を吻合するビルロート2法、③ルーワイ法があります（図2）。

　これらの術式でのドレーン留置の目的は、①縫合不全と膵液瘻の早期発見、②発症した際の治療の2つです。ビルロート2法とルーワイ法においては、胃だけではなく十二指腸断端の縫合不全も念頭におく必要があります。

　ドレーンは、右側腹部より胃腸吻合部周囲に留置されます。これは開腹手術でも腹腔鏡手術でも同様です。ドレーンを留置しない施設もあります。

どちらの方法でも、吻合部と膵上縁の近くにドレーンを留置可能

　ウィンスロー孔（網嚢孔）は網嚢と肝十二指腸間膜の後方に存在します。胃の背側に網嚢と呼ばれる腹腔内のポケットがあり、ウィンスロー孔はその網嚢に通じるトンネルです。肝十二指腸間膜の裏側にあり、胃の切除術を行う際、ドレー

図1　幽門側胃切除術

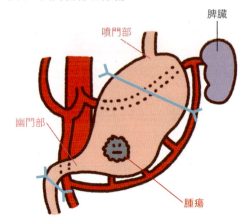

胃を青線部分で切除する。

ンの留置箇所としてよく用いられます。

挿入部としては、ドレーンチューブをウィンスロー孔に通す場合でも、ウィンスロー孔を通さず吻合部後面に留置する場合でも、吻合部と膵上縁の近くに留置できますので、どちらでも有用です（図3）。

ウィンスロー孔を通すとドレーンが固定されるため、術後にドレーンの先端が動いてしまう（ドレーンがはねる）のを防ぐことができます。一方で、ウィンスロー孔との吻合部の位置関係によっては、吻合部のすぐそばに留置できないことがあります。

ウィンスロー孔を通さない場合は、吻合部の位置に左右されず、すぐそばに留置することができます。特に、腹腔鏡手術ではウィンスロー孔を通さなくてよいため、操作がしやすく、容易に挿入することができます。ただし、術後にドレーンがはねてしまい、位置が変わってしまうこともあります。

当院では、腹腔鏡手術の割合が高いこともあり、ウィンスロー孔を通さない場合が多いです。細かな違いはありますが、術者が慣れている方法が選択されることが多いです。

図2　胃切除術後の再建法

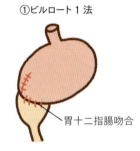
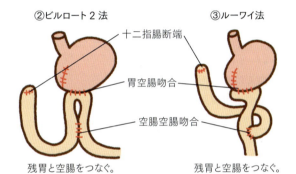

①ビルロート1法　残胃と十二指腸をつなぐ。
②ビルロート2法　残胃と空腸をつなぐ。
③ルーワイ法　残胃と空腸をつなぐ。

図3　ドレーンの挿入部位（ビルロート2法の場合）

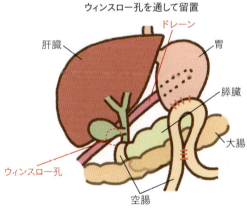
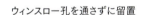
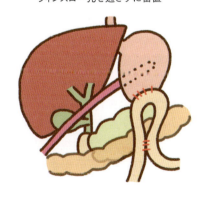

ウィンスロー孔を通すと、ドレーンが固定されはねにくくなる。

2 胃がん

Q10 ドレーン排液のアミラーゼ測定を行うのはなぜ？

A 膵液瘻の有無を確認するためです。

医師
田嶋哲三

膵液瘻は胃の手術時の合併症の1つ

膵液瘻とは、膵臓に傷がつくことで、消化酵素のアミラーゼを含む膵液が腹腔内に漏れることです。

膵臓の手術ではもちろん、胃の手術でもその真裏に位置する膵臓周囲に手術操作が及ぶ（図1）ため、膵液瘻は合併症の1つとして挙げられます。

排液中のアミラーゼが血清アミラーゼの3倍以上の場合、膵液瘻を疑う

ドレーンで回収された排液中のアミラーゼ値を測定することで、膵液瘻の有無を確認できます。

膵液瘻の診断には、ISPGF（International Study Group on Pancreatic Fistula）という国際基準が一般的に用いられており、「ドレーン排液量にかかわらず血清アミラーゼ値の3倍以上の排液アミラーゼ値が術後3日以上持続する」場合と定義されています[1]。つまり、ドレーン排液のアミラーゼ値が血清アミラーゼ値の3倍以上になっている場合、異常と考えられます。

図1　腹腔内主要臓器の位置関係

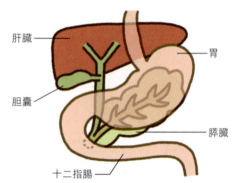

膵臓は胃の真裏に位置するため、胃の術後は膵液瘻が生じる可能性がある。

実際は、膵液瘻をきたした排液アミラーゼは、数千IU/Lからときには数万IU/Lという高値になる場合もあり、排液がワインレッドなどの特徴的な色調に変化することがあります（→ Q72）。

引用文献
1) Bassi C, Dervenis C, Butturini G, et al. Postoperative pancreatic fistula：An international study group (ISPGF) definition. Surgery 2005；138：8-13.

2 胃がん

Q11 胃全摘術後に左胸水がたまることが多いのはなぜ？

A 胃全摘術による炎症などの影響が左横隔膜を中心に起こるからです。

医師
野沢彰紀

手術によって、胃周囲の左横隔膜付近に炎症が生じる

胃全摘術では、胃をすべて切除して残った食道と小腸（空腸）を吻合します（ルーワイ法による再建）[1]。

この際、胃を切除するために、左横隔膜下周囲の組織を切離します。また、胃の左側に位置する脾臓を切除する場合もしない場合も、その周囲組織の切離を行うので、術中・術後の炎症が左横隔膜下に及び、胸水の原因となります（図1）。

食道と空腸吻合部周囲の炎症も、胸水の原因となります。特に、食道空腸吻合部の吻合不全が起こると、左横隔膜下に膿瘍がたまり、炎症反応性の胸水や膿性胸水の原因となります。

このため、胃全摘術後は左横隔膜下にドレーンを留置し、縫合不全がなく、膿性排液がないことを確認してからドレーンを抜去します[2]。

胃全摘術後の呼吸困難は医師に報告

胸水が少量の場合は、呼吸困難などは生じ

図1 胃全摘術（ルーワイ法）後のドレーン留置部位

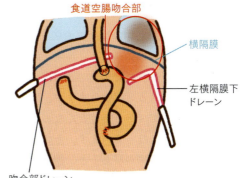

左横隔膜付近（○部）。に胸水や膿瘍がたまりやすい。

ないことが多いですが、多量の胸水がたまると無気肺や肺炎の原因となり、呼吸状態に影響が出る可能性があります。胃全摘術後に患者が呼吸困難を訴えた場合は胸水が原因の場合もあるので、医師に報告しましょう。

引用文献
1) 木村豊，川瀬朋乃，川端良平：がん患者の術後ドレーン・チューブ管理　胃がん手術．プロフェッショナルがんナーシング 2013；3（4）：335-339.
2) 益澤徹：胃切除術後のドレーン管理と観察ポイント．消化器外科NURSING 2015；20（5）：389-393.

2 胃がん

Q12 胃がんの術後に飲水や食事開始が遅いのはなぜ？

A 飲水や食事によって吻合部へ刺激や圧力が加わることを避け、安静を守るためです。

医師
飯田優理香
玉森　豊

術後の胃は拡張しにくいため、縫合不全や逆流の危険がある

　一般的に、結腸切除の場合は術後1日目から、胃切除の場合は術後2日目から、飲水が開始されることが多いです[1]。

　胃は中に物が入ると拡張しますが、術後は胃が小さくなって（あるいはなくなって）おり、拡張しにくくなっています。そのときに飲水や食事で内容物が増えると、吻合部に圧力が加わります。また、水や食物自体が吻合部に刺激を与える原因にもなります。吻合部への刺激や力が加わることを避けることで、術後の縫合不全を予防するため、胃がん術後は飲水や食事開始が遅く設定されることが多いです。

　また、胃が十分に拡張しない、腸蠕動が低下している状況で飲水・食事を行うと、嘔吐や逆流、誤嚥性肺炎の原因となるため、その予防という目的もあります。

大きな合併症への早期経腸栄養の有効性は不明

　上述の理由で、胃がんの術後は食事開始が遅めに設定されていましたが、近年は経腸栄養を早期に行うことによって、消化管運動の早期回復や感染性合併症の低下につながることがわかってきており[2]、少しずつ飲水・食事の開始が早まる傾向にあります（→ Q7 ）。

　ERAS（enhanced recovery after surgery）と呼ばれるヨーロッパの術後回復強化プロトコル（→ Q19 ）では、術後1日目の朝より飲水開始、昼から経口摂取開始としています[3]。これを採用することによる在院日数の短縮が報告され、早期経腸栄養や早期離床の考え方の普及とともにわが国でも少しずつ浸透してきています。

　しかしその一方で、敗血症や縫合不全、腸閉塞（イレウス）などの大きな合併症の発症率低下には至っていないとの意見もあり、現状ではまだ標準的な取り組みにはなっていません。

引用文献
1) 藤田文彦：消化管切除後の栄養療法．レジデントノート増刊号 2016；17（17）：154-165.
2) 櫻井洋一，宇山一朗，小森義之：上部消化器癌手術周術期における早期経腸栄養　immune enhancing enteral formulaによる栄養管理─周術期の経腸栄養管理と特殊栄養剤に関するエビデンス─．日本外科感染症学会雑誌 2007；4：519-529.
3) 日高重和：周術期の栄養管理．レジデントノート増刊号 2016；17（17）：185-189.

2 胃がん

Q13 食後の体位、「逆流防止には座位」「ダンピング防止には臥位」、どちらが優先？

A 原則として座位が優先されます。

医師
亀井佑梨
櫻井克宣

臥位により胃食道逆流症の危険性が高まる

　噴門側胃切除術で食道と残胃を吻合している人は、一般の人より食物が逆流しやすく、臥位になることにより胃食道逆流症の危険性が高まります[1]。胃に到達した食物などを食道に逆流させないために存在する噴門部（食道と胃のつなぎ目）を切除するからです。

　また、噴門や胃の一部が、食道が通る横隔膜にあいている穴より上に脱出してしまう状態を食道裂孔と呼びます（図1）。この状態が生じている食道裂孔ヘルニアでも、噴門が上手にはたらかないため、食後は臥位ではなくファウラー位やセミファウラー位でしばらく安静にすることが望ましいです。

ダンピングは食べ方を工夫して防止

　ダンピングとは、食物が腸管内に急速に吸収され、腸の動きが活発になることで、冷汗・動悸・めまい・しびれ・だるさなどの全身症状や、腹痛・下痢・吐き気・嘔吐・腹部膨満などの腹部症状が出ることです[2]。

　ダンピング症状を起こさないために、ゆっくりよく噛んで食べること、一度にたくさん食べずに食事の回数を分けること、少量で栄養価が高いタンパク質を含むものを食べることを指導しましょう。

　早期ダンピングは食後5～30分にみられ、症状が出た際は消化をゆっくり行うために臥位になり、しばらく休むことが大切です。

引用文献
1) 畑亜希子, 篠木敬二, 間狩洋一：胃切除術後の食事指導. 消化器外科NURSING 2015；20（5）：432-434.
2) 柏木秀幸：ダンピング・輸入脚症候群. 外科治療 2011；104（増刊）：756-761.

図1　食道裂孔の例

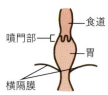
噴門部が出ている。

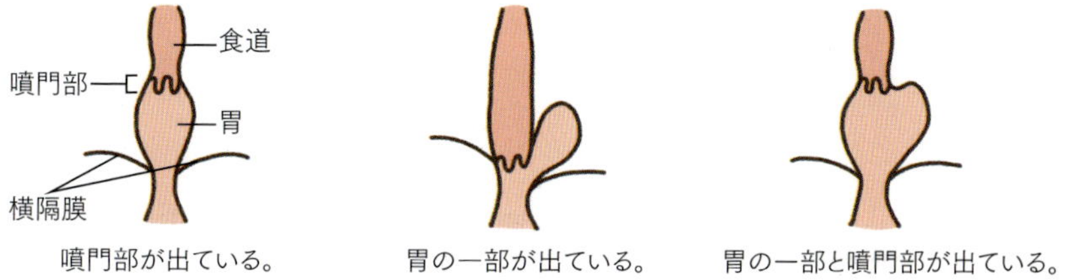

胃の一部が出ている。

胃の一部と噴門部が出ている。

2 胃がん

Q14 胃を全摘出した後に生じる体重減少は仕方ないの？

A 食物貯留能の喪失などにより体重減少・低栄養のリスクがあります。予防のために1日の摂取エネルギーを増やす工夫をしましょう。

医師
櫻井克宣

術後半年までに、元体重の20％近くの体重減少が起こる

　胃は摂取した食物を一時的に貯蔵し、消化するはたらきがあります。その胃をすべて切除すると、食物貯留能を失うために、術後は一度の食事で摂取できる量が制限されます。

　胃を全摘出した場合、術後1か月で約10～13％の体重減少がみられ、術後6か月までに約15～17％減少すると報告されています[1, 2]。

　また、胃切除後の体重減少の原因は、食物貯留能の喪失だけでなく、十分に消化されない食物が小腸に急速に到達することで起こる吸収不良や、主に胃で産生され食欲増進と関連するグレリンというホルモンの分泌低下も関与しているといわれています。

食事法の工夫や栄養補助食品の活用を

　体重が減りすぎると、低栄養から感染症やその他の疾患にかかりやすくなり、日常生活の活動性が低下します。

　さらに、術後の体重減少は低栄養になりやすいだけでなく、術後の抗がん薬治療の副作用の頻度が多くなり、重症化しやすいといわれています[3]。

　これらを防ぐため、食事は少量ずつ時間をかけてこまめに摂取したり、少ない量でもエネルギーが多く含まれている栄養補助食品を摂取したり、消化管の動きをよくし消化吸収を助ける薬を処方したりして、1日の摂取エネルギーを多くするようにさまざまな工夫が必要です。

　また、現在、グレリンの投与や消化酵素剤の投与で、胃全摘出後の体重減少を抑える臨床研究が進められています[2]。

引用文献
1) Abdiev S, Kodera Y, Fujiwara M, et al. Nutritional recovery after open and laparoscopic gastrectomies. *Gastric Cancer* 2011 ; 14 : 144-149.
2) 古川陽菜, 比企直樹, 本多通孝, 他：胃癌術後の栄養障害に対するパンクレリパーゼの使用経験. 日本静脈経腸栄養学会雑誌 2015 ; 30 : 1272-1276.
3) Andreyev HJN, Norman AR, Oates J, et al. Why do patients with weight loss have aworse outcome when undergoing chemotherapy for gastrointestinal Malignancies? *Eur J Cancer* 1998 ; 34 : 503-509.

2 胃がん

Q15 術後はいつから飲酒していいの？

退院後、消化器症状が落ち着いてくれば飲酒しても構いません。ただし、念のため主治医に相談してからにしましょう。

管理栄養士
源氏博子

基本的にアルコールの摂取は術後いつからでも問題ない

胃やその周囲の迷走神経の切除を行うことにより、さまざまな胃切除後障害が起こります（表1）。胃切除後障害の発症率は25〜40％とされています[1]。

また、アルコールは胃で約30％、小腸で約70％が吸収されますが、胃切除後は大半が小腸で吸収されることになります。吸収速度は胃より小腸のほうが速いため、胃切除後はアルコールの血中濃度の上昇が速くなり、酔いやすくなります[2]。

基本的にアルコールの摂取は術後いつから開始しても問題はありません。前述のような術後の影響をふまえたうえで、飲酒の開始時期は原則として医師に確認し、許可が下りたら少量ずつ時間をかけて飲むようにしましょう。

消化器症状があるときは飲酒を控える

アルコールには食欲増進作用があるため、飲みすぎや食べすぎには注意が必要です。炭酸の入った飲み物で腹部が張る場合、ビールやソーダ割り、炭酸入りのカクテルなどは控えましょう。下痢、腹痛、胃食道逆流症の症

表1　胃切除後障害

- 消化器症状（逆流症状、腹痛、小胃症状、ガス症状、下痢、便秘、ダンピング症候群［早期ダンピング・後期ダンピング］）
- 吻合部潰瘍
- 胃食道逆流症
- 残胃炎
- 胆嚢炎・胆石症
- 腸閉塞（イレウス）
- 輸入脚症候群
- 貧血（鉄欠乏性、ビタミンB_{12}欠乏性）
- 骨代謝障害
- 乳糖不耐症

状（胸やけ、呑酸など）があるときは、飲酒は控えるようにしてください。

なお、吸収されたアルコールは主に肝臓で代謝されるため、肝機能に異常がある場合は控えるようにしましょう。

引用文献
1) 中田浩二，羽生信義：胃切除後障害の総論．「胃癌術後評価を考える」ワーキンググループ，胃外科・術後障害研究会編，外来診療・栄養指導に役立つ胃切除後障害診療ハンドブック，南江堂，東京，2015：3．
2) 奥山啓二：アルコールの吸収および代謝．モダンフィジシャン 2000；20（8）：955．

Part 1 疾患別のギモン

疾患のポイントをおさえよう

3 大腸がん

西口幸雄

大腸がんは、大腸（図1）の正常細胞の遺伝子に異常が起こり、悪性の腫瘍が生じる疾患で、腫瘍が大きくなると出血や腸閉塞症状を引き起こします。近年ますます患者数が増加しています。

原因 遺伝子変化、高脂肪食など

遺伝子の変化と環境因子（食事など）の変化で発がんするといわれていますが、まだ明確ではありません。

近年わが国で患者数が増加している原因の1つとして、食生活の欧米化で、肉の摂取量が増えていることがあると考えられています。脂肪を多く含んだ肉などを多く摂取すると、脂肪を分解する胆汁酸などが多く分泌されます。この成分に大腸がんを引き起こす作用があるといわれています[1]。

主な症状 下血、腸閉塞症状、腹痛、腹部腫瘤

大腸がんは大きくなるにしたがって臨床症状が出やすくなります。腫瘍が大きくなると、出血したり、腸閉塞症状（腹部膨満や悪心・嘔吐）をきたします。腹痛や痛みのない腹部腫瘤で発見される場合もあります。無症状でも、検診での便潜血反応陽性で発見される場合もあります。

検査・診断 大腸内視鏡検査、病理組織検査

大腸がんが疑われたら、大腸内視鏡検査をすることが第一選択です（図2）。腫瘍マーカー（CEAなど）の上昇がみられるのは、約半数の患者のみです。注腸検査も行われますが、それによりがんが疑われたら、やはり内視鏡検査が必要になります。大腸内視鏡検査でがんが疑われた際は生検を行い、病理組織検査でがん細胞が確認されれば、大腸がんと確定されます。

進行がんが発見されたら、次にCTなどで遠隔転移がないかを調べます。まず所属リンパ節に、次いで肝臓や肺に転移します。リンパ節に転移せずに肝臓や肺に転移する場合もあります。

治療 内視鏡的切除、外科手術、化学療法、放射線療法

早期であれば、内視鏡的ポリープ切除術（ポリペクトミー）や内視鏡的粘膜切除術

図1　大腸の構造と大腸がんの発症

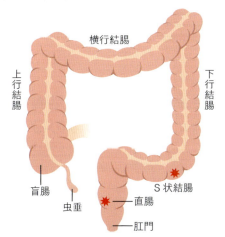

大腸がんの好発部位はS状結腸と直腸（✽）。特に直腸に生じた場合は解剖学的な性格上、再発が起こりやすく、予後が悪い。

図2　大腸がんの内視鏡検査画像

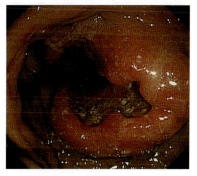

大腸内腔をほぼ閉塞するような、出血を伴う腫瘍が観察された。

（endoscopic mucosal resection：EMR）が行われます。近年、大きな病変に対しても内視鏡的粘膜下層剥離術（endoscopic submucosal dissection：ESD）が積極的に行われています。内視鏡治療で治療が完結する場合も多くなってきました。進行がんに対しては外科的な切除が必要です。ほぼどの部位の大腸がんに対しても、腹腔鏡切除が可能となってきました。

　大腸がんの術前処置は少しずつ変わりつつあります。また手術の術式も少しずつ変遷し、術後はいろいろなカテーテル類（ドレーン）が挿入されます。

　術後の処置も30年前とは大きく変わり、現在は術後の早期回復をめざすプロトコル、ERAS（enhanced recovery after surgery）が勧められています（→Q19）。しかし、術後の合併症はある程度の確率で発症します。いつも患者のそばにいる看護師がその徴候に気づくことで早期の対処が可能となります。第一発見者としてどうすればいいか、考えておかねばなりません。

　また、従来は永久人工肛門を造設した症例も、肛門機能をある程度温存したまま吻合できるようになりました。排便に障害が生じた場合、骨盤底筋訓練は効果があるのでしょうか（→Q24）。説明、指導できるように対応しておいてください。

　切除不能、あるいは高度進行がんに対しては、抗がん薬を用いた化学療法を行います。抗がん薬の種類によって特有の副作用があるので、理解しておく必要があります。皮膚びらんなどに対しても、看護師として対処方法を考えておかねばなりません。

　放射線療法は、直腸がんの術前や術後に行われる場合があります。腫瘍の縮小効果を狙ったり、根治を狙って行われます。照射部位には皮膚の障害を引き起こすことも多くみられるため、注意が必要です。

引用文献
1) Kozoni V, Tsioulias G, Shiff S, et al. The effect of lithocholic acid on proliferation and apoptosis during the early stages of colon carcinogenesis：differential effect on apoptosis in the presence of a colon carcinogen. *Carcinogenesis* 2000；21（5）：999-1005.

3 大腸がん

Q16 どのようなときに術前の抗菌薬を内服するの?

A 最近では、手術部位感染予防のための前処置（機械的処置）を行う場合に、術前日のみの投与が推奨されています。

医師
渡部智加
井上 透

SSI予防には機械的処置と化学的処置がある

下部消化管の手術では、手術部位感染（surgical site infection：SSI）の発症リスクが高く、2015年の厚生労働省院内感染対策サーベイランス事業によると、結腸手術で11％、直腸手術で14.4％の患者にSSIの発症が認められています[1]。この原因として、大腸内に多数存在する腸内細菌が関与することが示されています。大腸がんのSSI発症リスクを抑えるための術前腸管処置は、機械的処置と化学的処置に分かれます。

機械的処置とは、低残渣食摂取、緩下薬、浣腸などにより、機械的に腸内容を排泄する方法で、臨床現場ではよく行われているものです。しかし、周術期管理として近年注目されているERAS（→Q19）では、大腸手術領域では機械的処置をしないように推奨されています。

化学的処置とは、経口抗菌薬内服による腸内病原菌の抑制または死滅のことです。術前に非吸収性経口抗菌薬を投与することにより、SSI発症を予防します[2]。

グラム陰性桿菌に対してカナマイシンを、嫌気性菌に対してメトロニダゾールを内服する方法が、術後の感染症リスクを抑える確率が高いとされています。現在では投与期間は術前1日間が基本となっています[3,4]。

抗菌薬の術前投与には、耐性菌出現のリスクも

米国疾病管理予防センター（CDC）の手術部位感染防止ガイドラインでは、術前日1日のみの抗菌薬投与が推奨されています。わが国ではかつて術前3日間の投与が行われていた時期に、腸管内の細菌叢が乱れ、メチシリン耐性黄色ブドウ球菌（methicillin-resistant *Staphylococcus aureus*：MRSA）のような高度耐性菌が出現しやすいというデメリットが報告されたため、現在では投与は推奨されていません。

最近発表されたWHOの手術部位感染防止ガイドラインでは、機械的処置を行う場合には、術前日のみ非吸収性経口抗菌薬投与を行うことが推奨されています[5]。

引用文献
1) 厚生労働省：院内感染対策サーベイランス事業. https://janis.mhlw.go.jp/（2017.4.10.アクセス）
2) 長田俊一, 小野聡, 青笹季文：大腸癌術前処置のための経口投与抗菌薬に関する検討. 日本大腸肛門病学会雑誌 2000；53：63-69.
3) 丸山洋：大腸手術における術後感染予防と治療法の検討. 日本消化器外科学会雑誌 1984；17：1566-1573.
4) 畑啓昭, 山口高史, 福田明輝：腹腔鏡下大腸手術における予防的抗菌薬投与法の標準化を目指して：化学的腸管処置の効果の検討. 日本外科感染症学会雑誌 2011；8：99-104.
5) World Health Organization：Global guidelines for the prevention of surgical site infection（2016）. http://apps.who.int/iris/bitstream/10665/250680/1/9789241549882-eng.pdf（2017.4.10.アクセス）

3 大腸がん

Q17 経肛門ドレーンは何のために挿入するの？

A 直腸がん術後の縫合不全予防のために、減圧目的で挿入します。

医師
日月亜紀子

腸管内の減圧によって吻合部の保護が可能

　消化管吻合を行った際の術後合併症に縫合不全があり、その発症頻度は5.0%〜11.8%といわれています[1]。

　縫合不全を発症した場合、ときには、緊急手術が必要な重篤な状態となることもあります。緊急手術は腹腔ドレナージと人工肛門（ストーマ）造設が行われます。

　縫合不全を予防するためにさまざまな取り組みがなされていますが、その1つが経肛門ドレーンです。経肛門ドレーンは、腸管内の減圧により、直腸低位切除術後の吻合部の保護になると考えられています（図1）。その有効性については、まだ議論の分かれるとこ

ろですが、約14%の施設で留置しており、最近では、徐々に留置施設が増加しているとの報告もあります[2]。

　実際、経肛門ドレーンを抜去後に縫合不全が発症することもあります。また、経肛門ドレーンは、縫合不全時に、排泄される便汁が瘻孔を経由し腹腔内に漏出することを最小限にすることで、縫合不全の治療にも有効との報告もあります[1]。

引用文献
1) 大渕徹, 亀山哲章, 冨田真人, 他：腹腔鏡下低位前方切除術後縫合不全に対し, 経肛門的ドレナージで治癒した1例. 日本外科系連合学会誌 2012；37：997-1002.
2) 斉田芳久, 高橋慶一, 長谷川博俊, 他：本邦における直腸癌術後の縫合不全に関する全国アンケート調査（第35回大腸疾患外科療法研究会アンケート調査結果）. 日本大腸肛門病学会雑誌 2012；65：355-362.

図1　経肛門ドレーンの効果

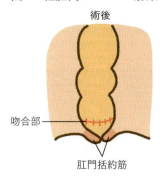

術後
吻合部
肛門括約筋

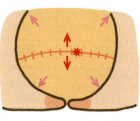

肛門ドレーンなし
内圧が上がって吻合部に緊張がかかる。

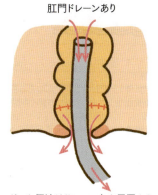

肛門ドレーンあり
ガスや便汁はドレーン内や周囲から排泄され、直腸内圧が上昇しない。

3 大腸がん

Q18 直腸の術後に膀胱留置カテーテルを抜去するのが遅いのはなぜ？

A 膀胱のはたらきをコントロールする神経が、一時的または永久に障害されている場合があるためです。

医師
亀井佑梨
井上 透

直腸周囲の郭清により排尿関連の自律神経の機能が障害される

　直腸がんの手術では、直腸を切除するだけでなく、転移の可能性がある周囲のリンパ節の郭清も行います（図1）。リンパ節は動脈の周囲にあり、血管の周囲には膀胱を含めた骨盤内の臓器に分布する神経が存在します。

　また、がんの周囲組織への浸潤程度によっては排尿にかかわる自律神経を合併切除することもあります。そのため、直腸の周囲に存在し排尿に関与する神経（図2）の機能を障害することがあるため、術後に神経因性膀胱となり、膀胱の随意収縮の低下および尿道括約筋の機能不全が認められ、排尿障害を生じることが報告されています。

　排尿に関する神経としては、交感神経幹から分枝し、腹部大動脈周囲で上下腹神経叢を形成した後、骨盤内へ分布する下腹神経と、S2-4に由来する副交感神経が中心となる骨盤内臓神経が、骨盤神経叢を形成し、膀胱のはたらきを支配しています。

図1　大腸がんのリンパ節郭清

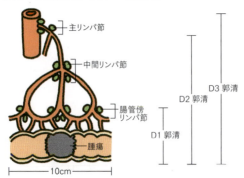

D1郭清：腸管の近くにあるリンパ節（腸管傍リンパ節）を切除する。
D2郭清：上記に加え、がんのある腸管に流入する血管（栄養血管）に沿ったリンパ節（中間リンパ節）までを切除する。
D3郭清：上記に加え、栄養血管の根元にあるリンパ節（主リンパ節）までを切除する。
広範囲のリンパ節郭清によって自律神経障害が生じやすくなる。
大腸癌研究会：患者さんのための大腸癌治療ガイドライン　2014年版．図19 リンパ節郭清（D1, D2, D3郭清）より改変して転載
http://www.jsccr.jp/forcitizen/comment02.html
（2017.04.10.アクセス）

図2　直腸・膀胱周囲の神経

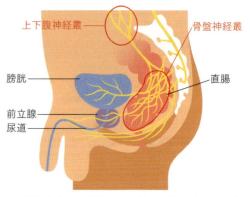

交感神経由来の下腹神経と、副交感神経由来の骨盤内臓神経が骨盤神経叢を形成し、膀胱のはたらきを支配する。

自律神経温存術により
排尿障害の発症頻度が低下

リンパ節郭清については1970年代までは拡大郭清が一般的でしたが、1980年代からは自律神経温存術が提唱され、現在では標準術式となっています。自律神経温存手術では排尿障害の発症頻度が12.9％と、拡大郭清例の65.0％に比べ、有意に低下したとの報告があります。

また、自律神経温存術における排尿障害を術式別にみると、直腸前方切除術で5～20％、直腸切断術で15～68％と、術式による発症率の差があります。また、側方リンパ節郭清を施行した症例では発症率がさらに高くなります。しかし、永続性に排尿障害が起こることが多い拡大郭清術とは異なり、自律神経温存術施行症例では、ほとんどの症例が差はあるものの時間経過とともに自然排尿が可能となります[1,2]。

男性は尿閉、女性は尿失禁を
きたしやすい

直腸の術後には、前述の神経の障害により、尿意の低下や膀胱の随意収縮の低下、括約筋の機能不全により、膀胱に尿が貯留し排尿できないため、尿閉・残尿量過多となります。その結果、膀胱の内圧が上がると、腹圧がかかったときに尿漏れが生じてしまう尿失禁となります。

特に、男性で前立腺肥大症がある人は、尿道が狭いため尿閉になりやすく、女性は前立腺がなく尿道が短いため、尿失禁になりやすいといわれています。膀胱内圧の上昇は、腎盂腎炎や腎機能障害の原因となるため、注意が必要です。

多くの術後排尿障害は
時間の経過とともに軽快する

膀胱留置カテーテルの抜去時期は、術式やリンパ節郭清の範囲、前立腺肥大の有無などを確認し、決定します。抜去時期について特に延長などの指示がなければ、術翌日または2日目に抜去します。

抜去の際は、抜去後数時間の自己排尿の有無や回数、1回排尿量、合計の排尿量などを観察します。超音波による残尿測定器（➡ Q101 ）を用いて残尿量を測定することができれば最もよいですが、通常の腹部超音波検査による観察でも十分です。残尿が多量になれば触診でも下腹部の膨満が認められます。

前述のように、多くの術後排尿障害は時間の経過とともに軽快するため、尿閉や残尿過多が認められた場合には再度膀胱留置カテーテルを留置し、4～5日経過後に抜去し、自己排尿の有無および残尿の程度を再度確認します。

軽快しない場合には泌尿器科を受診し薬物療法を行います。それでも退院時、残尿が多く十分な自己排尿ができない場合は、神経機能が回復するまで膀胱留置カテーテルを留置することもあります。また、一定の時間ごとに自分でカテーテルを用いて導尿を行う、清潔簡潔自己導尿（clean intermittent self catheterization：CIC）が推奨されています。

引用文献
1) 池秀之，大木繁男，大見良裕：直腸癌に対する自律神経温存手術の治療成績．日本消化器外科学会雑誌 1987；20（5）：1060-1066.
2) 髙橋慶一：根治性と機能温存の両立をめざした自律神経温存手術−下部直腸癌に対する自律神経温存手術．市倉隆，日比紀文編，別冊・医学のあゆみ　消化器疾患state of arts I 消化管（食道・胃・腸）Ver.3，医歯薬出版，東京，2006：646-650.

3 大腸がん

Q19 ERAS（イーラス）って何？

A ①手術侵襲の軽減、②術後合併症の予防、③術後の回復促進を主目的とした、術後回復強化プロトコルのことです。

管理栄養士
濱浦星河

入院前から術後までのケアが含まれる

ERAS（enhanced recovery after surgery）とは、外科手術患者のための術後回復強化プロトコルのことです。①手術侵襲の軽減、②術後合併症の予防（安全性の向上）、③術後の回復促進が目的で、在院日数の短縮と医療費の節減が期待されます。患者の安全を損なうことなく医療費の削減を達成することが最終的な目的です。

術前・術後の絶飲食期間の短縮、十分な術後鎮痛、早期離床を軸として、外科医・麻酔科医・看護師・理学療法士・薬剤師・管理栄養士・ケースワーカーなど多職種によるチーム医療で成り立っています。ERASに含まれる要素は、入院前カウンセリングから術後フォローアップまで広範囲にわたります（表1）。

1. 術前・術後の絶食期間を短縮

ERASでは術前の炭水化物含有飲料の摂取が推奨されています。その目的は、インスリン抵抗性の軽減、口渇感・空腹感の軽減、水分・電解質の補給です。

術後早期に経口摂取を開始することにより腸管蠕動運動が刺激され、術後の麻痺性イレウスの期間が短縮されて常食摂取への移行が早まります。経口摂取の開始に伴い輸液ラインも抜去できるため、リハビリテーションを行いやすく、身体機能回復が促進されます。

2. 術後の早期離床・歩行を促進

術後にベッド臥床が続くと、さまざまな組織・器官の機能が低下するため、可能な限り早期に離床を進めることが重要です。術後早期は呼吸循環動態が不安定であるため、患者の表情や呼吸状態を観察し、安全性を十分確認しながら進めるよう注意が必要です。

参考文献
1) 武藤正樹：ERAS（術後回復強化プログラム）と医療材料．イザイ　2015；26：33-36.
2) 日本病態栄養学会編：病態栄養認定管理栄養士のための病態栄養ガイドブック 改定第5版．南江堂，東京，2016：345-346.

表1　ERASプロトコルの主な要素

● 入院前カウンセリング	● 硬膜外麻酔・鎮痛	● 経口麻薬の非使用
● 大腸手術における腸管前処置なし	● 短時間作用型麻酔薬	● 患心・嘔吐の予防
● 手術前日の食事	● 輸液、ナトリウムの過剰投与を避ける	● 腸蠕動運動の促進
● 術前の炭水化物含有飲料の摂取	● 創部の縮小化、ドレーン留置なし	● カテーテル類の早期抜去
● 手術前投薬なし	● 体温管理	● 術後の早期経腸・経口栄養
● 経鼻胃管留置なし	● 離床・歩行を促進	● 術後フォローアップ

3 大腸がん

Q20 術後、大腸刺激性の緩下薬や浣腸はいつから使用してよい？

A 吻合部が治癒してからです。

医師
白井大介
日月亜紀子

術後10日程度は縫合不全リスクが高い

　腹部手術後には、程度の差はありますが、必ず腸管蠕動運動麻痺が起こります。一般的に術後6〜8時間で腸管蠕動運動が回復し、48〜72時間で排ガスがみられます[1]。

　術後に便秘が遷延するときには、大腸非刺激性の緩下薬として、塩類下剤（酸化マグネシウムなど）などがよく使われます。

　大腸非刺激性の緩下薬だけで効果が乏しい場合には、大腸刺激性の緩下薬（表1）や浣腸の使用を検討しますが、その場合は注意が必要です。大腸刺激性の緩下薬は、腸管蠕動運動を亢進することで排便を促し、また浣腸は、腸管壁から水分を奪取することにより局所を刺激し排便を促すため（図1）、これらを使用すると吻合部に圧力がかかります。そのため、完全に治癒していない状態で大腸刺激性の緩下薬や浣腸を使用すると、縫合不全の誘因となる可能性があります。

　初回手術から縫合不全発現までの時間は平均8.8日、マイナーリークだけでみると平均10.9日といわれており[2]、使用する場合はそれ以降であれば可能と思われます。

　直腸切除の場合は吻合部が肛門に近いため、浣腸は過度な内圧上昇の可能性や、直接吻合部を損傷する危険があり、術後1か月程度は避けたほうがいいと考えられます。

引用文献
1) 大野隆，稲次直樹：消化器ナースのお助けクリニック．消化器外科NURSING 2006；11（1）：75-80.
2) 横山幸生，望月英隆，長谷和生，他：直腸癌低位前方切除術後の縫合不全とその対策．日本臨床外科医学会雑誌 1991；52（6）：1231-1237.

図1　グリセリン浣腸による直腸内圧上昇

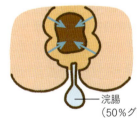

- 高濃度グリセリンの浸透圧により、腸管内に水分を供給して腸を刺激する。
- 水分が増えることで便がやわらかくなる。

浣腸
（50％グリセリン）

表1　大腸刺激性の緩下薬の例

商品名	有効成分	特徴
プルゼニド®	センノシド	●大腸内の細菌により活性化され、大腸の蠕動運動を亢進する ●連用により大腸黒皮症を招くことがある ●腸管蠕動運動能が低下した弛緩性便秘の患者に適している
アローゼン®	センナ	
ヨーデル®、アジャスト	センナエキス	
大黄甘草湯、大柴胡湯	ダイオウ	●腸内細菌により活性化され、大腸を刺激する
ラキソベロン®	ピコスルファートナトリウム	●大腸で活性型となり効果を発揮。連用による耐性が少ない

3 大腸がん

Q21 術後にルーチンで酸化マグネシウムや大建中湯を飲ませるのはなぜ？

A 早期に腸管機能を回復させ、排ガスや排便を促すためです。

医師
西口幸雄

排ガス・排便の有無は腸管機能回復の指標となる

　開腹手術をすると、腸管を手で触ったり圧迫したりすることによって、術後、腸管のはたらきが弱まり、腸管蠕動運動が一時的に麻痺します。腸管機能がなかなか回復しないと、患者によっては腸管が癒着し、腸閉塞（イレウス）を併発する場合があります。

　腸蠕動が促されることで排ガスや排便が観察されるため、これらの有無は腸管機能回復の重要な指標となります。

　小腸は術後かなり早期（数時間）に動き出しますが、大腸は数日かかる場合が多いです。近年は腹腔鏡手術をすることで、多くの腸管を手で触らずに必要最小限の小切開創から手術し、腸管機能の保護に努めています。そのためか、多くの患者は術後翌日には排ガスがあり、排便は術後2日目から4日目にみられます。

　排ガスや排便が遅れると、腸閉塞の疑いが出てきます。排ガス・排便の遅れは、「腸管機能の回復の遅れ」と言い換えることもできます。3日経っても排ガスや排便がない際は、術後の腸管麻痺などによる腸閉塞を疑いましょう。悪心・嘔吐がないか、腹部膨満がないか、しゃっくりがないか、などの臨床症状の観察をする必要があります。

　腸閉塞症状の多くは、「胃が張る」や「胃が痛い」といった訴えを起こします。患者によって表現が異なるので、「腸閉塞症状」を見落とさない注意が必要です。

食事開始と緩下薬・漢方薬の利用で、早期に腸管機能が回復

　術後の腸管機能の回復をよくするために、術後翌日や2日目から、または水分や食事（粥食の開始）と一緒に、酸化マグネシウムなどの緩下薬や、大建中湯などの漢方薬の内服をクリニカルパスに組み込んでいる施設が増えてきています。

　酸化マグネシウムは塩類下剤で、浸透圧差によって腸での水分吸収を抑えることにより、腸内容を膨化します。これにより、便を膨らませ、やわらかくし、排便しやすくする作用があります。

　大建中湯は漢方薬で、腸管の血流を増やしたり、腸管平滑筋への作用によって腸管の運動を促進したりすることで、排便を促す作用があります（図1）[1]。

　どちらの薬も、小腸にも大腸にも作用します。それぞれ作用機序は異なっていますが、どちらも手術後のクリニカルパスに組み込まれている施設が多いです。

　最近では、大建中湯の術後早期からの内服の有効性を示す報告が多くみられます。山村らの研究[2]では、待機的腹部大動脈瘤手術

を施行した患者に、術翌日から大建中湯と大黄甘草湯を投与した群と、非投与群とで排ガス出現までの日数を比較しています。

その結果、排ガス出現までの日数は、投与群で2.9±0.8日、非投与群では3.9±1.3日であり、投与群で排ガスの出現が早い傾向がみられました[2]。また、術後3日以内に排ガスが確認できた症例の割合も、非投与群と比較して投与群のほうが高い傾向がありました。

術後に緩下薬や漢方薬を効果的に使用することで、早く腸管機能を回復させ、腸管癒着を減少させて腸閉塞のリスクを減らし、経口摂取が十分にできるようになることが期待されます。それにより、早期回復・早期退院にもつながります。

引用・参考文献
1) 河野透:大建中湯の作用メカニズム. Science of Kampo Medicine 2016;40(2):81-84.
2) 山村晋史, 園田耕三, 大城辰雄, 他:腹部大動脈瘤術後の腸管蠕動回復に対する大建中湯と大黄甘草湯の有用性. Progress in Medicine 2002;22(5):1350-1351.

図1 大建中湯はTRPチャンネルを活性化し、腸管運動を亢進

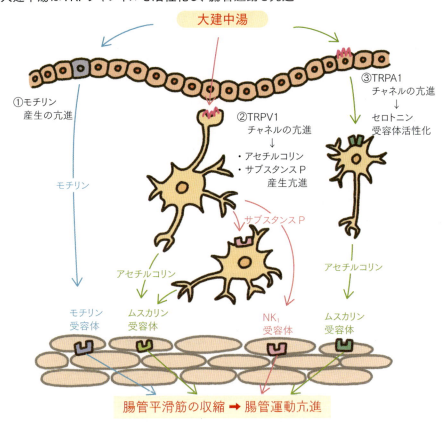

河野透:大建中湯の作用メカニズム. Science of Kampo Medicine 2016;40(2):82. を参考に作成

3 大腸がん

ドレーンから便汁が出てきたら、どう対応すべき?

A 縫合不全の可能性があります。バイタルサインや腹痛の有無をチェックし、ただちに医師への報告が必要です。

医師
出口惣大

便汁の漏れは縫合不全を強く疑う

直腸がん手術では、ドレーンは吻合部に接するように留置されるため、排液の性状を観察することで、吻合部縫合不全の認識に役立ちます。術後に縫合不全が生じると、大腸内の便汁が腹腔内に漏れ出すことがあります。ドレーン排液から便臭がしたり、排液が茶色になった際（→Q112）は、便汁の漏れと判断し、縫合不全を強く疑います。

吻合部の縫合不全に伴い便汁が腹腔内に広がると、感染により腹膜炎から敗血症に進展し、急速に容態が悪化します。そのため、便汁を確認した場合はただちに医師へ報告を行います。その際は、患者をベッド上安静とし、発熱や呼吸状態、血圧低下などのバイタルサインの異変の有無を確認し、腹痛の増悪など症状の変化を確認することが必要です。汎発性腹膜炎をきたしている場合は、一刻も早く緊急手術を施行しなければなりません（図1）。

十分なドレナージで保存的治療も可能

縫合不全の治療には、腹腔内に漏れ出た消化管内容物を体外にドレナージすることが不可欠です。内容物が広範囲に広がっている場合や、全身状態が悪化している場合は緊急手術が必要であり、腹腔内を生理食塩水で十分に洗浄し、縫合不全部の再縫合や再吻合、人工肛門（ストーマ）の造設、複数本のドレーンの再留置を行います。

内容物の広がりが少なく、ドレナージが十分にできており、感染がコントロールできている場合は、手術をせずに絶食、抗菌薬投与、高カロリー輸液、ドレーンの長期留置などにより、保存的に治療することも可能です。ただし、保存的治療を選択した場合でも、状態が急に変化することがあるため、患者状態の観察が必要です。

参考文献
1) 山崎誠, 土岐祐一郎：縫合不全 術前・術後管理必携. 消化器外科臨時増刊号 2012；35（5）：875-876.

図1 便汁を認めた際の対応

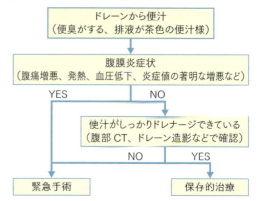

3 大腸がん

Q23 乳び漏にはどのように対応するの?

A 絶食(脂肪制限食)や中心静脈栄養が必要です。

医師
浦田順久

乳び漏はリンパ管の破綻を意味する

　乳びとは、脂肪あるいは遊離脂肪酸が乳化しリンパ液に混ざった乳白色の体液です。脂肪を多く含む食事が小腸で消化される際に形成されるもので、乳び管と呼ばれるリンパ管に取り込まれます。

　乳び漏とは、術後にリンパ管が破綻し、胸腔内や腹腔内でリンパ液が漏出することをいいます。

　術後、食事開始によって脂肪が腸管で吸収されると、吸収された脂肪や遊離脂肪酸がリンパ液に混ざり乳白色となります。ドレーン排液に白濁がみられた場合は、乳び漏の疑いがあります(図1)。乳びであれば中性脂肪値とコレステロール値が高値を示すため、排液を採取し乳びを証明する検査も重要です。

乳び胸では再手術が必要になることも

　乳び漏の際は、リンパ液の流量を減らすために脂肪制限食にしたり、排液が多い場合や脂肪制限食で効果のない場合には絶食、中心静脈栄養などで、保存的に経過観察を行います。治療により、排出量の減少や白濁の程度の改善がみられれば、ドレーンを抜くことができます。

　ただし、乳び漏の生じている部位によって治療対応がやや異なります。乳び腹水の場合

図1　乳び漏のドレーン排液の性状

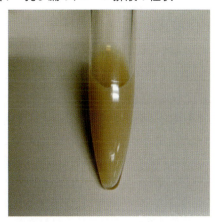

ドレーン排液に白濁がみられる。術後、食事開始とともに白濁がみられ量が増加した場合には、乳び漏を疑う。

は、量が減少傾向で白濁が改善されてくれば、多少の流出が続いてもドレーンの抜去が比較的早く可能です。一方、胸腔内に乳びが貯留する乳び胸の場合には、リンパ液が多く流れる胸管そのもの、またはそれに近いリンパ管での漏れの場合があり、漏れる量も多く難治性である場合があります。難治性の場合には、漏出している部分のリンパ管を結紮する再手術が必要になることもあります。

参考文献
1) 古川大輔：ドレーン排液はやわかり．消化器外科NURSING 2013；18(6)：42．
2) 大木亜津子，正木忠彦：結腸切除術(右半・左半・S状)．消化器外科NURSING 2012；春季増刊：120-124．

3 大腸がん

Q24 骨盤底筋訓練は直腸手術後の便漏れに効果があるの？

A 骨盤底筋群に含まれる恥骨直腸筋や外肛門括約筋をきたえることで、便漏れにも効果があると考えられます。

看護師
田中悦子

手術に伴い高確率で排便障害が起こる

便を出すときには、肛門括約筋や骨盤底筋をゆるめると同時に腹圧をかけます。すると便が肛門を通過します。これが刺激になって、直腸もゆるみ便が出ます。さらに腹圧をかければ、より効率よく便が出ます。ためる・出すための調整には、骨盤神経、陰部神経、下腹神経の3つの神経が関係しています。

骨盤神経は副交感神経で膀胱と直腸を縮めます。陰部神経は肛門括約筋と骨盤底筋を縮めたり、ゆるめたりします。下腹神経は交感神経で、骨盤神経のはたらきを助けています。がんの浸潤のためにこれらの神経が合併切除された場合や、神経が温存された場合でも手術により骨盤内操作を行うため、術後合併症として排便の問題が起こります。

直腸がんに対する直腸低位前方切除術後にみられる頻回排便や便失禁は、低位前方切除後症候群と呼ばれ、その発症率は報告により差があり、25～50％と高率です。それぞれの発症率は、便失禁が6～87％、便意促進が5～87％、頻回排便が8～75％です[1]。

骨盤底筋を意識して締緩し、きたえる

便失禁患者が適切な指導を受けた場合の骨盤底筋訓練の有効率は、41～66％との報告があります[2]。

骨盤底筋訓練とは、意図的に骨盤底筋群（図1）の収縮と弛緩を繰り返し行う筋肉の

図1　骨盤底筋群

男性
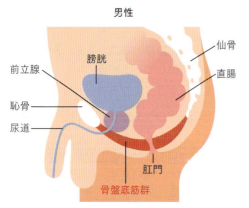

女性
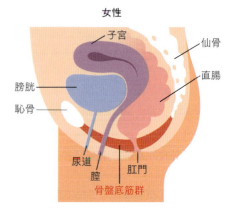

骨盤底筋群は骨盤の最も下部で臓器を支える筋肉（随意筋）である。

運動をいいます。骨盤底筋群の指示機能の回復をめざし、さまざまな体操を行います。以下の4点が重要です。

①正しい筋肉を使い、発達させること
②規則正しく毎日数回行うこと
③腹圧がかかるなど、必要なときに骨盤底筋を締めること
④体操を継続すること（よくなっても習慣にする）

骨盤底筋訓練では、例えば、図2のような体操を行います。また、便意を感じても排便行動をとらず、肛門を収縮してがまんすることで排便間隔を延ばすことも、訓練になります。

骨盤底筋訓練を行う適応疾患としては、腹圧性尿失禁、切迫性尿失禁、婦人科手術、大腸手術、性器脱や直腸瘤などがあります。

恥骨直腸筋（図3）が収縮すると、直腸は前方に挙上されて直腸肛門角が鋭角化することにより、便が保持され、失禁を抑制できます。随意筋である外肛門括約筋の体操による訓練も便禁制に有用と考えられます。

しかし、病態により、改善や予防の対策が異なります。病態を理解するためには、X線不透過マーカーによる大腸の輸送機能検査、直腸肛門内圧検査、排便造影などの検査も必要となります。

また、適切なアセスメントのためには、食事内容を記載した排便記録が重要です。排泄の状態を確認するうえで、重要な情報を得ることができます。

患者の多くは排便に問題があることを誰にも相談できず悩んだり、不安を抱え神経質になったりしています。病状を理解して、焦らず自らが、排泄コントロールの1つとして骨盤底筋訓練ができるようサポートしていくことが重要です。

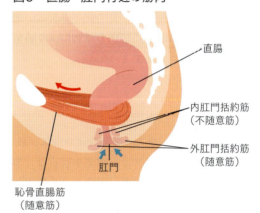

図2　骨盤底筋訓練の例

瞬発力をきたえる体操	持久力をきたえる体操
①2秒間肛門を締める ⇕ ②4秒間休憩する	①5秒間肛門を締め続ける ⇕ ②10秒間休憩する

それぞれ5セットを1回とし、1日に10回を目安に行う。

図3　直腸・肛門付近の筋肉

恥骨直腸筋の収縮により直腸が矢印の方向（➡）に挙上され外肛門括約筋の収縮により肛門が締められる（➡）。

引用・参考文献

1）山名哲郎：排便障害の疫学・QOL．日本創傷・オストミー・失禁管理学会編，排泄ケアガイドブック，照林社，東京，2017：7-9.
2）積美保子：骨盤底筋訓練・バイオフィードバック．日本創傷・オストミー・失禁管理学会編，排泄ケアガイドブック，照林社，東京，2017：197-202.
3）穴澤貞夫，後藤百万，高尾良彦，他編：排泄リハビリテーション　理論と臨床．中山書店，東京，2013.
4）前田耕太郎編：徹底ガイド 排便ケアQ＆A．総合医学社，東京，2006.
5）後藤百万，渡邉順子編：徹底ガイド 排尿ケアQ＆A．総合医学社，東京，2006.
6）本間之夫編：排尿・排便のトラブルQ＆A排泄学の基本と応用．日本医事新報社，東京，2007.
7）西村かおる編：疾患・症状・治療処置別　排便アセスメント＆ケアガイド．学研メディカル秀潤社，東京，2009.
8）西村かおる，谷口珠美，田中悦子：コンチネンスノート1　第4版．日本コンチネンス協会，東京，2015.

Part 1 疾患別のギモン

疾患のポイントをおさえよう

4 イレウス

井上 透

　イレウス（腸閉塞）とは、種々の原因により腸の内容物（食物残渣、胃液、腸液、胆汁、膵液、空気）が肛門側に進まない病態のことです。腸管に閉塞が生じている機械的イレウスと、腸蠕動の障害により腸管内容の通過が障害される機能的イレウスの2つに大別されます（→ Q31 ）。

[原因] 異物や癒着、屈曲による狭窄・閉塞、蠕動麻痺など

・機械的イレウス（閉塞性イレウス、絞扼性イレウス：図1）

　閉塞性イレウスは、腫瘍や胆石などの異物による腸管内の閉塞や、腹部手術後の癒着や屈曲による狭窄・閉塞などの要因で発症します。

　絞扼性イレウスは、腸管および腸間膜の捻れや癒着により形成された索状物による絞扼、ヘルニアの嵌頓、腸重積症、腸軸捻転症などが誘因です。これにより腸管壁の血行障害を起こしたもの、またはこれから急速に血行障害が進行するものを絞扼性イレウスと呼びます。

・機能的イレウス（麻痺性イレウス、けいれん性イレウス）

　麻痺性イレウスは、腸蠕動麻痺により、腸管に詰まりがないのに腸内容物が流れない状態です。腹部手術後の腸蠕動低下のほか、腹膜炎など腹腔内に炎症がある場合、重度の低カリウム血症の場合などがあります。

　けいれん性イレウスは、腸管の筋肉、特に輪状筋のけいれんにより腸蠕動がうまく伝わっていかないことによる腸管閉塞です。鉛中毒の際のものが有名ですが、実際の臨床ではほとんど経験することはありません。

図1　機械的イレウスの分類

閉塞性イレウス（血行障害なし）

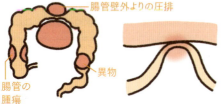

異物や腫瘍による閉塞　　癒着による閉塞

絞扼性イレウス（血行障害あり）

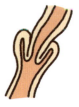

腸捻転　　腸重積

【主な症状】 悪心・嘔吐、腹痛、排便・排ガスの途絶、腹部膨満（感）など

腹痛は蠕動に伴う間欠的なものが主体ですが、絞扼性イレウスで血行障害による腸管壊死を生じると、腹膜炎による持続的腹痛となります。

【検査・診断】 腹部の聴診、腹部X線検査、血液検査

腹部所見は腸蠕動の聴診所見が重要です。閉塞性イレウスでは腸蠕動亢進による金属音が聞かれますが、麻痺性イレウスでは腸蠕動低下のため蠕動音は低下します（➡ Q25）。絞扼性イレウスでは、初期は腸蠕動が亢進しますが、血行障害が進むと低下します。

検査所見では腹部X線所見による腸管のガスの貯留、鏡面像（air-fluid level, niveau；ニボー）の形成がみられます。腸管穿孔があればfree air像がみられます。血液検査では脱水による血液濃縮所見や、電解質異常を認めます。腹膜炎が生じれば、白血球の増加や腸管壊死によるLDHなどの筋肉由来酵素の上昇を認めます。

【治療】 保存的治療（絶食、輸液、腸管内減圧）、外科手術

癒着によるイレウスや麻痺性イレウスでは、保存的治療が第一選択となります。軽症であれば絶食や輸液のみで軽快しますが、腸管拡張が高度であれば経鼻胃管やイレウス管を挿入して内容物の吸引による腸管内減圧が必要となります。腸管の浮腫が落ち着いて排ガスや排便が認められれば、減圧は不要となります（➡ Q32）。

保存的治療が無効であったり、腫瘍など閉塞の原因が明らかである場合、頻回にイレウスを繰り返す症例などでは手術が適応となります。絞扼性イレウスでは、診断がつけば緊急手術の適応となります。ただちに絞扼を解除して血流を回復させる必要があり、壊死した腸管を認めれば切除する必要があります。

【ケアにおけるポイント】

原因疾患の診断が治療方法に結びつきますが、内ヘルニアなどの絞扼性イレウスでは、初期の症状や所見では診断が難しいこともあり、腹痛などの症状の変化やバイタルサインの変化をとらえることが重要となります。腸管壊死が進行し敗血症やショックを生じることもあります。

腸管や胃内の減圧が不十分であると、嘔吐による誤嚥を生じることもあり、悪心や腹部膨満感が強くなった場合には、減圧チューブの挿入の必要性を医師に相談することも必要です。保存的治療においては、腸液が再吸収されずに体外に排泄されることから、脱水や電解質異常をきたします。排液が多いときには、脱水の診断の指標のために、尿量の測定が重要となります。

4 イレウス

Q25 閉塞性イレウスで金属音が聞こえるのはなぜ？

腸蠕動が亢進している音が金属音として聞こえます。なお、麻痺性イレウスでは蠕動音が減弱・停止しているため聞こえません。

医師
田嶋哲三

金属音は腸蠕動亢進を意味する

腹部聴診の際、正常な状態では「グルグル」「ゴロゴロ」という腸蠕動音が5秒から15秒に1回聞こえます。閉塞性イレウスでは、癒着や腫瘍などが原因で腸管の閉塞が生じ、その閉塞部より口側の腸が腸の内容物を肛門側へ送ろうと腸蠕動が亢進します（図1）。その際に、「カンカン」「キンキン」「カラコロ」などと表現される、金属の板の上に水を垂らしたような音、いわゆる金属音が聴取されます。

一方、麻痺性イレウスでは、さまざまな原因により腸管運動の麻痺が生じています。最も多い原因が腹部手術によるもので、その他にも腹膜炎、中枢神経系の異常、腸管への血行障害などが原因となります。腸蠕動が低下し、蠕動音が減弱もしくは停止するので、金属音が聞こえることはありません。

閉塞性イレウスには腸管内減圧を

金属音が聞こえたら閉塞性イレウスが疑われ、経鼻胃管やイレウス管による腸管内減圧の適応となります。腸管内減圧による保存的治療にて軽快することが少なくありませんが、長期間のチューブ留置や絶飲食は患者への負担が大きいため、状況を見きわめ手術に踏み切ることも重要なポイントになります。

保存的治療の期間に関しては、5～14日間と医師個人の判断や施設によって幅があります。7日程度経過をみて改善が見込めないような場合は、手術を考慮することが多い[1]ようです。

なお、絞扼性イレウスの場合でも、腸管運動の麻痺が生じる前の初期段階では、腸蠕動亢進による金属音が聴取される場合があります。絞扼性イレウスは緊急手術の対象となることから、その除外診断が必要となります。

引用文献
1) 高山浩史, 八塩章弘, 上條泰, 他：イレウス. 日本臨床 2013 ; 71 : 1027-1030.

図1 金属音を生じる閉塞性イレウスのCT画像

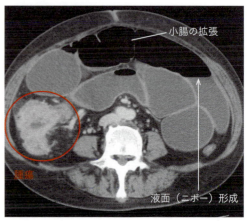

腫瘍による閉塞が原因で、口側の小腸が著明に拡張。このような状態では、内容物を肛門側へ送ろうと小腸の蠕動運動が亢進し、金属音が聴取される。

4 イレウス

Q26 吐物やイレウス管排液の色が、透明、黄色、緑色、茶色などさまざまなのはなぜ？

A 吐物やイレウス管排液の色に影響するビリルビンが、代謝・分解されていく過程でさまざまな色を呈するからです。

医師　田内　潤

色によってどの部位由来かを判断

　吐物やイレウス管排液の色は、消化液として分泌される胆汁中のビリルビンの色に影響されます。ビリルビンは肝臓で代謝され、胆汁として十二指腸で分泌されます。その後、腸管内を流れていく過程で、代謝・分解され変色します（図1）。

　吐物が胃の内容物のみであれば、胆汁が混じる前の胃液のみなので無色透明です。

　十二指腸に分泌される胆汁中のビリルビンの色は黄色です。十二指腸の内容物が胃内に逆流し嘔吐すると、吐物は黄色を呈します。

　腸内容物が空気と触れ合い、胆汁中のビリルビンが酸化すると緑色に変化します。十二指腸に分泌された後に酸化したビリルビンを含んだ腸内容物を嘔吐したときの吐物や、回収されたイレウス管排液は緑色を呈します。

　ビリルビンは腸内細菌により分解されてウロビリノゲンになり、その大部分は便中に排泄されて便固有の茶色を呈します[1]。結腸近くまで先進したイレウス管により回収された腸内容液は、便のような茶色を呈します。

こげ茶色や赤色の吐物は出血の可能性

　注意したいのは病的な吐物の色で、血液が混じった場合です。

　血液中のヘモグロビンは胃酸の作用により濃い茶色のヘマチンとなるため、胃や十二指腸からの出血による吐物は、コーヒー残渣様といわれるこげ茶色になります。血液の量が多いとそのまま嘔吐されるため、血液の赤色となります。

図1　部位によるビリルビンの色の変化

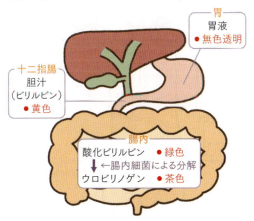

ビリルビンが分解されていく過程でさまざまな色を呈する。

引用文献
1) 河合忠：血清ビリルビン．河合忠，伊藤喜久，山田俊幸，他編，異常値の出るメカニズム 第6版，医学書院，東京，2013：160-164．

4 イレウス

Q27 イレウスの際に、経鼻胃管を挿入する場合とイレウス管を挿入する場合があるのはなぜ？

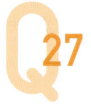

A 軽度のイレウスや比較的上部の狭窄には経鼻胃管、重度の場合にはイレウス管を挿入します。

医師
渡部智加
日月亜紀子

経鼻胃管は胃内容物を吸引し減圧

経鼻胃管（nasogastoric tube：NG tube）は、胃内容物を吸引することで胃を減圧する目的で使用します（図1）。

イレウスの際、画像検査で胃が張っており嘔吐している、すなわち減圧が必要と判断される場合には、経鼻胃管挿入を考慮します。経鼻胃管はその名のとおり、先端が胃内に留置されます。ある程度の減圧は可能であるため、イレウスが軽度の場合や、狭窄部が比較的上部（口側）である場合には、経鼻胃管挿入による減圧と絶飲絶食加療を行うことで、イレウスが改善する場合もあります。

経鼻胃管はイレウス管と比較して、X線透視を使わず挿入が可能で、挿入時の苦痛も少ないという利点があります。

なお、術後に経鼻胃管が入ったまま帰室することもあります。この際の目的は、胃の手術における吻合部への圧の軽減（縫合不全の予防）、術後出血の徴候把握、嘔吐による誤嚥性肺炎の予防などです。

図1 経鼻胃管

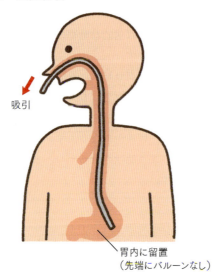

チューブの先端を胃内に留置し、減圧。

図2 イレウス管

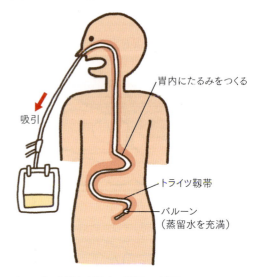

チューブの先端を小腸内に留置し、減圧。

イレウス管は小腸内の減圧が可能

イレウス管は、十二指腸から空腸に移行するトライツ靭帯を越えて、先端は小腸内に留置されます（図2）。このため、経鼻胃管を留置しても改善がない場合や、小腸の拡張が著明な場合にはイレウス管挿入の適応となります（図3）。

イレウス管は、経鼻胃管と比較すると、挿入時にはX線透視が必要であり、挿入時や留置中の苦痛も大きいという欠点があります。一方で、小腸内の腸液や残渣の吸引による減圧効果が高く、先端から造影剤を流すことによる閉塞部位の特定や、排液性状の観察による腸管虚血の診断も可能となります[1]。

1週間経っても改善しない場合は手術加療を考慮

腸内容物が吸引され、減圧されると、腸管浮腫も軽減され、腸蠕動や吸収障害も改善していきます。イレウス管を挿入後、1週間程度経っても改善がみられない場合は、手術加療を考慮します[2,3]。

引用文献

1) 椛島章, 北川大, 中村俊彦：当院における癒着性イレウスに対する治療の現状. 臨床と研究 2016；93：97-100.
2) 川﨑誠康, 来見良誠, 内藤弘之：小腸イレウスの診断と手術適応基準の検討. 日本臨床外科学会雑誌 2007；68：1369-1376.
3) 榊原巧, 原田明生, 石川忠雄：癒着性イレウスに対するイレウス管管理の重要性と手術時期の検討. 日本消化器外科学会雑誌 2005；38：1414-1419.

図3　イレウスのX線透視画像

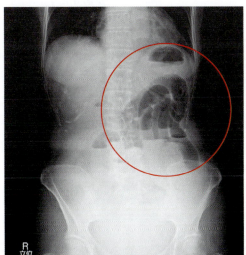

小腸の著明な拡張が認められる場合（○部）はイレウス管挿入の適応となる。

4 イレウス

Q28 イレウス管は鼻で固定するほうがいいの？

A チューブが事故（自己）抜去とならないよう、しっかり固定されていれば、鼻以外で固定しても構いません。

看護師 谷口夏美

イレウス管のチューブには胃内や頬でたるみをもたせる

イレウス管は主に腸閉塞（イレウス）の際に、腸管内の内容物の吸引や減圧目的に挿入されます。イレウス管の先端にはバルーンがあり、これを膨らませることで腸内に固定されます。

イレウス管は閉塞部より口側にバルーンで固定され、このバルーンが腸蠕動によって閉塞部を越え肛門方向へ進んでいくため、胃内でチューブにたるみをもたせて留置してあります（→Q27）。胃内にきちんとたるみがつくられているかどうかは挿入時にX線で確認します。

胃内にたるませているチューブの抜出を防ぐためには、チューブを体表で固定する必要がありますが、必ずしも鼻で固定しなければならないということはありません。

なお、イレウス管のチューブを胃内でたるませていない場合は、チューブが腸蠕動によって進んでいくのを妨げないよう、20～30cmのたるみをもたせて頬で固定する必要があります。

抜去リスクと体動制限がないような固定方法を

1. 鼻でテープ固定する場合

イレウス管を体表で固定する際、鼻翼（図1）または鼻中隔（図2）と頬の2か所でテープ固定する方法が一般的です。ただし、固定

図1 鼻翼での固定

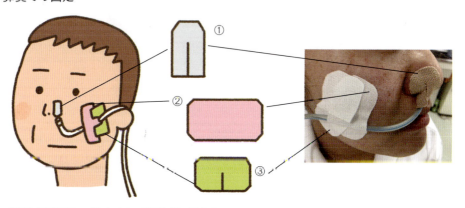

①～③の形状に固定用テープをカットし、鼻頭と頬に固定する。

図2　鼻中隔での固定

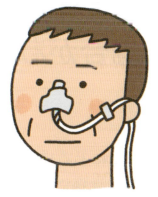

鼻の真ん中からチューブが出るように固定する。

が長期に及ぶと、皮膚に潰瘍を生じやすいため、固定方法には工夫が必要です。

鼻でテープ固定を行う際は、同一部位に圧迫が続かないように、毎日固定部位を変更するなどして、潰瘍の発生を防ぐ必要があります。

2. 鼻以外で固定する場合

口角付近と頬でテープ固定する方法、鼻翼・鼻中隔に当たらないように鼻の下でテープ固定する方法などがあります（図3）。日常生活動作（activities of daily living：ADL）が低く自力での体動が少ない患者に関しては、頬と寝衣の2か所で固定する場合もあります。

以上のように、チューブが抜去されず、患者の動きを制限しなければ、鼻で固定する必要はありません。挿入位置にマーキングするなどして固定位置の確認を行い（図4）、定期的に固定テープを交換することが重要です。

参考文献
1) 高野紀子：Q36胃チューブの術後のケアのコツを教えてください．岡本和文編，徹底ガイド術後ケアQ＆A，総合医学社，東京，2009：80-81.
2) 山口京子：腸閉塞とイレウスチューブ・胃管．消化器最新看護 2015；4・5：20.
3) 中辻香邦子：経鼻栄養チューブの固定．竹尾恵子監修，看護技術プラクティス　第3版動画付き，学研メディカル秀潤社，東京，2015：182-183.

図3　鼻の下での固定

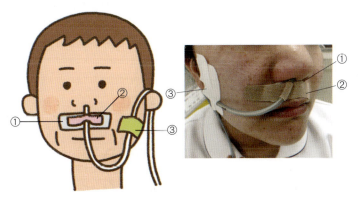

①固定テープを貼る部位に、ベースとなるテープ（灰色）を貼る
②固定テープ（ピンク色）を貼る
③チューブが顔から浮くように頬部に固定する（緑色）

図4　マーキングの例

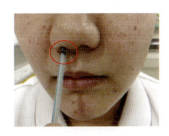

イレウス管の挿入位置にマーキング（○部）し、テープ交換の際には固定位置を確認する。

4 イレウス

Q29 イレウス管を鼻から挿入する場合と肛門から挿入する場合があるのはなぜ？

A 狭窄部位が小腸か右側（上行）結腸にある場合は鼻から、左側（下行）結腸もしくは直腸にある場合は肛門からイレウス管を挿入します。

医師
出口惣大

拡張腸管にイレウス管の先端を留置しやすい側から挿入

　イレウスとは、これまで説明したように、腸管内容物の肛門側への通過が障害された病態です。イレウス管は腸管内に貯留した内容物を体外に排出し、腸管内の減圧を行うために挿入されます。一般的な術後の麻痺性イレウスでは、腸管内の減圧を行うことで腸管の蠕動運動が回復し、イレウスが解除されます。

　経鼻イレウス管か経肛門イレウス管、どちらを選択するかは、まず、がんなどの狭窄機転の部位で決定します。狭窄部位が小腸か右側（上行）結腸にある場合は経鼻イレウス管を選択します。狭窄部位が左側（下行）結腸もしくは直腸にある場合は経肛門イレウス管を選択します。これは拡張腸管にイレウス管の先端を留置し、より効果的に減圧を行うためです。

　例えば、直腸がんによる狭窄でも、腸管の拡張が大腸のみにとどまらず、小腸まで及んでいる場合、小腸の減圧には経鼻イレウス管でも対応できる場合があります。しかし、左側結腸よりも肛門側に狭窄がある場合には、腸管内の便の粘性が高く、距離の長い経鼻イレウス管では低圧吸引を用いても有効に減圧

図1　イレウス管の留置方法

経鼻的留置　　　　　　　　　　経肛門的留置

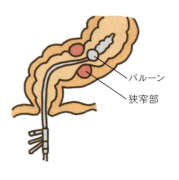

経鼻的にバルーンのついたチューブを小腸に留置し、持続吸引を行う。

経肛門的に狭窄部位より口側にチューブを挿入し、腸管内容を洗浄・吸引する。

できません。経肛門イレウス管の挿入による減圧に加えて、イレウス管からの腸内容物の洗浄が有効とされています（→Q00）。洗浄を行っても減圧が不良な場合には、穿孔などが生じる前に手術を行うことが勧められます。

大腸がんが原因の閉塞には金属ステントによる腸管減圧も有効

大腸がんによる閉塞性イレウスに対しては、金属ステント（Self-Expandable Metallic Stent；SEMS）を挿入して狭窄を解除し、減圧する治療法もあります（図2）。わが国では2012年より保険適応されました。

大腸内視鏡下でガイドワイヤーを狭窄部位まで挿入し、狭窄部にステントを挿入して拡張することで、留置できます。大腸がんイレウスに対する緊急処置として有効です。内腔が広いため、イレウス管と違い早く減圧でき、挿入後に食事摂取も可能です。また、腸管の洗浄が不要で、注腸検査や大腸の内視鏡を慎重に行うことで、閉塞部より口側の大腸の検索が行えます。

イレウス管を挿入した場合は、手術で病変を切除するまで挿入し続けなければいけませんが、ステントの場合はいったん退院し、腸管拡張や栄養状態の改善を待ってから改めて手術治療を行うことも可能です。このように、ステント治療を行うことでよりよい全身状態や腸管の状態で手術を行うことを、Bridge to Surgeryといいます[1]。

腸管拡張が著明な状況で手術を行うと、縫合不全が起こるリスクも高いため人工肛門（ストーマ）を造設する場合が多いです。一方、ステントなどにより腸管の拡張を改善させて手術を行えば、ストーマを造設せずに安心して吻合することができます。ただし、留置時や留置後に腸管穿孔のリスクがあり、大腸がんからの腹膜播腫をきたしやすいとの報告もある[2]ため、留置の際は注意が必要です。

引用・参考文献

1) 中野順隆，寺島秀夫，檜山和寛，他：閉塞性大腸癌に対するBridging to surgeryとしての大腸ステント留置の短期的な有用性の検討. 日本消化器外科学会雑誌 2016；49（9）：834-841.
2) Jeanin E. van Hooft, Emo E. van Halsema, Geoffroy Vanbiervliet et al. Self-expandable metal stents for obstructing colonic and extracolonic cancer：European Society of Gastrointestinal Endoscopy (ESGE) Clinical Guideline. *Endoscopy* 2014；46：990-1002.
3) 上西紀夫，菅野健太郎，田中雅夫，他編：講義録消化器学. メジカルビュー社，東京，2005.
4) 白日高歩監修，上泉洋著：イレウスチューブ 基本と操作テクニック 第2版, 医学書院, 東京, 2011.

図2　金属ステントによる腸管減圧

①ガイドワイヤーを挿入

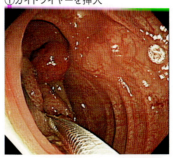

閉塞部位にステントを留置するため、ガイドワイヤーを挿入。

②ステントを留置

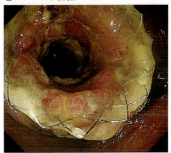

ステント留置により内腔が広がり、閉塞が改善。

③腫瘍を摘出

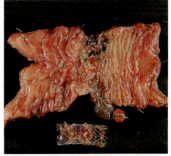

ステント留置により腸管拡張が改善された。

4 イレウス

Q30 経肛門イレウス管は毎日洗浄が必要なの？

A 腸管内の洗浄と、チューブの閉塞予防のために、基本的には毎日洗浄が必要です。

医師
飯田優理香
高台真太郎

洗浄により大腸内の固形便を溶解させ、チューブの閉塞を予防

　小腸までは水様であった便は、大腸で水分の吸収が行われ、下行結腸ではほぼ固形便となっています。そのため、太めのチューブを用いても、しばしばチューブの閉塞をきたし、ドレナージすることが難しくなります。
　①微温湯の注入により大腸内の固形便を溶かし、腸管内の洗浄をすること、②チューブ自体の閉塞を予防（もしくは解除）することを目的に、チューブの洗浄を行います（図1）。

イレウス管挿入後2〜3日で、8割以上が減圧成功

　腫瘍などに起因する閉塞性イレウスでは、経肛門イレウス管による腸管内減圧の成功率は80〜100％であり、減圧までに2〜3日を要します。これは、経肛門イレウス管による減圧と、腸管洗浄により腸管の炎症や浮腫が徐々に軽減される効果によると考えられます。なお、イレウス管留置後1〜2週間経ってもイレウス解除とならない場合、60〜100％の症例が手術となるとの報告があります[1]。

図1　洗浄の目的

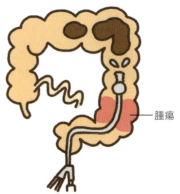

- 大腸内の固形便を溶かす。
- チューブ内の閉塞解除・予防。

　閉塞部位よりも口側の腸管を十分に減圧することにより、腸管の吻合をより安全に行うことができます[2]。また、イレウス管から造影することで、口側病変の有無を検索することが可能となります。

引用文献
1) 中島信久, 高木知敬, 長渕英介, 他：左側大腸癌イレウスの治療方針—経肛門的イレウス管を用いた治療の有用性—. 日本臨床外科学会雑誌 2013；64：11-15.
2) 南村圭亮, 菊一雅弘, 若杉正樹, 他：閉塞性左半結腸・直腸進行癌における経肛門的イレウスチューブの有用性. 日本外科系連合学会誌 2008；33：557-561.

4 イレウス

イレウスで手術するのはどのようなとき？

A ①保存療法で症状が改善しないとき、②イレウスを繰り返すとき、③血行障害があるとき、です。

亀井佑梨
口月亜紀子

明らかな通過障害の原因には手術

イレウスは腸管内容の通過が障害された状態と定義され、発症原因により機械的イレウスと機能的イレウスに分類されます[1]（表1）。

手術が必要になるのは機械的イレウスの一部です。保存療法（腸管内減圧）のみで解除されることもありますが、癒着により閉塞をきたすほどの狭窄が形成されると、その狭窄部位を解除する手術が必要になります。

また、閉塞はきたさないが、通過障害をきたす狭窄があり、イレウスを繰り返す場合も手術を行うことがあります。さらに、腫瘍や腸重積、ヘルニアなどの明らかな通過障害の原因がある場合は手術が必要になります。

絞扼性イレウス所見を認めたらすぐ医師に報告

絞扼性イレウスは、腸管の血行障害を伴います。半滑筋弛緩薬や強力な鎮痛薬を使用しても、腹痛が治まらないことが多いです。

発症から36時間以上経過すると死亡率が高くなるため緊急手術が必要です。腸管内のエンドトキシンなどの細菌性因子が腸管外へ移行し、敗血症から、播種性血管内凝固症候群（disseminated intravascular coagulation：DIC）、多臓器不全へと進行することがあり、全身状態が急激に悪化することもあります。腹痛は突然激烈となり、嘔吐を伴う持続痛として現れます。腹膜炎をきたしていれば腸雑音は消失します。

腹部症状が突然強くなった場合は、緊急検査が必要となることがあるため、医師に迷わず相談しましょう。

参考文献
1) 川村雅彦, 吉田和彦：イレウス（腸閉塞）へのアプローチ. 治療 2008；90：2534-2537.

表1 イレウスの分類

分類	閉塞機序	原因	臨床所見					
			発症	腹痛	発熱	グル音	腹膜刺激症状
機械的イレウス	閉塞性（単純性）イレウス	癒着（術後・炎症後）、腫瘍、ヘルニア、腸重積	比較的緩徐	間欠性、圧痛は少ない	少ない	亢進	軽度
	絞扼性イレウス	上記に血行障害が加わったもの	急激	持続性、圧痛が強い	多い	減弱	高度 【緊急手術】
機能的イレウス	麻痺性イレウス	腹膜炎、腸管虚血、脊髄損傷、開腹術後	比較的緩徐	持続性	少ない	減弱	軽度
	けいれん性イレウス	鉛中毒、ヒステリー	比較的緩徐	持続性	少ない	減弱	軽度

4 イレウス

Q32 イレウスの術後も、イレウス管をしばらく留置するのはなぜ？

A ①術後の腸管内の減圧と、②腸管の癒着による再閉塞を予防する目的で、留置することがあります。

医師
櫛山周平
井上 透

腸管内減圧により内腔を確保

イレウスの治療では、腸管内減圧、輸液、感染対策が必要になります。イレウス管は、腸管の閉塞部より口側にたまった内容物やガスを体外へ排出することで、腸管内の減圧を行います[1]。

癒着性イレウスの発症の過程と、その際のイレウス管のはたらきを図示します（図1）。まず、腸管の癒着によって狭窄が生じると、狭窄部位より口側腸管に腸管内容が貯留してくることにより、貯留部分の腸管壁が浮腫状となります。すると、癒着部位の屈曲・狭窄が強くなり、腸管が完全に閉塞してしまいます。

イレウス管を閉塞部近傍に留置し、貯留した内容物をドレナージすることで、腸管内が減圧され、腸管浮腫が改善し、屈曲もゆるやかとなります。これにより、内腔が確保され、イレウスが解除されます。

保存的治療を行ってもイレウスが改善しない場合や絞扼性イレウスの場合は、外科的手術の適応となります。

スプリンティングにより再閉塞を予防

イレウス管のはたらきとしては、前述のような閉塞性イレウス・麻痺性イレウスの保存的治療のほかに、イレウス解除術前後の減圧と、術後の再閉塞予防としてのはたらきもあ

図1　癒着性イレウスの発症とイレウス管による治療過程

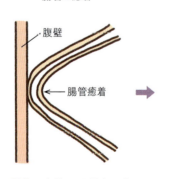

腸管の癒着

腸管の癒着により狭窄が生じる。

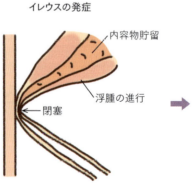

イレウスの発症

口側に内容物が貯留し、浮腫の進行により閉塞をきたす。

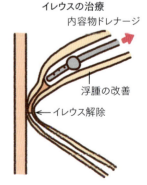

イレウスの治療

内容物をドレナージすることにより、浮腫が改善し、イレウス解除につながる。

ります。

イレウス解除術により、イレウスの原因となった癒着や閉塞部を治療できたとしても、その手術の影響により、腸管の蠕動不全によるイレウス、いわゆる麻痺性イレウスを起こすことがあります。また、再度腸管に癒着を起こし、イレウスが再発する場合があります。

そのため、このようなイレウス解除術後の麻痺性イレウスや、癒着による再閉塞を予防する目的で、イレウス管を術後にも留置しておく場合があります。開腹手術によって、術後に腸管の蠕動不全や癒着が生じることは避けられません。これらがイレウスの再発につながらないよう、術後にも腸管内にしばらくイレウス管を留置しておくことで、腸が捻れて生じる癒着などを予防するとともに、腸管の内腔を確保することができ、再発する閉塞を予防することができます。

また、腸管麻痺や癒着によって内容物の貯留が起こりそうになった場合でも、留置しておいたイレウス管によって、腸管浮腫がひどくなる前に内容物のドレナージと腸管内の減圧を行うことができ、手術侵襲に伴う腸管浮腫の改善を促すことができます。

この方法はスプリンティングとも呼ばれます[2]。スプリンティングを行うことで、術後にイレウス管を留置しなかった群よりも、術後早期や晩期のイレウス再発の予防につながったという複数の報告があり[3～5]、スプリンティング法は術後のイレウス再発の予防に効果があると考えられています。

また、イレウスの手術では、癒着剥離ができない場合、腸管の切除、吻合を行うこともよくあります。このような場合に吻合部の安静目的でイレウス管が留置されている場合もあります。

術後のイレウス管の管理のポイント

イレウス管の先端にはバルーンがついており、通常減圧目的で留置する際はこのバルーンを膨らませた状態で位置を固定し、留置します（→ Q27）。これに対して、術後にも留置されているイレウス管では、ほとんどの場合は先端のバルーンはしぼんだままにしています。これは術中に最適な位置までイレウス管の先端を誘導しているため、それ以上先に進ませる必要がないからです。

なお、イレウス管は鼻や咽頭の不快感が強いため、患者は手術後はイレウス管が抜けていることを期待します。術後にもイレウス管の留置が続く場合、術後におけるイレウス管の必要性を患者に伝えることも重要です。

引用文献

1) 鈴木英之，田尻孝：イレウスの治療とケア．消化器外科NURSING 2010；15（3）：300-305.
2) 斎藤正光：Long Intestinal Tube（イレウス管）による治療効果．東京女子医科大学雑誌 1982；52（7）：916-921.
3) Meissner, K：Effectiveness of Intestinal Tube Splinting：A Prospective Observational Study. *Digestive Surgery* 2000；17（1）：49-56.
4) Meissner, K：Small Bowel Obstruction following Extended Right Hemicolectomy and Subtotal Colectomy：Assessing the Benefit of Prophylactic Tube Splinting/with Invited Commentary. *Digestive Surgery* 2001；18（5）：388-392.
5) 古川俊治，熊井浩一郎，寺本龍生：イレウス手術における小腸スプリンティング法の意義．腹部救急診療の進歩 1993；13（1）：65-68.

4 イレウス

Q33 イレウスの患者に大建中湯を処方することが多いのはなぜ？

A 術後の麻痺性イレウス・閉塞性（単純性）イレウスの改善や、発症予防に効果的だからです。

薬剤師
橋下寛樹

大建中湯は消化管運動の促進作用や抗炎症作用をもつ

　大建中湯は、乾姜・人参・山椒・膠飴などの生薬から構成されています。生姜の味がするのは乾姜が含まれているからです。
　大建中湯のイレウス改善につながる主な作用について、表1にまとめます。
　大建中湯に含まれる山椒は、セロトニン受容体（5-HT$_3$、5-HT$_4$）に作用すると考えられています。それにより遊離したアセチルコリンがムスカリン受容体に作用し、腸管平滑筋が収縮します（→ Q21 ）。
　また、大建中湯は、腸管収縮作用がある消化管ホルモンであるモチリンの分泌を増加させるとの報告があります。収縮作用の効果を高めることで、消化管運動が改善します。
　さらに、乾姜が腸管にはたらきかけ、血管拡張を促す成分を遊離させることで、腸管血流が高まることもわかっています。炎症性サイトカインの抑制効果による抗炎症作用も有する、と推察されています。
　これらの効果が相互に作用することで、イレウスの改善や予防につながるため、イレウス患者に大建中湯が使用されることが多くなっています。

表1　大建中湯の主な作用

①消化管運動促進作用	②消化管ホルモン分泌作用
③腸管血流改善作用	④抗炎症作用

投与後は腹部聴診によって腸管蠕動運動を確認

　イレウス患者に大建中湯を投与する際は、イレウス管から投与を行うこともあります。エキス製剤の場合は、簡易懸濁法で、顆粒2.5gに対し55℃の微温湯20mLの割合で数回振とうして懸濁させ、5分間放置した後にチューブより投与します[1]。
　イレウス後に大建中湯を服用する際は、腸管蠕動運動の確認（腹部聴診）が大事です。
　大建中湯の重大な副作用として、肝機能異常、間質性肺炎があります。黄疸や呼吸状態の悪化の発現には気をつける必要があります。

引用・参考文献
1) 倉田なおみ：内服困難患者への漢方エキス剤投与. Rpレシピ 2011；10（1）：66-72.
2) Satoh K, Hayakawa T, Kase Y, et al. Mechanisms for Contractile Effect of Dai-kenchu-to in Isolated Guinea Pig Ileum. *Dig Dis Sci* 2001；46（2）：250-256.
3) Kono T, Kaneko A, Omiya Y, et al. Epithelial transient receptor potential ankyrin 1 (TRPA1) -dependent adrenomedullin upregulates blood flow in rat small intestine. *Am J Physiol Gastrointest Liver Physiol* 2013；304：G428-436.

4 イレウス

Q34 イレウス管から内服薬を注入する場合のクランプ時間はどれくらい？内服効果は経口と同じなの？

A クランプ時間はイレウス管の長さに応じて30分～1時間程度で考慮する場合が多いです。内服効果が変わる薬剤もあり、注意が必要です。

薬剤師
橋下寛樹

内服薬注入後のクランプは薬剤の逆流予防が目的

イレウス管から内服薬注入を行った際は、薬剤の逆流を予防するために、クランプを行います。

クランプ時間については明確なエビデンスがなく、指示時間もまちまちであると思いますが、前述のとおり薬剤の逆流予防が目的のため、クランプ時間はイレウス管から注入した薬剤が消化管まで流れ切るのに必要な時間と考えます。つまり、イレウス管を留置する場所（先端までの長さ）に応じて、指示時間も変わってきます。

例えば、胃管程度の長さであれば30分程度の指示になりますし、小腸の回腸部まで進めている場合は1時間以上の指示が出されることもあります。

徐放性製剤投与には注意が必要

イレウス管での投与の際、特に注意が必要なものは、徐放性製剤です。徐放性製剤は、消化管を通過していく間に徐々に有効成分が放出されるようつくられているため、イレウス管から投与する際に、錠剤を簡易懸濁法により投与したり、粉砕投与を行うと、有効成分が一気に作用する場合があります。それにより、通常用法用量で投与すると、急激に血中濃度が上がる一方で持続効果がない、ということが起こりうるため、注意が必要です。ニフェジピンCR錠のような、「CR錠」「L錠」「徐放錠」などの記載がある薬剤が該当します。

また、イレウス管を留置している場所によっては、薬剤の吸収に影響することがあります。胃内留置の場合、腸溶性製剤は胃酸によって薬の効果が下がることがあります。例えば、オメプラゾール錠は胃酸によって失活するため、チューブが腸まで入っていれば粉砕投与可能ですが、胃内の場合は不適とされています。

また、回腸部に留置している場合は、胃～小腸上部で吸収されるような薬や胃酸の存在が、溶解・吸収率に影響し、効果が変化する場合もあります。

複数薬の混合溶解によって配合変化を起こす場合もあるため、注意が必要です。

不明な場合は、薬剤師に相談しましょう。

参考文献
1) 藤島一郎監修, 倉田なおみ編：内服薬 経管投与ハンドブック 第3版. じほう, 東京, 2015.
2) 倉田なおみ監修：簡易懸濁法Q&A. じほう, 東京, 2009.

Part 1 疾患別のギモン

疾患のポイントをおさえよう

5 ヘルニア

高台真太郎

ヘルニアとは、体内の組織が本来あるべき部位から「突出、脱出」した状態です（図1）。ヘルニアの3要素は、①ヘルニア門、②ヘルニア嚢、③ヘルニア内容です。ヘルニアの状態により、次の3つに分けられます。①還納性ヘルニア：用手整復などで還納できる、②嵌頓ヘルニア：還納できない、③絞扼性ヘルニア：嵌頓したヘルニア内容に血行障害あり。

【原因】 加齢、日常生活・職業での腹圧上昇、肥満、便秘など

　持続する腹圧の上昇と、周辺組織の脆弱化が鼠径ヘルニアの原因となります。特に40歳以上の男性に多くみられ、腹部に力がかかる仕事や長時間の立ち仕事、過激な運動、頻回の咳嗽（喘息、慢性呼吸疾患）などが原因となります。また、便秘や妊娠の際も腹圧が上昇するため、これらの状態はヘルニアの誘因となります。

【主な症状】 鼠径部・陰嚢付近にみられる膨隆

　ヘルニアの80％は鼠径ヘルニアです。太ももの付け根（鼠径部）に「こぶ」や「しこり」といった出っ張りが確認できます。また、立位や腹圧をかけることにより増大を確認できることもあります。還納性では症状はありません。嵌頓すると腸閉塞などを発症し、疼痛や発熱を生じます。絞扼すれば腸管壊死、穿孔、腹膜炎、敗血症などをきたす恐れがあります。

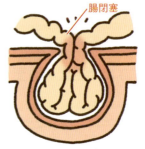

図1　ヘルニア状態

検査 身体所見の観察、触診、CT

鼠径ヘルニアには外鼠径ヘルニア、内鼠径ヘルニア、大腿ヘルニアの3種類があり、前述の身体所見の観察や触診でも診断できます。また、CTを撮影することにより、精度を上げることができます（図2）。

治療 保存的療法（用手整復、バンド）、根治的には外科手術

軽度の場合は用手整復によりヘルニア内容を環納します。以前は保存的療法として、ヘルニアバンド（脱腸帯）が用いられたことがありますが、現在はほとんど用いられません。これは鼠径ヘルニアを治すものではなく、外から押さえることにより、一時的に鼠径ヘルニアの症状を軽くする対症療法です。

根治的には手術によりヘルニア門を閉鎖する必要があります。腸管壊死を伴う絞扼性ヘルニアの場合は、緊急手術が必要になる場合があります。

ケアにおけるポイント

退院後の日常生活では、腹圧が高くなることを避けるために、重たいものを持ち上げたり、立ちっぱなしの状態を少なくするように患者指導を行いましょう。体重を減らしたり、禁煙することも効果があります。再発防止のための心がけは、患者それぞれの年齢、体力、生活スタイルなどによりさまざまなので、各患者に合わせた助言を行うことが大切です。

図2 ヘルニアのCT検査画像

水平断
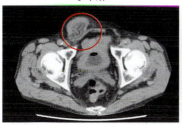

矢状断
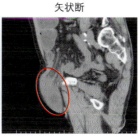

冠状断
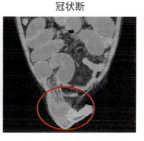

腸が飛び出している様子（○部）が観察される。

5 ヘルニア

Q35 鼠径ヘルニアの除毛はどれくらいの範囲に行えばよい？

A 皮膚切開部位周囲など、必要最低限の範囲に行います。除毛には、電気クリッパーを使います。

医師
三浦光太郎

除毛に伴う傷は手術部位感染を誘発

　米国疾病予防管理センター（Centers of Disease Control：CDC）が出している、手術部位感染（surgical site infection：SSI）防止のためのガイドラインでは、術前の除毛について、「手術の支障となる場合を除き行わない、もし行うなら手術直前に、なるべく電気クリッパー（バリカン）を用いる（レベルIA：実施を強く勧告）」と勧告しています[1]。

　除毛も剃毛も、皮膚に細かい傷や出血を生じさせ、細菌の増殖巣となりうるので、理論的には必要なときにだけ行うのが妥当と考えられます[2]。しかし、術前の除毛に関して、海外の検討で、除毛群と無除毛群ではSSI発症率には差がないという報告がされています[2,3]。また、除毛の際、電気クリッパーは剃毛より有意にSSI発症率が低いという報告があります[2,3]。

　このように、SSIと術前の除毛に関するさまざまなガイドラインや報告の蓄積から、「毛が邪魔なら除毛を行ってもよいが、行うなら皮膚切開予定部位など必要最低限の範囲に、電気クリッパーを使って行う」のが現在の見解と思われます。

予定皮切部位の周囲にとどめる

　右鼠径ヘルニアを前方アプローチで治療する際の除毛範囲の例を図1に示します。予定皮切部位の周囲必要最低限の範囲に、電気クリッパーを使って除毛を行いましょう。皮切の場所や除毛範囲は、施設により異なります。

引用文献
1) Mangram AJ, Horan TC, Pearson ML, et al. Guideline for prevention of surgical site infection. *Infect Control Hosp Epidemiol* 1999；20（4）：250-278, quiz279-280.
2) 森兼啓太：手術部位感染防止のための周術期管理の最新情報．INFECTION CONTROL 2009；18（1）：30-34.
3) Tanner J, Norrie P, Melen K. Preoperative hair removal to reduce surgical site infection. *Cochrane Database Syst Rev* 2011 Nov 9；（11）：CD004122

図1　除毛範囲の例

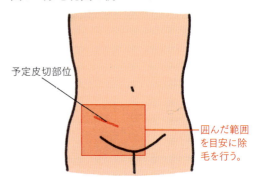

予定皮切部位 ／ 囲んだ範囲を目安に除毛を行う。

5 ヘルニア

Q36 鼠径ヘルニア手術で、鼠径部を切開する場合と腹腔鏡を用いる場合があるのはなぜ？

A 再発率はほぼ同等であり、現在明確な使い分けの基準はありませんが、両側発症や、合併、再発に対しては腹腔鏡アプローチが有利とされています。

手術の目的はヘルニア門の閉鎖

ヘルニアの治療の際は、ヘルニア門の閉鎖を目的として手術を行います。閉鎖の方法は、ヘルニア嚢を処理する方法や、筋肉で補強する方法、人工補強材（メッシュ）を挿入し補強する方法などがあります。以前は組織を縫縮することで、門を閉鎖していましたが、現在はメッシュを用いた緊張のかからない修復方法が増えています。

メッシュの留置については、従来は腹壁（筋層）の外側（体表側）にメッシュを挿入（ヘルニア門にはプラグ）していました。そして最近では、内側（腹腔側）にもメッシュが留置されるようになっています。これにより、鼠径部ヘルニアの原因となりうる内鼠径輪、Hesselbach（ヘッセルバッハ）三角、大腿輪全体を覆うことができ、再発が軽減しています[1,2]（図1）。

メリット・デメリットをふまえてアプローチを選択

鼠径部切開による前方アプローチは、筋膜の外（体表側）と内（腹腔内）を補強するPHS（prolene hernia system）法や、形状記憶リ

図1　メッシュの留置部位

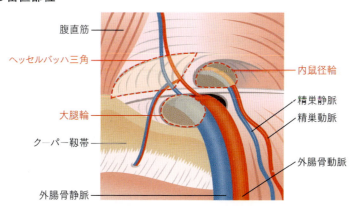

ヘッセルバッハ三角、内鼠径輪、外鼠径輪を覆うようにメッシュを留置する（◯部）。

59

ングにより、筋膜の内（腹膜前腔）でパッチが確実に伸張し補強できるDirect Kugel（クーゲル）法（図2）などがあります。

また、腹腔鏡を用いた腹腔内や腹膜前腔からのアプローチは、経腹的到達法（transabdominal preperitoneal approach：TAPP）や、腹膜外腔到達法（total extraperitoneal approach：TEPP）などがあります。

国内では近年、腹腔鏡下鼠径ヘルニア修復術（laparoscopic inguinal hernia repair：LH）の施行症例数が増加してきています[3]。

LHの1種、TAPP法は、腹部に孔を開けて、腹腔内に二酸化炭素ガスを入れ、カメラと鉗子を挿入し、腹腔鏡にてテレビモニターで見ながら手術する方法です。

TAPPの利点としては、①再発ヘルニアでもヘルニア門の同定が容易（前回の手術による瘢痕の剥離が不要）であること、②合併するヘルニアの診断が容易であること、③嵌頓ヘルニアの嵌頓臓器の同定と嵌頓臓器の壊死程度の評価が可能であること、などが挙げられます。また、術後創も開腹術に比べ小さく済みます（図3）。

一方で、①新たな手技の習得が必要で学習期間が長いこと[4]、②手技に習熟するまでに重篤な合併症や再発を起こす可能性があること、③手術器械と全身麻酔により医療費が高くなること、などの欠点が挙げられます。

早期社会復帰などの社会的費用を含めると、LHのほうが費用効率がすぐれているとの報告[5]もあります。

引用文献

1) Schwab JR, Beaird DA, Ramshaw BJ, et al. After ten years and 1903 inguinal hernias, what is the outcome for the laparoscopic repair? *Surg Endosc* 2002；16：1201-1206.
2) Kugel RD. Minimally, invasive, non-laparoscopic, preperitoneal, and sutureless, inguinal herniorrhapy. *Am J Surg* 1999；178：298-302.
3) 北野正剛, 山下裕一, 白石憲男, 他：内視鏡外科手術に関するアンケート調査 第12回集計結果報告. 日本内視鏡外科学会雑誌 2014；19：495-640.
4) Feliu-Pala X. The impact the surgeon's experience on the results of laparoscopic hernia repair. *Surg Endosc* 2001；12：1467-1470.
5) Heikkinen T. A cost and outcome comparison between laparoscopic and Lichtenstein hernia operation in a day-case unit.：a randomized prospective study. *Surg Endosc* 1998；10：1199-1203.

図2　Direct Kugel（クーゲル）法

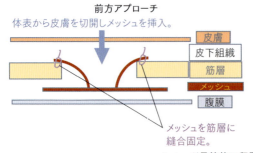 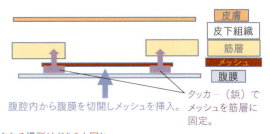

メッシュが最終的に留置される場所はどちらも同じ。

図3　単孔式TAPPの術後創

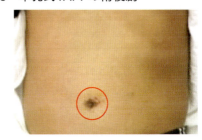

臍部の創（○部）1つのみのため、術後創が目立たずに済む。

5 ヘルニア

Q37 異物であるメッシュを入れても感染しないの？

A 感染する場合もあるため注意が必要です。

医師
高台真太郎

ポリプロピレンは組織への反応性が少ない

　シート状のヘルニア用人工補強材（メッシュ）の材質は、注射器をはじめとした医療器具・医療材料にも非常に広範囲に使用されているポリプロピレンです。1962年に、ヘルニア治療用としてシート状のメッシュがはじめて使用されました。それ以降、50年以上にわたり臨床使用されており、ヘルニア治療を含め、胸部・腹部組織の補強、欠損部補填用として外科医の間では特に好んで使用されています。

　さらに近年、組織反応の少ない新しいタイプのメッシュが開発されました。このメッシュは、素材であるポリプロピレンの重量を軽量化していることから、ライトウェイトメッシュと呼ばれています（図1）。

　感染・拒絶反応について、初発鼠径ヘルニア3019例を治療したうち、感染件数はわずかに1件であり、感染率は0.03％でした。またメッシュに対する拒絶反応は0件でした[1]。

腸管壊死を伴うヘルニアではメッシュは原則禁忌

　嵌頓症例に関しては、感染に対する危惧があり、メッシュの使用が敬遠されることが多いです。しかし、嵌頓にも幅があり、臓器の血行障害を伴う絞扼性のものから、血行障害

図1　治療用メッシュの例

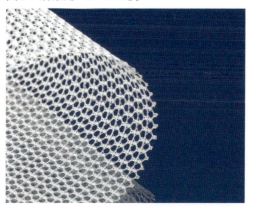

● パリテックス™ ライトウェイト モノフィラメント メッシュ
（写真提供：コヴィディエンジャパン株式会社）

がない非還納性のものや、用手整復により容易に還納できるものまで、程度に大きな隔たりがあります。基本的に、腸管壊死を伴い腸管切除を要する場合には、腸内細菌の暴露によるメッシュ感染のリスクがあるため、メッシュ挿入は行われません[2]。

腹腔鏡下ヘルニア修復術は、腹腔内から嵌頓の程度および腸管の血行障害の程度を確認できます。還納が容易な場合や、非還納の場合でのメッシュ使用には異論はありませんが、腸管壊死が確認できた時点で、そのままメッシュを挿入することはできません。その際は、腸管壊死に対する治療のみ施行し、軽快後に改めてヘルニア修復術を施行する必要があります。

腸管壊死のため腸切除を要する場合には、メッシュの使用は禁忌といわれ、メッシュを使用しない従来法（tissue to tisseu法：内鼠径輪の縫縮、および、筋膜・iliopublic tractによる後壁補強）が推奨されてきました。一方で、メッシュ感染のリスクに配慮すればクーゲル法（➡ Q36 ）による治療は可能[3]との報告もあります。

メッシュを用いたtension-free法に分類される鼠径・ヘルニア修復術には複数の方法がありますが、前述の従来法に比較して、低い再発率と患者のQOL向上が報告されています。メッシュを用いた方法は、術式の確実性や手術侵襲の小ささに加え、比較的簡便な手技であり、多くの施設で行われ、基本術式となっております。

それぞれの術式の基本コンセプトを理解し、正しくメッシュを使用することが、低い再発率と高いQOLを得るうえでのポイントとなります。

引用文献

1) Shulman AG, Amid PK, Lichtenstein IL. The Safety of Mesh Repair for Primary Inguinal Hernias：Results of 3,019 Operations From Five Diverse Surgical Sources. *Am Surg* 1992；58（4）：255-257.

2) 洲之内広紀，森正樹，服部正一，他：成人鼠径，大腿，閉鎖孔ヘルニア嵌頓の手術．手術 2005；59：177-183.

3) 淺野博，大原泰宏，廣岡映治，他：鼠径部ヘルニア嵌頓症例に対するクーゲル法による手術治療．日本臨床外科学会雑誌 2010；71：643-647.

5　ヘルニア

Q38 嵌頓ヘルニアで腸管壊死が疑われるのはどのような所見?

A 患部の発赤と強い圧痛を認めることが多いです。

医師　村田哲洋

腸管壊死所見は緊急手術の適応

それまで出たり入ったりしていたヘルニアが戻らなくなった状態を、非還納性ヘルニア（広義の嵌頓ヘルニア）といい、ヘルニア内容物の血行障害を伴う場合を、絞扼性ヘルニア（狭義の嵌頓ヘルニア）といいます。

ヘルニアが嵌頓すると、局所では腫瘤を触知し、疼痛や圧痛があります。ヘルニア内容の腸管が嵌頓して時間が経過すると、腸管の通過障害を生じてイレウス症状（悪心・嘔吐、腹部膨満など）が出現します。さらに進行すると、腸管に血行障害を生じて腸壊死（図1）となり、腸穿孔、腹膜炎となります[1]。

腸管壊死を疑う所見として、①患部皮膚の発赤、②患部の著明な圧痛、③腹部全体の圧痛・反跳痛、④血液検査で高度の炎症反応、⑤画像上の腸管外ガス像、があります[2]。しかし、腸管壊死の有無を正確に判断することは容易ではなく、嵌頓ヘルニアの多くの場合は緊急手術の適応となります。

緊急手術前後のチェックポイント

緊急手術が必要となる嵌頓ヘルニアは、イレウスを伴っていることが多くみられます。悪心・嘔吐の有無を確認し、場合によっては

図1　鼠径ヘルニアの嵌頓による腸管壊死

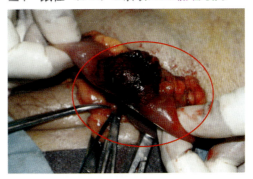

嵌頓部位に一致した小腸壁の黒色変化（○部）が認められ、腸管壊死と診断して小腸部分切除を行った。

経鼻胃管などによる消化管の減圧処置が術前に必要となります。

嵌頓ヘルニアの手術は必ずしも腸管切除が必要となるわけではありません。術中所見にて腸管の壊死が認められなかった場合は、腸管を切除せずにヘルニア修復術のみを行っていきます。腸管切除の有無により、飲水や食事開始の時期が変わってくる可能性があるので、注意が必要です。

引用文献
1) 西口幸雄：外来での処置・手技ほか 嵌頓ヘルニアの処置. 外科治療 2009；101（3）：402-407.
2) 三澤健之：救急医療におけるヘルニア患者の治療. 外科治療 2009；100（5）：697-708.

Part 1 疾患別のギモン

疾患のポイントをおさえよう

6 腹膜炎

櫻井克宣

腹膜炎は、腹部の臓器を包む腹膜（図1）に炎症が広がった状態です。急激に起こる腹部全体の腹膜炎（汎発性腹膜炎）の場合は、生命にかかわる状態に陥ることがあり、早急な治療が必要です。

[原因] 消化管穿孔、虚血、細菌感染など

腹膜の細菌感染や、消化液の漏れなどによる腹膜への化学的刺激が腹膜炎の原因となります。具体的には、消化管穿孔（胃十二指腸潰瘍の穿孔、大腸憩室の穿孔、胃がん・大腸がんの穿孔など）による場合や、炎症の波及によるもの（急性虫垂炎、急性胆嚢炎、急性膵炎など）、虚血によるもの（絞扼性イレウス、腸重積、虚血性腸疾患）などが挙げられます（表1）。術後の縫合不全によって引き起こされる場合もあります。

表1　腹膜炎の原因となる疾患分類

消化管穿孔	外傷性	●腹部臓器の外傷 ●医原性穿孔
	消化管性	●消化性潰瘍 ●憩室炎 ●悪性腫瘍（胃がん、大腸がんなど）
炎症の波及		●急性虫垂炎 ●急性胆嚢炎 ●急性膵炎 ●女性性器の炎症
虚血性病変		●絞扼性イレウス ●腸重積 ●虚血性腸疾患 ●腸間膜閉塞症
手術後		●縫合不全

図1　腹膜の構造

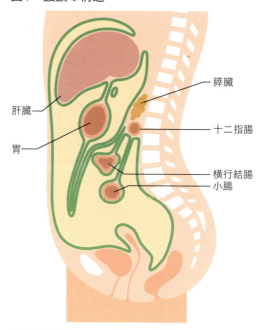

緑部分が腹膜、クリーム色部分が腹膜腔。

【主な症状】 腹痛、発熱、頻脈など

腹膜炎では腹痛は必発です。痛みの場所は限定的なものから腹部全体にわたるものまでさまざまです。通常は急激な腹痛が突発的に出現し、限られた部位から徐々に全体に広がります。発熱や頻脈などを伴う場合もあります。

【検査・診断】 筋性防御・反跳痛（ブルンベルグ徴候）の有無

筋性防御とは、腹部を圧迫（触診）したときに、腹部筋肉が緊張し硬く触れることです。また、反跳痛（ブルンベルグ徴候）とは、腹部を押さえていた手を急に離すことで周囲に痛みが響くことです。これらの有無が診断に有用です（図2）。

【治療】 手術による原疾患の除去

基本的には緊急手術を必要とすることがほとんどです。ただし、急性虫垂炎や憩室炎で炎症が腹部の一部にのみ限局しているような場合（限局性腹膜炎）は、絶食にして消化管の安静を保ち、抗菌薬で炎症を抑え込むことが可能な場合があります。

【ケアにおけるポイント】

腹膜炎は急速に症状が悪化するケースがあります。腹部を押さえると顔をしかめて痛がる、腹部全体に痛みが広がるなどは腹膜炎を疑う所見です。

進行すると頻脈、血圧低下、呼吸頻拍、尿量減少、意識障害など、腹部以外の症状も出現し、対応が遅れると生命にかかわる重篤な状態になります。腹痛を訴える患者のベットサイドに来たときは、必ず腹部の診察をして所見をとり、腹膜炎が疑われる場合はすみやかに医師に報告することが重要です。

図2　腹部所見の例

筋性防御

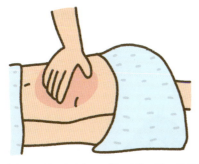

腹部を圧迫したときに、板のように硬い手応えがある。限局性腹膜炎（汎発性、腹膜炎）を示唆する。

反跳痛（ブルンベルグ徴候）

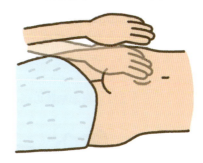

疼痛部を圧迫し、急に手を離したときに疼痛が周囲に響く。消化管穿孔などによる汎発性腹膜炎を強く疑う。

6 腹膜炎

Q39 腹膜炎を看護師でも簡単に見きわめられる所見は？

A 腹部の筋性防御や反跳痛などの腹膜刺激症状の有無が重要になります。

医師
櫛山周平
久保尚士

腹膜炎から多臓器不全につながることも

腹膜炎とは腹腔内に病原性微生物や胆汁、膵液などの消化液が漏れ出し、腹膜に炎症をきたした状態です。腹膜炎の範囲により、腹部全体である場合は汎発性、腹部のある一部に限る場合は限局性に分けられ、ともに消化器外科領域で緊急手術の適応となることがあります[1]。

腹膜の炎症が高度になると、敗血症性ショックとなり、多臓器不全へと進展します。

腹部の触診を行い腹膜刺激症状の有無を確認

腹膜炎の症状ですが、発熱や頻脈に加え、腹膜の刺激による腹痛は必発です。汎発性腹膜炎では、腹部全体の自発痛、圧痛が著明となり、腹部触診では腹部圧迫の際に腹壁が緊張して板のように硬くなる筋性防御や、圧迫した手を急に離したときに痛みを感じる反跳痛（ブルンベルグ徴候）を生じます。代表的なものとしては、急性虫垂炎の場合、マックバーニー点（右上前腸骨棘と臍を結ぶ線を3等分し、右から3分の1にある点 ➡ Q54 図1参照）に反跳痛を認めることがあります。これらの腹膜刺激症状が、腹膜炎に特徴的な所見となります[1]。

腹部の所見をとる際は、仰臥位で軽く膝を立てると、腹筋の緊張がとれて触診しやすくなります（図1）。

血液生化学検査やCT検査で腹膜炎の程度を判別できる

腹膜炎の程度を判別するための検査として、血液生化学検査やCT検査が挙げられます。血液生化学検査では、白血球数の増加や減少、CRP値の上昇を認める場合が多いです。CT検査では、腹腔内遊離ガス（➡ Q41）や液体の貯留、脂肪組織の炎症所見がみられます。

図1　腹部触診の際の体位

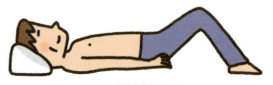

仰臥位で軽く膝を立てる。

図2　腹膜炎につながる術後縫合不全の例

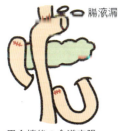

胃全摘後の食道空腸吻合部縫合不全。

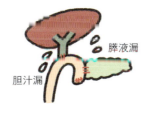

膵頭十二指腸切除後の胆管空腸吻合部、膵空腸吻合部の縫合不全。

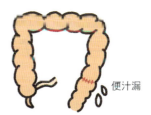

大腸がん術後の縫合不全。

消化器手術後の腹痛は縫合不全による腹膜炎を疑う

消化器外科の分野で主に扱う疾患としては、急性虫垂炎、憩室炎、胆囊炎、消化管穿孔などが、腹膜炎の原因として挙げられます。

また、術後に起こる腹膜炎の原因として、吻合部の縫合不全が考えられます（図2）。縫合不全により、消化管領域の手術では腸液の流出、肝胆膵領域では胆汁や膵液の流出により、腹膜炎を呈する場合があります。

例えば、胃全摘出術後の食道空腸吻合部の縫合不全は0.5〜11％、大腸がん術後の縫合不全は結腸がんでは1.5％、直腸がんでは5％、膵頭十二指腸切除後の膵液瘻（膵液漏）は5〜20％の頻度で起こるといわれています[2,3]。

腹膜刺激症状がみられたらすみやかに医師へ報告

腹膜炎が疑われた場合は、すみやかに医師へ報告し、全身状態の把握のために頻回のバイタルサインのチェックを行いましょう。

全身状態が良好である場合は、ドレナージや絶食、点滴、抗菌薬投与のみで保存的に治療することもありますが、悪化した場合はすぐに手術を要するので、注意深い観察が必要です。

引用・参考文献
1) 織田成人：腹膜炎. 消化器外科NURSING 2007；12（5）：489-492.
2) Shingo K, Masato O, Takashi Y：Can the intraoperative leak test prevent postoperative leakage of esophagojejunal anastomosis after total gastrectomy? Surgery Today 2016：46；815-820.
3) 山上裕機，谷眞至，川井学：膵頭十二指腸切除術の術後合併症―予防と対策―. 2006年度後期日本消化器外科学会教育集会，2006：67-80.
4) 辻井真紀子，石原直子，高橋小苗：腹部状態のアセスメント. 消化器外科NURSING 2009；14（8）：764-766.

6 腹膜炎

Q40 腹膜炎が疑われる患者に対して、水分を与えてはだめなの？

A 腹腔内に起きた炎症が腹膜まで広がる腹膜炎では、消化管の安静を保つために絶飲食が必要です。

医師
白井大介
櫻井克宣

腹膜の炎症に伴い消化管浮腫が生じる

消化管穿孔（胃十二指腸潰瘍穿孔、大腸憩室穿孔など）、腹腔内の炎症性疾患（急性虫垂炎、急性胆嚢炎、急性膵炎など）、虚血性疾患（絞扼性イレウス、上腸間膜動脈閉塞症など）が原因で、腹膜への細菌感染や化学的刺激により炎症が広がった状態を、腹膜炎といいます[1]。

腹膜炎になると、熱が出て、腹腔内の炎症が原因で消化管が浮腫状になり、腸蠕動が低下します。腹部が張ってきて、排ガスがなくなり、悪心・嘔吐の症状が出現することもあります。腹膜炎が進行すると、血圧低下、頻脈、尿量減少などのショック症状もみられます[2]。

まずは経口摂取を中止し、全身管理

腹膜炎の治療は全身管理が重要です。まずは消化管の安静を保つために絶飲食にして、血管ルートを確保して輸液管理を行い、注意深くバイタルサインのチェックを行います[1]。

特に消化管穿孔による腹膜炎は、消化液が腹腔内に漏れて炎症を悪化させるので、口から水分や食事を摂取することは禁忌です。急性虫垂炎や急性胆嚢炎などで、腹膜炎が腹部の一部に限局している場合は、消化管の安静と輸液、抗菌薬で軽快するケースがありますが、症状が悪化することもあるので、まずは絶飲食で全身管理を開始します。

急激に起きる腹部全体の腹膜炎（汎発性腹膜炎）の場合は、消化管の安静だけでは改善せず、緊急に手術を行う場合がほとんどです。

腹膜炎を疑う患者をみたら、まず経口摂取を中止して、輸液を行いながら、腹部症状の注意深い観察を行いましょう。

引用文献
1) 山田康雄：先読みフローチャートでわかる　イラスト＆ビジュアルで消化器系救急に強くなる 急性腹膜炎．EMERGENCY CARE 2012；25：837-844.
2) 織田成人：治療の流れがチャートでわかる！消化器外科疾患の病態生理 腹膜炎．消化器外科NURSING 2007；12：489-492.

6 腹膜炎

Q41 医師は腹膜炎患者に対して、どのようなときに手術適応と判断するの?

A 汎発性腹膜炎では手術を考慮します。限局性の場合も、原疾患によっては手術適応となります。

田内 潤

汎発性腹膜炎には緊急手術が必要

腹膜炎には、腹部全体に炎症が波及した汎発性腹膜炎と部分的に炎症が起こる限局性腹膜炎があります。

汎発性腹膜炎は、消化管穿孔や絞扼性イレウスなどが原因で、重症敗血症や敗血症性ショックに陥る可能性があるため、緊急手術の適応です[1]。汎発性腹膜炎の診断には腹膜刺激症状が有用であり[2]、腹部所見としては筋性防御、筋強直、反跳痛や打診痛があります。腹部全体に腹膜刺激症状を認めた際には、汎発性腹膜炎と考え緊急手術を考慮します。

術前に画像検査所見で原疾患の診断が得られることもあります（図1）が、診断に至らないこともあり、腹部所見をもって手術適応を判断することもあります。

限局性の場合は原疾患により判断

限局性腹膜炎の代表的な原疾患としては、急性虫垂炎が挙げられます。急性虫垂炎は右下腹部に限局する腹膜刺激症状を認めることが多く、緊急手術の適応は画像検査所見上の虫垂炎の重症度で判断します。

引用文献
1) 急性腹症診療ガイドライン出版委員会編：急性腹症診療ガイドライン2015. 医学書院, 東京, 2015：20-32.
2) 芦田義尚, 後藤田治公, 山本広幸, 他：消化管穿孔による急性汎発性腹膜炎症例の検討. 腹部救急診療の進歩 1986；6（4）：707-713.

図1 汎発性腹膜炎患者の腹部CT画像

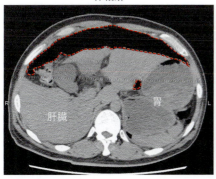
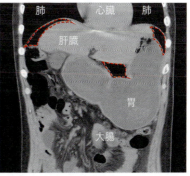

腹腔内肝周囲中心に多量の遊離ガス（◯部）を認め、消化管穿孔と術前診断した。術前の腹部所見では腹部全体に筋性防御、反跳痛などの腹膜刺激徴候を認めた。

Part 1　疾患別のギモン

疾患のポイントをおさえよう

7 消化管出血

根引浩子

静脈瘤の破裂や炎症、潰瘍などが原因となり、消化管から出血が起こっている状態です。消化管出血には、上部消化管出血と下部消化管出血があります（図1）。

〔原因〕 静脈瘤の破裂、潰瘍や腫瘍からの出血

上部消化管出血の原因としては、食道・胃静脈瘤破裂、マロリーワイス症候群、出血性胃潰瘍、出血性胃炎、十二指腸潰瘍出血、食道がん、胃がんなどがあり、下部消化管出血の原因としては、急性出血性直腸潰瘍、虚血性腸炎、憩室出血、大腸がんなどがあります。

〔主な症状〕 吐血、下血、血便

吐血や下血、血便は消化管出血の徴候です。上部消化管からの出血は吐血や下血に、下部消化管からの出血は血便につながります（→Q45）。出血量が多ければ血圧低下・意識障害・ショックなどをきたします。

図1　消化管の分類と消化管出血につながる部位

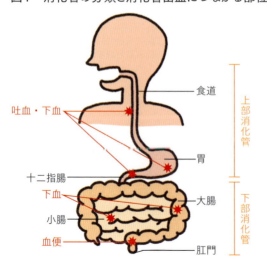

食道〜胃〜十二指腸を上部消化管、小腸〜大腸〜肛門を下部消化管と分ける。上部消化管からの出血は吐血や下血に、下部消化管からの出血は下血や血便につながる。

検査・診断 血液検査、内視鏡検査、造影CT

まず大切なのはバイタルサインのチェック、意識状態の確認です。
　それらを確認しながら、出血の程度や原因の検索のために、血液検査を行います。そして内視鏡検査が可能な状態であれば、上部消化管出血症例では上部消化管内視鏡検査、下部消化管出血症例では下部消化管内視鏡検査を行います。造影CTを行うときもあります。

治療 内視鏡的止血術（結紮術、硬化療法、クリッピング、焼灼術）

治療の基本は内視鏡的止血術です。食道静脈瘤破裂（図2）ならば内視鏡的静脈瘤結紮術（endoscopic variceal ligation：EVL、図3）や内視鏡的硬化療法（endoscopic injection sclerotherapy：EIS、図4）（→ Q42）、マロリーワイス症候群や潰瘍出血などでは、クリッピングや焼灼術、腫瘍からの出血には焼灼術、憩室出血ではクリッピングを行います。

ケアにおけるポイント

出血量と血液の色や性状、血液と一緒に排出された吐物や便の有無と性状を観察するとともに、悪心や心窩部痛、腹痛の有無も確認します。出血量が多ければ出血性ショックを引き起こすこともあります。バイタルサインと意識状態を確認し、必要に応じてルート確保を行いましょう。
　また、内視鏡治療後の看護も重要です。再出血の可能性や治療の副作用を考えて、バイタルサイン・意識状態・便の状態・尿量や尿の色などの観察をこまめに行いましょう。

図2　食道静脈瘤破裂

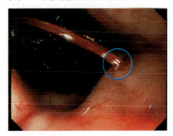

静脈瘤が破裂し、血が吹き出している（○部）。

図3　EVLの内視鏡画像

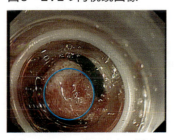

中央に見えている静脈瘤（○部）をOリングで止血する。

図4　EISの内視鏡画像

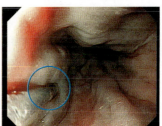

食道静脈瘤に穿刺（○部）して、硬化剤を注入する。

7 消化管出血

Q42 食道静脈瘤出血時のEVLとEISはどう使い分けているの？

A 静脈瘤出血の緊急時は、手技が簡便なEVLで止血することが多いです。

医師
根引浩子

緊急時はEVLで止血、後日再発予防にEIS

内視鏡的硬化療法（endoscopic injection sclerotherapy：EIS）は、透視下に局注針を用いて静脈瘤内もしくは静脈瘤周辺の粘膜内に硬化剤を注入して、静脈瘤を血栓化して閉塞させる方法です。内視鏡的静脈瘤結紮術（endoscopic variceal ligation：EVL）は、内視鏡先端にフードを装着し静脈瘤に密着させた後に、吸引をかけて静脈瘤をフード内に吸い込み、Oリング（小さい輪ゴム）で結紮する方法です。

EISは透視を必要とするため人手が多く必要で、また技術的にも難しいので、緊急時にはEVLを行うことが多いです。食道静脈瘤出血時は、出血点だけにピンポイントにEVLを行うことで、止血できます。

EVLはEISのような静脈瘤穿刺による出血や、硬化剤による肝腎機能障害、ヘモグロビン尿などの副作用がないので、肝予備能不良例や腎障害合併例にも施行しやすいという利点があります。しかし、静脈瘤の供給路を閉塞させることができないため、再発しやすい傾向があります。緊急時にはEVLで止血し、落ち着いてから数日後にEISで再発予防の治療をするのが一般的です。

EISを施行して静脈瘤がほぼ消失したあと、補助療法として、アルゴンプラズマ凝固法（argon plasma coagulation：APC）が行われることがあります。APCは、残存している細い血管に粘膜組織凝固を行い、粘膜を線維組織に置換させて、静脈瘤の再発予防をする方法です。

術後の再出血や副作用に注意

出血に対する緊急処置後は、再出血の徴候がないか、血圧・脈拍などのバイタルサインのチェック、吐下血の有無や悪心の有無を観察する必要があります。

EIS後は硬化剤による副作用の有無のチェックも必要です。硬化剤により溶血をきたすと、ヘモグロビン尿がみられます。尿の色は必ずチェックしましょう。

その他の副作用として、肺炎や縦隔炎の徴候として発熱がみられます。また、硬化療法によって形成された潰瘍などによって、疼痛がみられることがあります。

なお、強い胸痛は食道穿孔や縦隔炎・肺塞栓、強い腹痛は、門脈血栓や脾梗塞などを疑う必要があります。

参考文献
1) 中村真一, 小原勝敏, 吉田智治：食道・胃静脈瘤に対する治療. 日本消化器内視鏡学会監修, 日本消化器内視鏡学会卒後教育委員会編, 消化器内視鏡ハンドブック, 日本メディカルセンター, 東京, 2012：199-210

7 消化管出血

Q43 食道静脈瘤出血はチューブでは止められないの？

A S-Bチューブでしっかり圧迫すれば、多くの場合止まりますが、それだけでは再出血の可能性が高いため、追加治療が必要です。

医師
中田晃暢

食道・胃バルーンの挿入により直接的な圧迫止血が可能

　食道静脈瘤出血に対する治療としては、緊急内視鏡による食道静脈瘤治療が可能な施設では緊急内視鏡が行われます。しかし、現在でも、1950年にSengstakenとBlakemoreが発表したSengstaken-Blakemore（S-B）チューブが、食道静脈瘤出血の止血に用いられることがあります。

　S-Bチューブは、胃内に挿入したバルーンで食道静脈瘤への血流を止めるとともに、チューブを固定して食道内のバルーンで直接食道静脈瘤を圧迫することによって、止血します（図1）。

S-Bチューブによる圧迫止血は一時的なもの

　S-Bチューブは、内視鏡のない施設でも止血ができることや、内視鏡中に大量出血のため視野が確保できない場合でも使用できるなどの利点があります。

　ただし、食道や胃の粘膜を直接圧迫するため、粘膜の損傷や壊死などのリスクがあり、連続して使用できるのは12時間から48時間までとなっています。また、圧迫による一時

図1　S-Bチューブによる止血

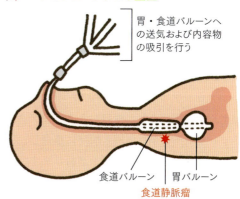

食道バルーン：患部を直接圧迫止血する
胃バルーン：血管を圧迫し静脈瘤への血流を遮断する

的な止血であり、再出血する可能性が高いといった欠点があります。

　S-Bチューブの使用で止血が得られた後は、すみやかに内視鏡的静脈瘤結紮術（EVL）や内視鏡的硬化療法（EIS）などの内視鏡治療で、追加治療（→Q42）を行います。

参考文献
1) 太田正之, 江口英利, 北野正剛：バルーンタンポナーデ法. 村島直哉, 國分茂博, 近森文夫編, 食道・胃静脈瘤　改訂第3版, 日本メディカルセンター, 東京, 2012：184-188.

7 消化管出血

Q44 胃静脈瘤出血はどのようにして止めるの?

A 内視鏡的硬化療法(EIS)が第一選択です。

医師
佐々木英二

硬化剤で物理的に血管を閉塞する

胃静脈瘤出血時の内視鏡的硬化療法(endoscopic injection sclerotherapy:EIS)には、シアノアクリレート系薬剤(ヒストアクリル、アロンアルファ®などのいわゆる瞬間接着剤)を硬化剤として使用します。シアノアクリレート系薬剤は血液と瞬時に重合し、物理的に血管内を閉塞し血流を遮断します。

ちなみに、食道静脈瘤に対するEIS時に使用する硬化剤(エタノールアミンオレートなど)は、血管内皮細胞を傷害し、血栓形成により血管内腔を閉塞させるので、作用機序や生じうる副作用が異なります。

当院では、X線透視下に胃静脈瘤を穿刺し逆血を確認後、ヒストアクリル(硬化剤)とリピオドール®(造影剤)の混和液を注入しています。重篤な偶発症としては、硬化剤が周囲の脈管に流出し、肺塞栓や脾梗塞などの塞栓症を起こすことがあり、術後注意を要します(図1)。

EIS以外での緊急処置の際は、早期に追加加療を

食道と連続する細い静脈瘤の場合は、内視鏡的結紮術(endoscopic variceal ligation:EVL)を行います。

大量出血により視野確保が難しい場合や、内視鏡設備の整っていない施設では、バルーンタンポナーデ法(S-Bチューブや胃バルーンチューブ)で一時的に圧迫止血します(➡Q43)。この場合は、できるだけ早期(止血後12〜24時間以内)にEISやバルーン下逆行性経静脈的塞栓術(balloon occluded retrograde transvenous obliteration:BRTO)を行う必要があります。

参考文献
1) 村島直哉:食道・胃静脈瘤治療の実際. 小原勝敏,鈴木博昭監修, 村島直哉, 國分茂博, 近森文夫編, 食道・胃静脈瘤 改訂第3版, 日本メディカルセンター, 東京, 2012:177-200.

図1 硬化剤による副作用の例

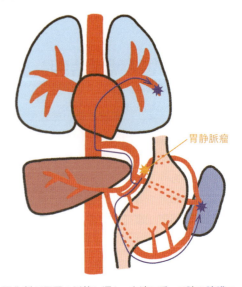

胃静脈瘤

硬化剤が周囲の脈管に漏れ、血流に乗って肺や脾臓の血管を詰まらせることがある。

7 消化管出血

Q45 血便と下血の違いは？

A 下部消化管出血が血便に、上部消化管出血が下血につながります。

医師
中出晃暢

胃酸と反応した血液は黒色になる

　成書によると、血液の混じった赤い便を「血便（hematochezia）」、血液の混じった粘り気のある黒い便を「下血（melena）」として使い分けるのが正しいとされています[1]。つまり、大腸や深部の小腸など下部消化管から出血し、血液の赤い色がそのまま残された便を「血便」と呼び、食道・胃・十二指腸などの上部消化管から出血し、胃酸と血液が触れ合うことで黒くなった便を「下血」と呼びます（図1）。

　「血便」と「下血」を総称する用語がないので、「血便」あるいは「下血」の一方のみでどちらの状態も表現してしまうことがあり、実際の医療現場ではしばしば混同されています。

　消化器内科診療においては、上部消化管からの出血と下部消化管からの出血ではまったく対応が異なります。医療者間でのやりとりの際に「血便」と「下血」を正しく使えば、より正確でスピーディーな診療ができるのではないでしょうか。

　また、痔出血などにより肛門から血液が排出されたり、あるいは便の表面に血液が付着しているような場合で、「血便」とするには抵抗があるときには、「血便」に代えて「肛門出血」という語が用いられることがあります。

　他にも、「下血」のうちでも外観がコールタール状の便は「タール便」と呼ばれることがあります。食道静脈瘤破裂や胃・十二指腸潰瘍出血など出血が多い際にみられます。

引用文献
1) 日本消化器内視鏡学会用語委員会編：消化器内視鏡用語集　第3版. 医学書院, 東京, 2011：104-105.

図1　血便、下血につながる疾患の例

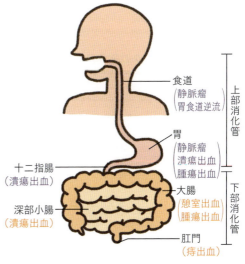

血便につながる疾患例をオレンジ色で、下血につながる疾患例を紫色で記した。

7 消化管出血

Q46 どれくらい出血したらバイタルサインが変動するの？

A 循環血液量15％以上の出血でバイタルサインの変動をきたす可能性が出てきます。

看護師
宮原聡子

循環血液量40％以上の出血は、重度の出血性ショック

　消化管領域での出血といえば、吐下血の多量出血から便に混じるような少量の出血までさまざまです。バイタルサインが変動するほどの出血を起こしているということは、体内の循環血液量も減少している、出血性ショックの状態です。では、どれくらい出血が起こるとショック状態となるのでしょうか。

　出血性ショックの重症度分類（表1）では、クラスⅡ以上で輸血が必要であるとされています。人の循環血液量は体重の約1/13で、全血液量の40％を失うとかなり危険な状態です。全血液量の50％を失うと致死量に至ります。

　また、SpO_2の低下や毛細血管再充満時間（capillary refilling time：CRT）の延長も末梢循環不全の指標になります。これらの徴候がみられたら、医師に報告し下大静脈（inferior vena cava：IVC）径を超音波で確認してもらうと、より確実に評価できます。IVC径が10mm以下で脱水を疑い、まずは細胞外液を輸液します。効果が得られなければ、輸血もしくはカテコラミン投与となります。

引用・参考文献
1) 日本外傷学会, 日本救急医学会監修, 日本外傷学会外傷初期診療ガイドライン改訂第5版編集委員会編：改訂版第5版 外傷初期診療ガイドライン JATEC. へるす出版, 東京, 2016：47.
2) 神山治郎：輸血管理のアプローチ. 清水敬樹編, ICU実践ハンドブック 病態ごとの治療・管理の進め方, 羊土社, 東京, 2010：305-307.

表1　出血性ショックの重症度分類

バイタルサイン＼クラス	Ⅰ	Ⅱ	Ⅲ	Ⅳ
出血量（％循環血量）	＜15％	15〜30％	30〜40％	＞40％
脈拍数（回/分）	＜100	＞100	＞120	＞140
血圧	不変	収縮期圧不変 拡張期圧低下	収縮期圧低下 拡張期圧低下	収縮期圧低下 拡張期圧低下
脈圧	不変または上昇	低下	低下	低下
呼吸数（/分）	14〜20	20〜30	30〜40	＞40か無呼吸
意識レベル	軽度の不安	不安	不安、不穏	不穏、無気力

日本外傷学会, 日本救急医学会監修, 日本外傷学会外傷初期診療ガイドライン改訂第5版編集委員会編：改訂版第5版 外傷初期診療ガイドライン JATEC. へるす出版, 東京, 2016：47. より転載

7 消化管出血

Q47 輸血をしたらどれくらいヘモグロビンが上がるの？

A 投与したヘモグロビン量を循環血液量で割った値で、予測上昇ヘモグロビン値が計算できます。

看護師
宮原聡子

ヘモグロビンは酸素運搬に重要

ヘモグロビン（Hb）とは赤血球に含まれるヘムタンパク質です。体内に取り込まれた酸素は、Hbのヘム鉄と結合して、全身に運ばれていきます。このように、Hbには酸素を運搬するための重要な役割があり、Hbの量によって、酸素の運搬能力が決まります。

成人の一般的なHb基準値は、男性で13〜16g/dL、女性で12〜15g/dLです。

厚生労働省のガイドラインによると、循環血液量の20％以上の出血があった場合が輸血の適応となります[1]。酸素の運搬能力はHbの量にもよると述べましたが、血中Hb量が7〜8g/dLあれば、十分にその役割を担うことができます。

しかし、酸素供給が十分に得られないような疾患、例えば脳循環障害や心疾患の患者ではHb値を10g/dL程度に維持することが推奨されています[1]。

体重をもとに投与量が計算できる

予測上昇Hb値は、次の計算式で求められます。この計算式に当てはめて、Hbの必要量（投与量）を計算します。

> 予測上昇Hb値（g/dL）＝
>   投与Hb量（g）÷循環血液量（dL）

また、輸血に用いる赤血球濃厚液の投与量は、次の計算式で求められます[2]。

> 投与量（mL）＝4×体重（kg）×
>   増加させたいHb量（g/dL）

例えば、体重50kgの人のHb値を、3.0g/dL上げたい場合は、4×50×3＝600mL、と計算できます。赤血球濃厚液は1単位当たりの量が140mLなので、4単位（560mL）投与すれば、Hb値は約3.0g/dL上昇することになります。

引用文献
1) 厚生労働省：「輸血療法の実施に関する指針（改訂版）」及び「血液製剤の使用指針（改訂版）」. 2005：51.
http://www.jrc.or.jp/vcms_lf/iyakuhin_benefit_guideline_sisin090805.pdf（2017.04.10.アクセス）
2) 梅井菜央, 安宅一晃：「知りたい」に答える！ICUでの重症患者管理 輸血, 血液製剤, アルブミン製剤の使い方. レジデントノート 2011；13（10）：90-96.

Part 1　疾患別のギモン

疾患のポイントをおさえよう

8　炎症性腸疾患

渡辺憲治

炎症性腸疾患（inflammatory bowel disease：IBD）とは、潰瘍性大腸炎（ulcerative colitis：UC）とクローン病（crohn's disease：CD）の2疾患からなる慢性良性疾患です。潰瘍性大腸炎では主に大腸に、クローン病では口腔から肛門までの消化管全体に、慢性的に潰瘍や炎症を生じます。

原因　遺伝、食生活、社会的要因など

ともに青年層に好発する疾患ですが、最近は高齢発症の症例も増えてきているといわれています。免疫異常が関係しており、遺伝的要因、食生活による要因、社会的要因などが複合して発症するといわれていますが、原因はいまだ不明で、ともに特定疾患に指定されています。

主な症状　潰瘍性大腸炎は粘血便、クローン病は下痢や腹痛

潰瘍性大腸炎は、粘血便が典型的な症状で、活動性が高くなれば排便回数が増え、腹痛や発熱を伴います。一方、クローン病は下痢や腹痛が典型的な症状で、悪化すれば、やはり排便回数が増え、発熱や体重減少なども伴います。また痔瘻や肛門周囲膿瘍などを合併する場合も比較的多いです。

検査・診断　内視鏡検査、X線造影検査など

症状、画像診断所見（図1）、除外診断などに基づいたわが国の診断基準が存在します。長期の継続的な診療を要するため、一過性の疾患と間違えないよう、正確な診断が大切です。患者により、病変範囲や合併症など病状は多様で、一例一例、適切な病状把握に基づいた細やかな診療方針の立案が必要です。

難治性潰瘍性大腸炎患者でサイトメガロウイルス感染症が合併している場合があり、適切な診断と治療が必要です（➡ Q52 ）。

図1　炎症性腸疾患患者の内視鏡画像

潰瘍性大腸炎

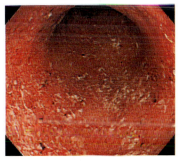

びまん性の発赤、びらん、潰瘍がみられる。

クローン病

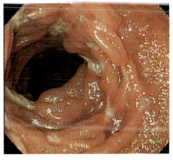

多発する潰瘍、一部に縦走潰瘍を認める。

[治療] 投薬による炎症の抑制、栄養療法、外科手術

潰瘍性大腸炎では、基本薬である5-アミノサリチル酸製剤を中心に、活動性や難治度に応じて、ステロイドホルモン剤、免疫調節薬、血球成分除去療法（→Q51）、タクロリムス、抗TNF-α抗体製剤などが使用されます。

クローン病では、栄養療法が併用される場合も多く、特に小腸病変に有効とされています（→Q50）。狭窄、瘻孔、痔瘻など合併症も多く、正確な画像診断と治療経過、患者背景などに基づいた治療方針の立案が大切です。

新規治療が開発され、以前よりも良好な経過が期待できるようになっています。必要に応じて時期を逃さず、入院や外科手術に踏み切ることが必要な場合もあります。

今後は長期経過例や高齢の炎症性腸疾患患者が増えると考えられており、がん合併に対するサーベイランス内視鏡検査や、年齢に応じた診療内容の変更が大切です。

[ケアにおけるポイント]

炎症性腸疾患は青年層に好発し、継続的な治療が必要となることから、患者は将来への不安を抱えながら、入学、就職、結婚など人生の大切なイベントを乗り越えていくことになります。難治性患者の場合には、副作用のリスクを抱えて治療に踏み込まねばならない場合もあります。看護師はそうした患者の気持ちに寄り添って、医療スタッフとの信頼関係を保ちながら治療が継続できるようにしましょう。

食事については、活動性や経過によって制限の必要性が変わります。あまり神経質にならないように指導してください。

参考文献
1) 厚生労働科学研究費補助金　難治性疾患等政策研究事業　「難治性炎症性腸管障害に関する調査研究」（鈴木班）平成27年度分担研究報告書　別冊：潰瘍性大腸炎・クローン病　診断基準・治療指針（平成27年度改訂版）．2014.
http://ibdjapan.org/pdf/doc01.pdf（2017.4.10.アクセス）

8 炎症性腸疾患

Q48 潰瘍性大腸炎の治療法はどうやって決めるの？

A 軽症なら5-ASA、中等症ではステロイドや免疫調節薬などによる内科的治療、重度の場合は外科手術が必要になることもあります。

医師
渡辺憲治

軽症なら5-ASA製剤が基本、重症化すると大腸の全摘出術も

潰瘍性大腸炎（ulcerative colitis：UC）は直腸から連続的に口側に広がる特徴があり、最も進展したときの病変存在部位に基づいて、①直腸炎型、②脾湾曲までの左側大腸炎型、③脾湾曲より口側まで進展した全大腸炎型の3つに分類されています（図1）。

例えば直腸炎型なら坐剤が、S状結腸までの左側大腸炎型ならそれに加え注腸剤も適応になります。また、全大腸炎型などであっても、他の治療で直腸やS状結腸に活動性病変が残っている場合には、坐剤や注腸剤が追加される場合があります。ただ、こうした局所製剤は、重症度が高くなり排便回数が増えると、施行困難になります。その際は、経口剤や点滴投与の薬剤が適応になります。

重症度は排便回数、血便の状態、発熱、貧血などによって決まります（表1）。一般的には、中等症の軽めくらいまでは外来治療で対応可能で、基本薬である5-アミノサリチル酸（5-aminosalicylic acid：5-ASA）製剤を中心とした治療が行われます。重症に近い中等症になると、入院が必要になってきます。このような活動性の高いUC患者には、ステロイドホルモン剤やタクロリムスなどによる治療が必要です（表2）。

さらに、こうした強力な内科治療でも奏効しない場合には、全身状態が悪化して手術が不可能な状態に陥る前に、大腸全摘出術などの外科手術が施行されます。

ステロイド治療が無効なステロイド抵抗例や、ステロイド治療でいったん軽快しても減量とともに再燃するステロイド依存例は、難治例と定義されています。こうしたUC難治例には、免疫調節薬（アザチオプリンなど）や血球成分除去療法（GCAPやLCAP → Q51）、タクロリムス、抗TNF-α抗体製剤（インフリキシマブ、アダリムマブなど）が適応になります。

図1 潰瘍性大腸炎の分類

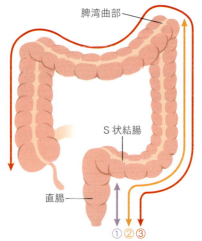

病変の存在部位によって、①直腸炎型、②左側大腸炎型、③全大腸炎型の3つに分類される。

活動性により寛解の導入と維持に治療が分けられる

慢性疾患であるUCでは、活動性の高い時期に病勢を抑える寛解導入療法と、落ち着いた病勢を再燃しないように保つ寛解維持療法の2つに治療が分かれます。

5-ASA製剤や抗TNF-α抗体製剤は、同じ薬剤で寛解導入療法と寛解維持療法が施行されます。一方、ステロイドや血球成分除去療法、タクロリムスは、主に寛解導入療法で用いられる薬剤、免疫調節薬は主に寛解維持療法で用いられる薬剤で、薬剤の特性によっても使い分けられます。

これ以外にも既往歴や合併症、年齢、過去のUC治療歴、患者の生活状況などを総合的に判断して治療方針が決定されます。現在の治療が効果不十分だった場合の2手目、3手目を考えながら、1手目を打つことが大切です。

参考文献

1) 厚生労働科学研究費補助金　難治性疾患等政策研究事業　「難治性炎症性腸管障害に関する調査研究」（鈴木班）平成27年度分担研究報告書 別冊：潰瘍性大腸炎・クローン病　診断基準・治療指針（平成27年度改訂版）. 2014. http://ibdjapan.org/pdf/doc01.pdf（2017.4.10.アクセス）

表1　臨床的重症度による分類と診断基準

	重症	中等症	軽症
排便回数	6回以上		4回以下
顕血便	（＋＋＋）		（＋）〜（−）
発熱	37.5℃以上	重症と軽症との中間	（−）
頻脈	90/分以上		（−）
貧血	Hb 10g/dL以下		（−）
赤沈	30mm/h以上		正常

厚生労働科学研究費補助金　難治性疾患等政策研究事業　「難治性炎症性腸管障害に関する調査研究」（鈴木班）平成27年度分担研究報告書 別冊：潰瘍性大腸炎・クローン病　診断基準・治療指針（平成27年度改訂版）. 2014:2. より転載

表2　潰瘍性大腸炎の内科的治療指針

寛解導入療法

		軽症	中等症	重症	劇症
左側大腸炎型・全大腸炎型		経口剤：5-ASA製剤 注腸剤：5-ASA注腸、ステロイド注腸 ※中等症で炎症反応が強い場合や上記で改善ない場合はプレドニゾロン経口投与 ※さらに改善なければ重症またはステロイド抵抗例への治療を行う ※直腸部に炎症を有する場合はペンタサ坐剤が有用		・プレドニゾロン点滴静注 ※状態に応じ以下の薬剤を併用 　経口剤：5-ASA製剤 　注腸剤：5-ASA注腸、ステロイド注腸 ※改善なければ劇症またはステロイド抵抗例の治療を行う ※状態により手術適応の検討	・緊急手術の適応を検討 ※外科医と連携のもと、状況が許せば以下の治療を試みてもよい。 　・ステロイド大量静注療法 　・タクロリムス経口 　・シクロスポリン持続静注療法* ※上記で改善なければ手術
直腸炎型		経口剤：5-ASA製剤 坐剤：5-ASA坐剤、ステロイド坐剤 注腸剤：5-ASA注腸、ステロイド注腸		※安易なステロイド全身投与は避ける	

難治例	ステロイド依存例	ステロイド抵抗例
	免疫調節薬：アザチオプリン・6-MP* ※（上記で改善しない場合）： 血球成分除去療法・タクロリムス経口・インフリキシマブ点滴静注・アダリムマブ皮下注射を考慮してもよい	中等症：血球成分除去療法・タクロリムス経口・インフリキシマブ点滴静注・アダリムマブ皮下注射 重症：血球成分除去療法・タクロリムス経口・インフリキシマブ点滴静注・アダリムマブ皮下注射・シクロスポリン持続静注療法* ※アザチオプリン・6-MP*の併用を考慮する　※改善がなければ手術を考慮

寛解維持療法

	非難治例	難治例
	5-ASA製剤（経口剤・注腸剤・坐剤）	5-ASA製剤（経口剤・注腸剤・坐剤） 免疫調節薬（アザチオプリン、6-MP*）、インフリキシマブ点滴静注**、アダリムマブ皮下注射**

＊現在保険適応には含まれていない、＊＊インフリキシマブ・アダリムマブで寛解導入した場合

5-ASA経口剤（ペンタサ®顆粒/錠、アサコール®錠、サラゾピリン®錠）、5-ASA注腸剤（ペンタサ®注腸）、5-ASA坐剤（ペンタサ®坐剤、サラゾピリン®坐剤）、ステロイド注腸剤（プレドネマ®注腸、ステロネマ®注腸）、ステロイド坐剤（リンデロン®坐剤）

※（治療原則）内科治療への反応性や薬物による副作用あるいは合併症などに注意し、必要に応じて専門家の意見を聞き、外科治療のタイミングなどを誤らないようにする。薬用量や治療の使い分け、小児や外科治療など詳細は本文を参照のこと。

厚生労働科学研究費補助金　難治性疾患等政策研究事業　「難治性炎症性腸管障害に関する調査研究」（鈴木班）平成27年度分担研究報告書 別冊：潰瘍性大腸炎・クローン病　診断基準・治療指針（平成27年度改訂版）. 2014:9. より転載

8 炎症性腸疾患

Q49 クローン病の治療法はどうやって決めるの？

A 栄養療法や免疫調節剤などの治療が基本です。病状や合併症によっては、抗TNFα抗体製剤などの生物学的製剤を早期に用いることもあります。

医師
渡辺憲治

クローン病治療では栄養療法を重視

潰瘍性大腸炎（UC ➡ Q48）と異なり、クローン病（crohn's disease：CD）では、大腸のみならず小腸や上部消化管にも病変が存在する可能性があります。そのため、痔瘻、肛門周囲膿瘍、狭窄、瘻孔などの合併症も出現頻度が高くなり、同じCD患者であっても多様性が増します。治療方針を決めるためには、まず精度の高い画像診断（内視鏡検査、X線造影検査、CT検査、MRI検査など）で、正確に病変の存在部位や状態を把握することが必要になります。

軽症では5-アミノサリチル酸（5-ASA）製剤も使用されますが、その有効性は潰瘍性大腸炎ほど高くなく、ステロイドホルモン剤（プレドニゾロン、ブデソニドなど）や免疫調節薬（アザチオプリンなど）、抗TNF-α抗体製剤（インフリキシマブ、アダリムマブなど）が、単独ないし併用で使用される確率が高くなります。こうした免疫抑制的治療のほかに、栄養療法、血球成分除去療法（GCAPやCCAP ➡ Q51）なども用いられる場合があります（表1）。

わが国のCD治療では、UC治療時よりも栄養療法が重要視されており、成分栄養剤（エレンタール®）が第一選択薬となっています（➡ Q50）。成分栄養剤は独特の風味があり、好みのフレーバーを混ぜて飲んだり、ゼリーにしたりして摂取しますが、どうしても飲めない患者には、より口当たりのよい半消化態栄養剤（ラコール®、エンシュア・リキッド®など）で代用する場合があります。こうした経腸栄養療法は特に小腸病変に有効とされています。また、重症度や難治度の高い患者には中心静脈栄養療法が用いられます。

ステロイドで寛解導入、免疫調節薬で寛解維持

UCと同様に、ステロイドは寛解導入療法に用い、免疫調節薬は主に寛解維持療法に用います。免疫調節薬は、後述の抗TNF-α抗体製剤の効果減弱予防に併用される場合もあります。それ以外では、肛門病変に抗菌薬（シプロフロキサシンやメトロニダゾールなど）が肛門病変（痔瘻や肛門周囲膿瘍）などに対して用いられる場合があります。

CD治療に抗TNF-α抗体製剤が登場して、治療方針や治療目標は大きく変化しました。高い治療効果が従来の治療より早期に期待でき、予後が改善して、入院や手術を回避できるCD患者が増えてきました。

しかし、抗TNF-α抗体製剤は抗原性を有

する免疫グロブリンで、抗TNF-α抗体製剤に対する抗体がCD患者の体内で産生されることによって、抗TNF-α抗体製剤の血中濃度が低下し、症状が再燃する二次無効が問題になっています。この二次無効は、年率約20％程度生じるといわれており、その予防には免疫調節薬の併用が有効とされています。

一方で、抗TNF-α抗体製剤と免疫調節薬の併用は、感染症や悪性腫瘍のリスクを増すとの報告もあり、その適応は患者の年齢、性別、合併症、治療経過などを総合的に判断して決定されます。

また、小腸や大腸の狭窄に対しては内視鏡的バルーン拡張術が試みられる場合があります。しかし、高度の狭窄や多発病変、内視鏡的到達不可などの場合には外科手術が適応となります。その他に、膿瘍、瘻孔、穿孔、悪性腫瘍の合併、内科的治療抵抗病変などが外科手術の適応になります。

参考文献

1) 厚生労働科学研究費補助金　難治性疾患等政策研究事業　「難治性炎症性腸管障害に関する調査研究」（鈴木班）平成27年度分担研究報告書　別冊：潰瘍性大腸炎・クローン病　診断基準・治療指針（平成27年度改訂版）. 2014. http://ibdjapan.org/pdf/doc01.pdf（2017.4.10.アクセス）

表1　クローン病の内科的治療指針

活動期の治療（病状や受容性により、栄養療法・薬物療法・あるいは両者の組み合わせを行う）		
軽症〜中等症	中等症〜重症	重症（病勢が重篤、高度な合併症を有する場合）
薬物療法 ・5-ASA製剤 　ペンタサ®顆粒/錠、 　サラゾピリン®錠（大腸病変） **栄養療法（経腸栄養療法）** 許容性があれば栄養療法 経腸栄養剤としては、 ・成分栄養剤（エレンタール®） ・消化態栄養剤（ツインライン®など） を第一選択として用いる。 ※受容性が低い場合は半消化態栄養剤を用いてもよい。 ※効果不十分の場合は中等症〜重症に準じる	**薬物療法** ・経口ステロイド（プレドニゾロン） ・抗菌薬（メトロニダゾール*、シプロフロキサシン*など） ※ステロイド減量・離脱が困難な場合：アザチオプリン、6-MP* ※ステロイド・栄養療法が無効/不耐の場合：インフリキシマブ・アダリムマブ **栄養療法（経腸栄養療法）** ・成分栄養剤（エレンタール®） ・消化態栄養剤（ツインライン®など） を第一選択として用いる。 ※受容性が低い場合は半消化態栄養剤を用いてもよい。 **血球成分除去療法の併用** ・顆粒球吸着療法（アダカラム®） ※通常治療で効果不十分・不耐で大腸病変に起因する症状が残る症例に適応	外科治療の適応を検討した上で以下の内科治療を行う **薬物療法** ・ステロイド経口または静注 ・インフリキシマブ・アダリムマブ（通常治療抵抗例） **栄養療法** ・経腸栄養療法 ・絶食のうえ、完全静脈栄養療法（合併症や重症度が特に高い場合） ※合併症が改善すれば経腸栄養療法へ ※通過障害や膿瘍がない場合はインフリキシマブ・アダリムマブを併用してもよい

寛解維持療法	肛門病変の治療	狭窄/瘻孔の治療	術後の再発予防
薬物療法 ・5-ASA製剤 　ペンタサ®顆粒/錠 　サラゾピリン®錠（大腸病変） ・アザチオプリン ・6-MP* ・インフリキシマブ・アダリムマブ（インフリキシマブ・アダリムマブにより寛解導入例では選択可） **在宅経腸栄養療法** ・エレンタール®、ツインライン®などを第一選択として用いる。 ※受容性が低い場合は半消化態栄養剤を用いてもよい。 ※短腸症候群など、栄養管理困難例では在宅中心静脈栄養法を考慮する	まず外科治療の適応を検討する。 ドレナージやシートン法など 内科的治療を行う場合 ・痔瘻・肛門周囲膿瘍 　メトロニダゾール*、抗菌薬・抗生物質 　インフリキシマブ・アダリムマブ ・裂肛、肛門潰瘍： 　腸管病変に準じた内科的治療 ・肛門狭窄：経肛門的拡張術	【狭窄】 ・まず外科治療の適応を検討する。 ・内科的治療により炎症を沈静化し、潰瘍が消失・縮小した時点で、内視鏡的バルーン拡張術 【瘻孔】 ・まず外科治療の適応を検討する。 ・内科的治療（外瘻）としてはインフリキシマブ 　アダリムマブ 　アザチオプリン	寛解維持療法に準ずる **薬物治療** ・5-ASA製剤 　ペンタサ®顆粒/錠 　サラゾピリン®錠（大腸病変） ・アザチオプリン ・6-MP* **栄養療法** ・経腸栄養療法 ※薬物療法との併用も可

*現在保険適応には含まれていない
※（治療原則）内科治療への反応性や薬物による副作用あるいは合併症などに注意し、必要に応じて専門家の意見を聞き、外科治療のタイミングなどを誤らないようにする。薬用量や治療の使い分け、小児や外科治療など詳細は本文を参照のこと。

厚生労働科学研究費補助金　難治性疾患等政策研究事業　「難治性炎症性腸管障害に関する調査研究」（鈴木班）平成27年度分担研究報告書　別冊：潰瘍性大腸炎・クローン病　診断基準・治療指針（平成27年度改訂版）. 2014：22. より転載

8 炎症性腸疾患

Q50 クローン病でエレンタール®を用いるのはなぜ？

A 腸管の炎症を改善し、十分な栄養を補給することができるからです。

医師
末包剛久

特に活動期クローン病の寛解導入・維持に有効

エレンタール®は必要な栄養素を含んだ成分栄養剤です。窒素源がすべてアミノ酸まで分解されているので、抗原性が低く、消化管での消化吸収も容易で、低残査です。また、脂肪含有量が少ないため腸管を刺激せず、炎症を悪化させません[1]。

これらの理由から、エレンタール®を用いた経腸栄養療法は活動期クローン病の寛解導入に有効であるとされ、ステロイドなどを用いる薬物療法に比べても安全性の高い治療です。また、症状改善後も総摂取エネルギーの3～5割を成分栄養剤で摂取すれば、寛解維持に有効であるとされています[2]。

エレンタール®以外にも、タンパク質を窒素源とし、脂肪もある程度含んだ半消化態栄養剤が、経腸栄養剤として利用されています。成分栄養剤と半消化態栄養剤は、活動期クローン病への治療効果に大きな差はないとされており[2]、味覚的に経口摂取が容易な半消化態栄養剤を選択することもあります。

経口摂取・経鼻投与での経腸栄養が可能

エレンタール®は、アミノ酸によるにおいが強く独特の風味がありますが、品質の改良や各種フレーバーの利用により経口的に摂取しやすくなりました。ゼリー状に調製することも可能です。

また、経腸栄養ポンプを使用して経鼻チューブから一定速度で投与すれば、下痢や腹痛などの症状が軽減されます。経鼻チューブの自己挿入を指導すれば、夜間睡眠中に成分栄養剤を投与することにより、社会生活を送りながら十分な経腸栄養療法を継続することが可能となります。

なお、エレンタール®は栄養価が高いため、溶解後は12時間以内に服用するよう指導が必要です。

引用文献
1) 久松理一，日比紀文：Q&A—専門医に聞くIBD—．IBD Research 2012；6（2）；127-129．
2) 日本消化器病学会編：クローン病診療ガイドライン．南江堂，東京，2010：62-64．

8 炎症性腸疾患

Q51 血球成分除去療法（CAP）って何？ 注意すべきことは？

A 炎症反応にかかわる白血球を血液から取り除く治療です。注意すべきことは、頭痛、腹痛、吐き気、発熱、軽度肝障害などです。

医師
佐野弘治

■ 白血球除去は炎症鎮静化に効果的

　血球成分除去療法（cytapheresis：CAP）は炎症反応にかかわる白血球を血液から透析のように取り除き、腸管にはたらく白血球を減らし、腸管の炎症を減らす治療です（図1）。セルロースビーズを充填したカラムを用いた顆粒球吸着療法（granulocytapheresis：GCAP）と、ポリエステル繊維からできたフィルターを用いた白血球除去療法（leukocytapheresis：LCAP）が使用されています。

　GCAPは単球・顆粒球を除去し、LCAPはそれに加えリンパ球も除去します。有効率は60～70％です。対象はステロイド依存性・難治性・重症の活動性潰瘍性大腸炎や、活動性で大腸に病変のあるクローン病です。

　効果を認めるまでは数回の施行が必要です。長時間仰臥位の保持不能な患者、強い脱水、低体温、炎症による血液粘ちょう性が高い患者は、適切な脱血・返血ができず、治療が不十分になります[1]。寛解維持効果は証明されていません。

■ 副作用は軽度、穿刺部に痛みあり

　薬剤を使用しないため、副作用発現率は少なく、頭痛、腹痛、吐き気、発熱、軽度肝障害など[2]と、太い針を血管に刺すため、刺した部位に痛みがあります。

図1　血球成分除去療法のしくみ

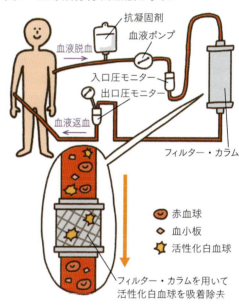

引用文献
1）福永健：潰瘍性大腸炎・クローン病の治療（各論）白血球除去療法の進め方．日比紀文，久松理一企画，消化器Book02　炎症性腸疾患を日常診療で診る，羊土社，東京，2011：107-111.
2）玄世峰：潰瘍性大腸炎（UC）白血球除去療法とは．渡辺守編，これでわかるIBD診療のすべて，南江堂，東京，2011：51-53.

8 炎症性腸疾患

Q52 サイトメガロウイルス（CMV）腸炎って何？

A 免疫力が低下した患者の体内でCMVが再活性化することで起こる腸炎です。

医師
山村匡史

成人の半数以上はCMVに感染済み

　サイトメガロウイルス（cytomegalovirus：CMV）は、周産期〜幼児期に不顕性感染を起こし、その後は終生持続的に潜伏感染します。通常であれば普段は自身の免疫力によって抑えられているため無症状です。

　しかし、エイズや、ステロイドやその他の免疫抑制薬投与が必要な人（膠原病、炎症性腸疾患〔inflammatory bowel disease：IBD〕、移植後）や、末期がんの場合は、免疫力が低下しています。そのため、潜伏していたウイルスが消化管や肝臓、肺、網膜などのさまざまな部位で再活性化し、多種多様な症状を引き起こすことがあります[1]。

　このように、免疫力が低下した患者でCMVによって引き起こされる腸炎のことをCMV腸炎と呼びます。症状としては出血や下痢などが多いです。

IBD患者は潰瘍が増悪化しやすい

　CMV腸炎は、内視鏡で観察すると打ち抜き様潰瘍を形成していることが多いです（図1）。特にIBDの患者は、もともとある潰瘍がCMV腸炎によって増悪し、重症化することがある（図2）ので、確実な診断と治療が大切です。

　IBDで血便や下痢がひどくなった際には、CMV腸炎を疑い、血液検査や内視鏡下の粘膜生検などでCMVの存在を確認します。治療はガンシクロビルやγグロブリン投与などを行います。重症化したり中毒性巨大大腸症になった場合は、外科治療が必要になることもあります。

引用文献
1) 大川清孝，大庭宏子：サイトメガロウイルス腸炎．八尾恒良監修，「胃と腸」編集委員会編，胃と腸アトラスⅡ　下部消化管，医学書院，東京，2014：514-516．

図1　エイズ患者に発症したCMV腸炎

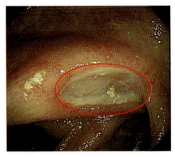

打ち抜き様潰瘍を形成する（◯部）。

図2　潰瘍性大腸炎に合併したCMV腸炎

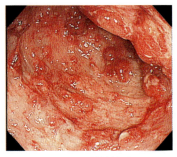

広範囲に深掘れ潰瘍を呈している。

8 炎症性腸疾患

Q53 IBD患者に非ステロイド性抗炎症薬（NSAIDs）を使用してはいけないの？

A 短期間の使用は問題にならない場合がほとんどです。

医師
渡辺憲治

疼痛や感染症からの回復遷延に対してNSAIDsを使用

　潰瘍性大腸炎やクローン病などの炎症性腸疾患（IBD）は、全身性疾患で、合併症として関節痛や痔瘻による疼痛を生じる場合があります。この疼痛に対する鎮痛目的で、非ステロイド性抗炎症薬（non-steroidal anti-inflammatory drugs：NSAIDs）が用いられる場合があります。

　また、通常の感冒などの感染症の際に、解熱目的でNSAIDsが用いられる場合もあります。特にステロイドや免疫調節薬、抗TNF-α抗体製剤など免疫抑制的治療中のIBD患者では、感染症からの回復が遷延する場合があり、数日間NSAIDsが必要になることがあります。

継続的な内服にはNSAIDs以外での鎮痛を検討

　60人のIBD患者を対象に行った米国での症例対象研究によると、NSAIDsはIBDの増悪あるいは新規発症に対して危険性があると報告されています[1]。

　しかし、一般的に頻用されるロキソプロフェンやジクロフェナクナトリウムによる腸管粘膜障害は、薬剤代謝に関する遺伝子多型などが関与しているといわれており[2]、患者によって障害の程度はさまざまです。必要性があれば使ってみるしかないのですが、短期間の投与や頓用的な使用であれば、問題にならない場合が大半です。

　一方、関節痛や肛門痛に対して継続的にNSAIDsを内服しなければならない場合には、より腸管粘膜障害の程度が低いとされているセレコキシブなどのCOX-2阻害剤や、神経に効果的に作用するプレガバリンなど、NSAIDs以外の鎮痛薬の投与を検討します。

　IBD患者のなかにはインターネットの情報などで、極端にNSAIDsを使うことを怖がり、疼痛を我慢している人もいます。計画性のある投与で、鎮痛を促しましょう。

引用文献
1) Felder JB, Korelitz BI, Rajapakse R, et al. Effects of nonsteroidal antiinflammatory drugs on inflammatory bowel disease：a case-control study. Am J Gastroenterol 2000；95：1949-1954.
2) 有沢富康，平田一郎：COX遺伝子多型とNSAID潰瘍．日本臨床 2007；65（10）：1885-1889.

Part 1 疾患別のギモン

疾患のポイントをおさえよう

9 慢性肝炎・肝硬変

川﨑靖子

慢性肝炎とは、6か月以上肝臓の炎症（血液検査ではALT上昇）が持続している場合
をいいます。慢性肝炎の終末像で、肝細胞が広範囲に線維で置き換わり（線維化）、
肝予備能が低下した状態になると、肝硬変と呼ばれます。肝硬変の3大死因は、①肝
不全、②食道・胃静脈瘤破裂、③肝がんといわれています。

〔原因〕 肝炎ウイルス、アルコール性、脂肪性、自己免疫性など

　慢性肝炎の原因の70〜80％がウイルス性（60〜70％がC型、10％がB型）です。
飲酒や脂肪肝、自己免疫性疾患が原因となっていることもあります。それ以外では、
明らかな飲酒歴がない非アルコール性脂肪性肝炎（NASH：non-alcoholic steatohepa-
titis）が、わが国を含め世界的に増加傾向で、注目されています。

〔主な症状〕 慢性肝炎は自覚症状なし、
　　　　　　　進行すると腹水・黄疸・肝性脳症に

　慢性肝炎や、肝予備能がよく保たれている肝硬変（代償性肝硬変）は自覚症状がな
いため、検査や身体所見による拾い上げが大切です。定期的な上部内視鏡、超音波検
査によるチェックが重要です。
　進行してきた肝硬変に特徴的な皮膚所見として、くも状血管腫、手掌紅斑といった
毛細血管拡張があります。肝予備能不良になると、全身倦怠感や腹水、浮腫、黄疸、
肝性脳症といった肝不全症状が出現します（非代償性肝硬変）。

〔検査・診断〕 血液検査、画像検査（腹腔鏡・超音波検査）

　血液検査にて、肝予備能を反映する血清アルブミン、プロトロンビン時間の低下
や、ビリルビン、アンモニアの上昇がある場合、慢性肝炎から肝硬変への移行を疑い
ます。血小板数の低下（例えばC型慢性肝炎では10万以下）は、肝臓の線維化によ
る門脈圧亢進を反映しているため、肝硬変の可能性が高くなります。
　画像検査では、腹腔鏡や超音波により肝臓の形態や表面の形状を観察します（図
1）。正常肝から慢性肝炎、肝硬変へと線維化が進むについて、肝臓が変形し、肝表
面が平滑から凸凹不整・結節状に変化します。また、肝臓の高度な線維化により肝硬
変になると、門脈圧亢進状態となり、食道・胃静脈瘤が生じてきます。また、肝臓の
変形が強い場合も肝硬変と判断します。

【治療】抗ウイルス療法、抗炎症療法、肝移植

肝障害の進行をストップさせるため、肝障害の原因療法と抗炎症療法を行います。すでに肝予備能低下がある場合、そのための治療も追加します（表1）[1]。

C型慢性肝炎から代償性肝硬変の抗ウイルス療法は現在、9割以上著効になる内服薬（直接作用型抗ウイルス薬）が主流となっています。低アルブミン血症や高アンモニア血症といった肝予備能低下に対する治療は、肝不全（腹水、浮腫、肝性脳症）予防に重要です。非代償性肝硬変は、肝移植の適応となる場合があります。

図1　慢性肝炎、肝硬変の検査画像

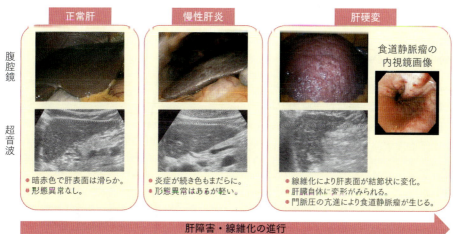

表1　慢性肝炎、肝硬変の薬物治療

肝障害の進行を抑える治療	原因療法	・ウイルス性肝障害：抗ウイルス療法 　・C型肝炎ウイルス：直接作用型抗ウイルス薬（direct acting antivirals：DAAs製剤［経口］）、インターフェロン［注射］ 　・B型肝炎ウイルス：核酸アナログ製剤［経口］、インターフェロン［注射］ ・自己免疫性肝障害：免疫抑制療法
	抗炎症療法	・ウルソデオキシコール酸（ウルソ®） ・グリチルリチン製剤（強力ネオミノファーゲンシー®）
肝予備能低下や門脈圧亢進症に対する治療	低アルブミン血症	・分枝鎖アミノ酸顆粒製剤（リーバクト®） ・肝不全用経腸栄養製剤（アミノレバン®EN、ヘパンED®）
	腹水・浮腫	・利尿薬 　スピロノラクトン（ノイダブル®）、フロセミド（ラシックス®）、トルバプタン（サムスカ®） ・アルブミン輸液
	肝性脳症	・特殊組成アミノ酸輸液（アミノレバン®） ・合成二糖類（ラクツロース） ・肝不全用経腸栄養製剤（アミノレバン®EN、ヘパンED®）
	消化管出血予防	・プロトンポンプ阻害薬

引用文献
1) 持田智：肝硬変 治療. 日本肝臓学会編, 慢性肝炎・肝硬変の診療ガイド2016, 文光堂, 東京, 2016：73-79.

9 慢性肝炎・肝硬変

Q54 腹水穿刺において腹水はどれくらい排液できるの？ 注意点は？

1回の排液は、1000〜3000mLを目安にします。ショックのリスクが高まるため、大量の腹水を短時間で排液しないように注意が必要です。

医師
川﨑靖子

腹水穿刺はQOL向上に有効

腹水は肝硬変の合併症の1つで、低アルブミン血症や門脈圧亢進症などが原因で起こります。腹腔内に大量の腹水が貯留すると、腹部膨満感、食欲不振、胸部圧迫による呼吸困難や循環障害が起こり、日常生活に支障をきたします。

まず食塩・水分摂取制限、利尿薬投与による治療を行いますが、効果が乏しい場合、腹水穿刺排液の適応となります。

動脈損傷と循環不全ショックに注意

腹壁の動脈を損傷せず、比較的安全に穿刺できる部位があります（図1）。さらに超音波装置を使用し、動脈や腸管を避けながら十分腹水を排液できる穿刺部位を決定します。

大量の腹水を排液すると、循環不全によるショック、肝性脳症、腎不全を生じることがあります。このため、1回の排液量は3000mLまでが安全といわれています[1, 2]。また、循環不全予防のために、腹水排液1000mLあたり6〜8gのアルブミンを補給します[3]。4gのアルブミンでも同等の効果があるという報告もあります[4]。

特に、短時間での大量排液は、循環不全によるショックにつながりやすいため、注意が必要です。排液開始後は、バイタルサインや気分不良などを確認するとともに、排液速度が速すぎないかを常に観察します。排液速度は1000〜2000mL/時を超えないようにしてください[1, 3]。

図1 よく用いられる穿刺部位

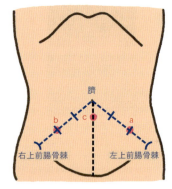

a：モンロー点：臍と左上前腸骨棘を結ぶ線（モンロー・リヒター線）上、外側1/3の点
b：マックバーニー点：臍と右上前腸骨棘を結ぶ線上、外側1/3の点
c：臍下2横指（約3cm）の点

デンバーシャントやCARTを行う場合も

難治性腹水の治療には、デンバーシャント（腹腔静脈シャント）や腹水濾過濃縮再静注法（cell-free and concentrated ascites reinfusion therapy：CART）が行われる場合もあります。

1. デンバーシャント

デンバーシャントとは、腹水がたまっている腹腔内と、上大静脈を鎖骨下静脈経由で直接つなぎ、腹水を循環系へ戻す方法です（図2）。局所麻酔下に、一体型のカテーテル器具を胸部皮下に埋め込み、腹水中の栄養分を捨てず、圧較差により腹水を自動的に静脈系へ灌流させることができます。一般に入院で行われ、重要な合併症として、播種性血管内凝固症候群（disseminated intravascular coagulation：DIC）、カテーテル関連血流感染（catheter related blood stream infection：CRBSI）、シャント閉塞が挙げられます[5]。

2. CART

CARTとは、患者の腹水をいったん抜き、細菌やがん細胞などを専用の機器で濾過して取り除いた後、アルブミンなど有用物質だけを濃縮し、点滴静脈注射で、体内に戻す方法です（図3）。自己のアルブミンを補充できるため、アルブミン製剤の節約が可能となり、製剤からの感染のリスクも避けられます。一般に入院で行われ、2週間に1回保険診療が認められています。副作用としては発熱、悪寒、嘔吐、溶血、血圧変動などが報告されています。

図2 デンバーシャントのしくみ

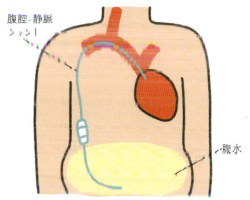

カテーテルを用い、腹水を循環系へ戻す。

引用文献

1) 深谷孝夫, 山本寄人：穿刺診 腹水穿刺. 日本産科婦人科学会雑誌 2007；59：N150-151.
2) 下村壯治：肝硬変の合併症—肝不全対策. 腹水の治療. 西口修平編, マネージメントシリーズ 肝硬変のマネジメント, 医薬ジャーナル社, 大阪, 2007：113-118.
3) 金沢秀典：難治性腹水の治療—利尿剤治療の限界と新しい治療法—. Medical Practice 2006；23：127-132.
4) Alessandria C, Elia C, Mezzabotta L, et al. Prevention of paracentesis-induced circulatory dysfunction in cirrhosis：standard vs half albumin doses：a prospective, randomized, unblinded pilot study. Dig Liver Dis 2011；43：881-886.
5) 石毛文隆, 貝沼修, 鍋谷圭宏, 他：膵癌術後難治性腹水に対しDenver shuntを施行した3例. 日本消化器外科学会雑誌 2016；49（1）：49-57.

図3 CARTのしくみ

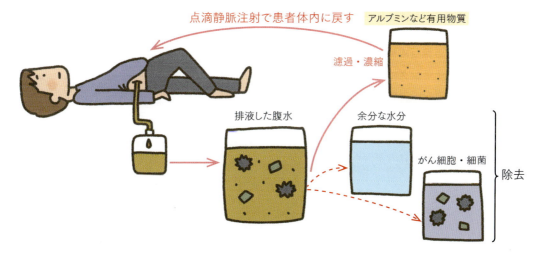

腹水中の有用成分だけを再利用することができる。

9 慢性肝炎・肝硬変

Q55 「食後の安静臥床」にエビデンスはあるの?

日本消化器病学会の「肝硬変ガイドブック」によると、食後の安静臥床は、増悪した肝炎・肝硬変患者には推奨されています。

看護師
古澤千恵

肝血流量を確保し栄養代謝を促すために、安静が必要

肝臓には、肝動脈からの血液に加えて、門脈を介して消化管や脾臓からの血液が大量に流入します。健常者での空腹安静時における肝血流量は、肝臓100gあたり100〜130mL/分で、循環血液量の約25%に相当する(表1)[1]といわれています。門脈血流は食事摂取時には増加し、運動時には減少する[2]とも示されています。

健常者の肝血流量を体位ごとに測定すると、仰臥位から立位への体位変換によって肝血流量は3/5に減少します。また、肝血流量は食事直後より増加し、食後30分をピークとして以後減少し、120分でほぼ早朝空腹時の状態に戻ったと報告されています[2]。

つまり、食後の胃血流量が増加し、肝血流量が増加するタイミングで動いてしまうと、肝臓に流れる血液を減少させ、他の臓器や筋肉で使ってしまうことになります。

肝炎や肝硬変で入院してくる患者は肝機能の低下を認めているわけですから、食後に肝

表1 日本人(健常者)の肝血流量

年齢(歳)	肝重量(g)	肝血流量(mL/分)
1〜4	400	400〜 520
5〜8	600	600〜 780
9〜12	800	800〜1040
13〜16	1000	1000〜1300
17〜40	1400	1400〜1820
41〜60	1300	1300〜1690
61〜80	1200	1200〜1560

松谷正一, 福沢健, 水本英明:肝血流. 臨床画像増刊号 2011;27(4):155. より引用

臓の血流量を保ち、必要な栄養代謝を行うことで、傷ついた肝臓の修復を行うために安静臥床を促す必要があるのです。

引用・参考文献
1) 松谷正一, 福沢健, 水本英明:肝血流. 臨床画像増刊号 2011;27(4):154.
2) 大野節代, 薬師寺宏匡, 宮本朋幸, 他:健常人肝血流量の超音波パルスドプラ法での検討. 岡山医学検査 2008;45(1):1-3.
3) 日本消化器病学会:患者さんと家族のための肝硬変ガイドブック. 南江堂, 東京, 2011.

9 慢性肝炎・肝硬変

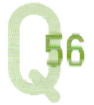

Q56 肝硬変患者の便秘予防に、普通の緩下薬ではなくラクツロースを使用するのはなぜ？

便秘に伴う高アンモニア血症の改善・予防に効果的だからです。

薬剤師
橋下寛樹

肝硬変で便秘が問題になりやすい

肝硬変では腹水による腸蠕動の抑制によって便秘になりやすいです。便秘に伴い、腸管からのアンモニア吸収量が増加します。肝硬変では、アンモニウム（NH_3、NH_4^+）を尿素へ代謝する機能が落ちているため、吸収したアンモニアを十分解毒できない状態になっており、高アンモニア血症になりやすいです。

このため、便秘予防に下剤が処方されます。大腸刺激性の緩下薬や浸透圧差を利用する塩類下剤もありますが、肝硬変の場合は糖類下剤であるラクツロース（モニラック®、ピアーレ®など）が処方されることが多いです。

腸管内pHを下げることでアンモニア吸収を抑制

ラクツロースの主な作用について、表1にまとめます。

投与されたラクツロースは、人の消化酵素では分解できないため小腸で吸収されず、大部分は大腸まで達します。そこで腸内細菌により分解され、有機酸（乳酸・酢酸など）が生成されます。有機酸は腸管にはたらき、腸

表1 ラクツロースの主な作用

①大腸内でラクツロースが分解されて生成された有機酸が、腸管運動を亢進する
②大腸内の乳酸菌を増やし、アンモニア生成にかかわる大腸菌などを減らす
③有機酸が腸管内pHを低下させることで、アンモニアの腸管吸収を減らす

管運動が亢進します。また、有機酸によって腸管内のpHが下がることにより、乳酸菌は増加し、大腸菌類が減少し、腸内環境が改善されます。さらに、ラクツロースの浸透圧作用による緩下作用もあります。

ヒト腸管では、pHが高ければアンモニア吸収が高いことがわかっており、ラクツロースの分解によって生成された有機酸が腸内pHを下げることにより、体内へのアンモニア吸収が抑えられます。

参考文献

1) Hoffmann K, Mossel DA, Korus W, et al. Studies on the mechanism of action of lactulose (beta-galactoside action of lactulose (beta-galactosido-fructose) in the intestine. *Klin Wochenschr* 1964 ; 42 (3) : 126-130.
2) Vince A, Dawson AM, Park N, et al. Ammonia production by intestinal bacteria. *Gut* 1974 ; 14 : 171-177.
3) Castell DO, Moore EW, Ammonia absorption from the human colon. The role of nonionic diffusion. *Gastroenterology* 1971 ; 60 (1) : 33-42.

9 慢性肝炎・肝硬変

Q57 肝硬変でアミノレバン®を用いるのはなぜ？ 就寝前の投与が勧められる理由は？

A 栄養状態の改善や肝性脳症の予防が期待されるためです。早朝空腹時の飢餓状態に備え、就寝前の栄養摂取が勧められます。

管理栄養士
源氏博子

BCAA摂取はタンパク質合成やアンモニア処理に有用

　肝硬変患者では、病期の進行とともに安静時エネルギー消費量が亢進します。また、食事摂取量の低下や栄養代謝異常により、タンパク・エネルギー低栄養状態（protein-energy malnutrition：PEM）をきたし、予後やQOLに影響を及ぼします。

　肝硬変患者のアミノ酸代謝では、分岐鎖アミノ酸（branched-chain amino acids：BCAA）が減少し、芳香族アミノ酸（aromatic amino acids：AAA）が増加するアミノ酸インバランスが生じています。BCAAにはさまざまな作用があり（表1）、BCAAを補給することでタンパク質合成が促進され、栄養状態の改善につながります。

　BCAAが減少する理由の1つに、肝臓でのアンモニアの処理能力が低下するため、筋肉でのアンモニア処理にBCAAが利用されることがあります。アンモニアは通常、肝臓で尿素サイクルにより無害な尿素に合成され、尿中に排出されます。肝硬変の場合は、機能の低下した肝臓の代わりに筋肉で、グルタミン合成の過程でアンモニアが用いられることにより処理されます（図1）。この際、BCAAが反応に携わるため、消費量が増加します。

表1　BCAAの主な作用

- タンパク質合成の促進
- 筋タンパクの分解抑制
- エネルギー源
- 筋肉でのアンモニア処理促進
- インスリン抵抗性の改善
- 発がん抑制

図1　筋肉でのアンモニア代謝

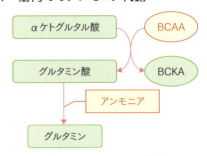

グルタミンの合成過程でアンモニアが代謝される。反応時にBCCAが消費される。
（BCAA：分岐鎖アミノ酸　BCKA：分岐鎖ケト酸）

　また、肝硬変では栄養障害に伴う筋肉の減少がみられ、筋肉での処理能力も低下しており、高アンモニア血症をきたします。肝機能の低下により体内で増加したアンモニアが中枢神経機能を阻害すると、意識障害をきたし、肝性脳症となります。これは、肝不全の

表2 主なBCAA製剤の特徴

	半消化態栄養剤	成分栄養剤	分岐鎖アミノ酸製剤
製品例	●アミノレバン®EN配合散 （写真提供：大塚製薬株式会社）	●ヘパンED®配合内用剤 （写真提供：EAファーマ株式会社）	●リーバクト®配合顆粒 （写真提供：EAファーマ株式会社）
規格	50g/1包	80g/1包	4.15g/1包
エネルギー量	約200kcal	約310kcal	18kcal
BCAA量	6.1g	5.45g	4g
組成	BCAAのほかに、タンパク質、糖質、脂質、ビタミン、ミネラルを含む		BCAA3種のみ
適応	肝性脳症を伴う慢性肝不全患者の栄養状態の改善		非代償性肝硬変患者の低アルブミン血症の改善

重要な徴候の1つです。

アミノ酸インバランスによる神経伝達物質の代謝異常や、γ-アミノ酪酸（γ-amino-butyric acid：GABA）作動性神経伝達の異常なども、肝性脳症の誘因となります。BCAAを補給することでアミノ酸インバランスを是正し、さらに筋肉でのアンモニア処理を充進させることにより、肝性脳症の予防につながると考えられます。

アミノレバン®ENやヘパンED®などの肝不全用経腸栄養剤は、BCAAとエネルギーが補給できるため、食事摂取量が不足している患者に使用されます。食事摂取が十分な場合は、リーバクト®顆粒などのBCAA製剤を投与します（表2）。

グリコーゲン貯蔵能の低下によって、早朝飢餓状態になりやすい

肝臓に貯蔵されたグリコーゲンは空腹時のエネルギー源となりますが、肝硬変では肝臓のグリコーゲン貯蔵量が減っており、夕食から朝食まで約10時間食事をとらないのは、

表3 200kcal程度の軽食メニューの例

- おにぎり（梅、鮭、鰹節など）1個とお茶
- 焼きおにぎり1個と乳酸菌飲料（100mL）
- ホットケーキ1枚（シロップかけ）と紅茶（砂糖入り）
- ふかし芋1本（120g）とミルクティー（砂糖入り）

健康な人が3日間絶食したのと同じ飢餓状態といわれています。

この対策として、夕食から約200kcal分を差し引き、おにぎりなど200kcal程度の就寝前夜食（late evening snack：LES）の摂取（表3）、またはBCAAを多く含む肝不全用経腸栄養剤の就寝前投与が勧められています。

参考文献
1) 白木亮，福島秀樹，森脇久隆：慢性肝障害に対する栄養治療. 栄養―評価と治療 2005；22（3）：33（289），36（292）.
2) 鈴木壱知編・肝硬変の栄養療法とチーム医療～実践編～. メディカルレビュー社，東京，2012.
3) 日本静脈経腸栄養学会編：静脈経腸栄養ガイドライン 第3版. 照林社，東京，2013.

9 慢性肝炎・肝硬変

Q58 肝硬変患者が低血糖や高血糖になりやすいのはなぜ？

A 肝細胞数が減少し、糖の貯蔵や、糖新生による供給ができなくなるためです。

看護師
松江郁美

肝硬変初期は食後高血糖、進行すると低血糖が生じやすい

　人間の脳は常時糖分を必要とするため、肝臓は糖をグリコーゲンとして合成・貯蔵し、必要なときには再び分解し糖として供給しています。貯蔵したグリコーゲンが尽きてからも、肝臓は糖質以外の物質から糖新生を行って、糖を全身へ供給するなどして血糖値の調節を行っています。

　肝硬変の状態になると、肝臓は高度に線維化し肝細胞数が正常の3分の1以下に減少しています。有効に機能する肝細胞数が少ないこのような状態では、血中の糖を肝臓内へ取り込むことができず、特に食後高血糖になります。肝硬変がさらに進行すると肝不全状態となり、糖の貯蔵だけでなく供給もできなくなり、常に糖分を補充していないと低血糖となります[1]（表1）。

　このため、肝硬変患者にはバランスのとれた十分なカロリー（エネルギー）の食事をとることが推奨されています。特に就寝前夜食（late evening snack：LES）は、夜間の低血糖を防ぎ、栄養状態を改善することで注目されています（→ Q57）。

表1　肝臓における糖代謝と、疾患による糖代謝異常

	正常肝	肝硬変	肝不全
糖の貯蔵・供給のイメージ	グリコーゲン⇔糖	肝細胞が線維化／糖	ほとんどの肝細胞が機能不全／糖
食後血糖値の推移	（血糖値／時間）	（血糖値／時間）	（血糖値／時間）
糖代謝能	● 必要に応じて糖を貯蔵・供給 ● 食後血糖値は一定範囲内	● 糖の貯蔵能が低下 ● 食後高血糖に	● 糖の貯蔵・供給ができなくなる ● 常に糖分の補充が必要

薬物代謝が落ちているため、投薬には注意が必要

　肝臓はさまざまな物質を合成したりもしく、代謝する機能を果たしており、薬剤も代謝を受ける物質の1つです。

　薬剤は全身の血液循環を経由して目的臓器や組織に到達します。なかでも経口投与された薬剤は、消化管から吸収されると、まず門脈を経て肝臓を通過し、大幅に代謝され分子構造が変化します。その後、体循環に入り、やがて尿や便などに排泄されます。

　経口投与以外の経路で投与された薬剤は、直接体循環に入り、その血流の一部は肝臓に向かい、肝臓を通過するたびに一部が代謝されて同様に排泄されます。

　肝臓の機能が低下すると薬剤代謝機能も低下し、なかなか薬剤を体内から排泄できない状況に陥ります。

　肝硬変患者の60〜80％は糖代謝異常を示し、10〜15％は糖尿病を発症するといわれています。その際、高血糖状態に対する治療で経口血糖降下薬を服用する場合がありますが、前述の肝臓の薬剤代謝機能低下により薬剤効果が遷延し、低血糖を起こすこともあります。病態に応じた血糖コントロールのためにも、糖尿病内科との連携が重要となります。

引用・参考文献
1) 松本昌博：肝疾患へのアプローチ．田中榮司，宮川眞一，角谷眞澄編，肝疾患クリニカルスタンダード，文光堂，東京，2010：21.
2) 医療情報科学研究所著：イメカラ肝・胆・膵．メディックメディア，東京，2016.

Part 1 疾患別のギモン

疾患のポイントをおさえよう

10 肝がん

木岡清英

肝がんは肝臓（図1）から発生した「原発性肝がん」と、ほかの臓器のがんが肝臓に転移した「転移性肝がん」に分類されます。本稿では「原発性肝がん」の大部分（約95％）を占める「肝細胞がん（以下、肝がん）」について述べます。

原因　肝炎ウイルスの持続感染が多い

肝がん患者の約70％がC型肝炎ウイルスの持続感染、約15％がB型肝炎ウイルスの持続感染に起因します。

危険因子は男性、高齢、アルコール多飲、脂肪肝（肥満・糖尿病）です。ほかに、ピーナッツなどに生えるカビが産生するアフラトキシン、ホルモン製剤（特に経口避妊薬）も肝がんの誘因と考えられています。最近は非アルコール性脂肪性肝炎（non-alcoholic steatohepatitis：NASH）も誘因として注目されています。

主な症状　黄疸、腹水など

「肝臓は沈黙の臓器」といわれるように初期の肝がんは無症状で、自覚症状からの発見は困難です。進行すると肝機能が低下し、黄疸や腹水が出現します。また、肝がんが破裂すると、腹痛や血圧低下が起こります。

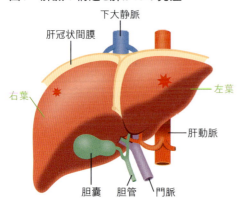

図1　肝臓の構造と肝がんの発症

肝がんは好発部位は特になく、肝臓のどこにでも発症する（★）。
①がんの個数（単発か否か）、②大きさ（2cm以下か否か）、③脈管侵襲の有無、さらにリンパ節転移や遠隔転移の有無に応じて進行度を分類し[1]、治療法を選択する（→ Q59）。

〖検査・診断〗 超音波検査、腫瘍マーカー、dynamic CT/MRI

肝がんの「超高危険群はB型およびC型肝硬変」で、「高危険群はB型慢性肝炎・C型慢性肝炎およびB・C型以外の肝硬変」です。危険因子をもつ患者は肝がん早期発見のための定期検査が必要です。早期発見のための定期検査では、1～3か月ごとの血液検査（腫瘍マーカー）と、3～6か月ごとの腹部超音波検査を実施します。

腹部超音波検査で肝腫瘍を認めた場合や腫瘍マーカーが上昇した場合は、dynamic CTまたはdynamic MRI検査（図2）を行って診断します。

腫瘍マーカーから肝がんを疑うのは、①AFP 持続高値または200ng/mL以上、②PIVKA Ⅱ 40mAU/mL以上、③AFP-L3分画 15%以上の場合です。このいずれかを認めた場合は、腹部超音波検査で肝腫瘍を検出できなかったとしても、dynamic CTまたはdynamic MRI検査を行う必要があります。

〖治療〗 肝切除、経皮的局所治療、肝動脈塞栓術

肝がんは早期でも肝硬変を合併していて肝予備能（➡ Q59）が低下していると、手術ができないことがあります。手術などの根治的治療を行っても、ウイルス性肝炎を合併していることが多いため、1年で約20%、5年で約80%が再発します。その反面、手術以外にも有効な治療法があり、再発しても肝予備能がよければ、繰り返し治療を行うことができます。

肝がんの主な治療法としては、①肝切除（手術）、②肝がんに細い針を刺してラジオ波で焼灼する経皮的ラジオ波焼灼療法（radiofrequency ablation：RFA）、またはアルコールを注入してがんを破壊する経皮的エタノール注入療法（percutaneous ethanol injection therapy：PEIT）といった経皮的局所治療、③肝がんに栄養を供給している肝動脈を塞栓して、がんを壊死させる肝動脈塞栓術（transcatheter arterial embolization：TAE）の3つがあります。

引用文献
1） 日本肝癌研究会編：臨床・病理 原発性肝癌取扱い規約 第6版. 金原出版, 東京, 2015：26.

図2　dynamic MRIによる中分化型肝がんの検査画像

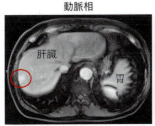
動脈相

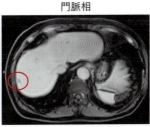
門脈相

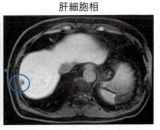
肝細胞相

「動脈相で多血性かつ門脈相で染まり抜け」を示す腫瘍像（○部）を認めた場合、肝がんと診断する（dynamic CTの場合も同様）。肝細胞相では欠損像（○部）をみる。

10 肝がん

Q59 手術、RFA、PEIT、TAEなど治療法はいくつかあるけれど、どのように決めているの？

A いずれの治療法にも長所と短所があり、肝予備能や転移の有無などを指標に、ガイドラインに沿って判断します。

医師
木岡清英

肝切除（手術）は治療効果が確実

肝切除（手術）は治療効果が確実で、大きいがんにも対応できる長所がある反面、体への負担が最も大きい治療法です。最近、腹腔鏡下に肝切除ができるようになり、その負担は少し軽減されてきています。

経皮的局所治療（RFA、PEIT）は初期のがん治療向き

肝がんの周囲に治療安全域を確保しやすい経皮的ラジオ波焼灼療法（radiofrequency ablation：RFA）が主として行われています。超音波ガイド下に、肝がんに細い針を刺して、ラジオ波で焼灼する術式です。小さい肝がんであれば治療効果は確実で、体への負担が最も少ない治療法です。しかし大きい肝がんや個数が多い場合は適応になりません。

同様に細い針を刺してアルコールを注入する経皮的エタノール注入療法（percutaneous ethanol injection therapy：PEIT）も行われます。ただし、RFAのほうがPEITよりも局所制御能が高いため、肝がんの経皮局所治療の主流はRFAになっています。肝がんが太い脈管や消化管などに接していて、RFAが危険な場合、その代替としてPEITを行います。

肝動脈塞栓術は広範囲向き

肝動脈塞栓術（transcatheter arterial embolization：TAE）は、がんに栄養を供給している肝動脈を塞栓してがんを壊死させます。

多発する肝がんも1度で治療できますが、治療効果が不確実となる短所があります。また、塞栓範囲が広い場合、肝機能が悪化することもあります。

進行がんには化学療法

肝外転移や脈管侵襲を伴う高度進行肝がんに対しては、分子標的薬（ソラフェニブ）が使用できるようになっています。

いずれの治療法にも長所と短所があり、肝障害度やChild-Pugh（チャイルド-ピュー）分類を指標とした肝予備能の評価（表1、表2）[1]、肝がんの個数や大きさ、脈管侵襲の有無、肝外転移の有無、年齢や合併症などを考慮して最も適した治療法を選択します（図1）[2]。

引用文献
1) 日本肝癌研究会編：臨床・病理 原発性肝癌取扱い規約 第6版．金原出版，東京，2015：15-16．
2) 日本肝臓学会編：科学的根拠に基づく肝癌診療ガイドライン2013年度版．金原出版，東京，2013：14-16．

図1 エビデンスに基づく肝細胞癌治療アルゴリズム

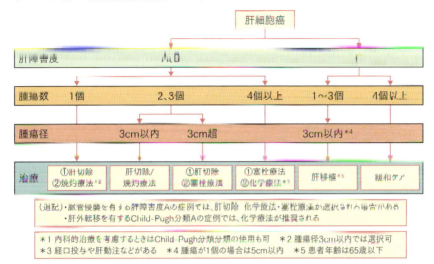

日本肝臓学会編：科学的根拠に基づく肝癌診療ガイドライン2013年度版．金原出版，東京，2013：15．より転載

表1 肝予備能の評価：肝障害度

肝障害度	A	B	C
腹水	ない	治療効果あり	治療効果少ない
血清ビリルビン値（mg/dL）	2.0未満	2.0～3.0	3.0超
血清アルブミン値（g/dL）	3.5超	3.0～3.5	3.0未満
ICG R$_{15}$（％）	15未満	15～40	40超
プロトロンビン活性値（％）	80超	50～80	50未満

臨床所見，血液生化学所見により3度に分類する．各項目別に重症度を求め，そのうち2項目以上が該当した肝障害度をとる．
注：2項目以上の項目に該当した肝障害度が2か所に生じる場合には，高いほうの肝障害度をとる．例えば，肝障害度Bが3項目，肝障害度Cが2項目の場合には，肝障害度Cとする．また，肝障害度Aが3項目，BとCがそれぞれ1項目の場合は，Bが2項目相当以上の肝障害と判断して，肝障害度Bと判定する．
日本肝癌研究会編：臨床・病理 原発性肝癌取扱い規約 第6版．金原出版，東京，2015：15．より転載

表2 肝予備能の評価：Child-Pugh分類（肝硬変の重症度分類）

	1点	2点	3点
肝性脳症	ない	軽度	ときどき昏睡
腹水	ない	少量	中等量
血清ビリルビン値（mg/dL）	<2.0	2.0～3.0	>3.0
血清アルブミン値（g/dL）	>3.5	2.8～3.5	<2.8
プロトロンビン時間*（％）（INR**）	>70 <1.7	40～70 1.7～2.3	<40 >2.3

* プロトロンビン時間は％かINRのどちらかを選択
** international normalized ratio；国際標準化比
各項目のポイントを加算し，A（軽症）～C（重症）の重症度を判定する．
A：5～6点，B：7～9点，C：10～15点
日本肝癌研究会編：臨床・病理 原発性肝癌取扱い規約 第6版．金原出版，東京，2015：15．より改変して転載

10 肝がん

Q60 肝生検後に安静が必要なのはなぜ？

術後に起こりうる出血などの偶発症の予防と、早期発見のための定期観察が必要だからです。

医師
中井隆志

肝生検は体への侵襲（穿刺）を伴う検査

超音波下で行われる肝生検は、びまん性肝疾患の診断や進行度、また腫瘍の確定診断に重要な検査となります。一方で、画像診断にはない体への侵襲を伴う検査でもあります。

皮膚から腹腔内へ穿刺し、肝臓あるいは腫瘍組織の一部を採取して診断しますが、穿刺針は18〜22Gの細径針が用いられます。慢性肝疾患の患者に施行することも多く、偶発症が少なからず認められます（表1）。

偶発症として、疼痛（30％）や無症候性の出血（被膜下出血など）（23％）、迷走神経反射（3％）、他臓器穿刺（0.01〜0.1％）、胆道出血（0.05％）などが報告されています[1]。なかでも重篤なものは出血であり、注意が必要です。出血は腹腔内や胸腔内、胆管内、肝被膜下などにみられます。腹腔内（0.03〜0.7％）、胸腔内（0.18〜0.49％）、胆管内（0.059〜0.2％）、肝内あるいは肝被膜下（0.59〜23％）とされています[2]。

合併症全体の60％が処置後2時間以内にみられる

肝生検後に一定時間の安静が必要であるのは、出血の予防のため、および、これらの偶発症がみられやすい検査後数時間において、定期的な観察が必要であるからです。合併症全体の約60％が処置後2時間以内にみられ、腹腔内出血に関しては処置後2〜3時間以内に明確になるとされています[2]。

また、生検後早期は、血圧変動や悪心などの消化器症状がみられやすい時間であり、十分な安静臥床が必要となります。

当院では、肝生検後4時間はベッド上安静とし、症状がなく、血圧変動などがなければ、その後はトイレ歩行のみ安静を解除しています。

表1 肝生検における偶発症

- 疼痛
- 腹腔内出血
- 胸腔内出血（血胸）
- 胆道出血
- 肝被膜下血腫
- 気胸
- 迷走神経反射
- 多臓器穿刺

引用文献

1) Grant A, Neuberger J. Guidelines on the use of liver biopsy in clinical practice．（British Society of Gastroenterology）．*Gut* 1999；45（Suppl 4）：1-11.
2) Mical S. Campbell, Lennox J. Jeffers, K. Rajender Reddy：Liver Biopsy and Laparoscopy. Eugene R. Schiff, Michael F. Sorrell, Willis C. Maddrey. SCHIFF'S DISEASES OF THE LIVER. volume one. John Wiley & Sons, New Jersey, 2007：64.

10 肝がん

Q61 薬は肝臓で代謝されるけれど、術後使用しないほうがいい薬はある？

A 手術後、肝機能低下時に注意する薬があります。

薬剤師
橋下寛樹

抗血栓薬や分子標的薬は術後一時的に使用禁止

抗血栓薬や血管新生を抑える分子標的薬など、術後しばらく止める薬はありますが、問題なければ再開します。

術後大幅に肝機能が落ちることが想定される手術（肝がん摘出手術で摘出範囲が大きい場合など）は、服用薬で肝代謝の影響が大きい薬があれば変更・減量を考えることもあります。例えば、初回通過効果が大きく、肝血流量に影響を受けやすいプロプラノロール、ニフェジピン、ベラパミルなどや、肝酵素依存性の高いジアゼパムやテガフールなどが挙げられます。

経皮的ラジオ波焼灼療法（radiofrequency ablation：RFA）などの局所療法であれば、基本的に肝機能低下への影響が低いため、現行服用薬の変更・減量までは考える必要はありません。

肝機能の低下に伴い薬物代謝能も低下する

腎機能の指標としては、クレアチンや糸球体濾過量（glomerular filtration rate：GFR）などの値において、薬の減量についての基準が示されています。しかしながら、肝代謝の指標については、明確な基準はありません。

肝硬変初期の代償性肝硬変の場合は、薬剤の減量はせずに投与できることもありますが、進行に伴い減量・中止する必要があります。肝予備能の指標としてはチャイルド-ピュー分類があります（→Q59）。肝予備能は減量・中止の明確な基準ではありませんが、肝臓での代謝能の目安にはなると考えます。

肝臓の線維化が進むなどで、胆汁のうっ滞が生じている場合は、胆汁排泄型の薬剤（セフォペラゾン、リファンピシンなど）のクリアランスが低下するため、注意が必要です。

また、肝機能低下に伴い、血中アルブミンが低下している場合、タンパク結合率の高い薬は遊離型が多くなり、薬効が増強するリスクがあるため、注意が必要な薬剤（副腎皮質ホルモン、テオフィリンなど）もあります。

非代償性肝硬変に近い状態ならば、薬剤の禁忌項目に「重篤の肝障害」の記載があるものについては、使用しないことが重要です。

参考文献
1) 石井公道監修，矢後和夫，佐川賢一編：肝機能低下時の薬剤使用ガイドブック．じほう，東京，2004．
2) 峰村正美，渡辺明治：肝病態における薬物代謝．BIO Clinica 2000；15（7）：61-68．

Part 1　疾患別のギモン

疾患のポイントをおさえよう

11　胆道炎

村田哲洋

胆道炎とは、肝臓でつくられた胆汁が十二指腸に流れる経路である胆管内、もしくは、胆汁を貯蔵しておく胆嚢内に、急性の炎症が発生した病態です（図1）。重症化すると敗血症などを引き起こすこともあり、注意が必要です。

【原因】 結石や狭窄・閉塞

急性胆管炎の主な原因は総胆管結石、腫瘍による胆管狭窄、良性胆管狭窄などです。胆道閉塞（胆汁うっ滞）と胆汁中の細菌増殖（胆汁感染）によって起こります。

急性胆嚢炎の原因の90〜95％は胆嚢結石です。結石の嵌頓による胆嚢管閉塞と、胆嚢内胆汁うっ滞によって、炎症が引き起こされます。

【主な症状】 発熱や腹痛
マーフィー徴候は急性胆嚢炎の大きな特徴

急性胆管炎は発熱、黄疸、右上腹部痛が典型的な症状ですが、発熱や腹痛は80％以上にみられるのに対して、黄疸は60〜70％に認める程度といわれています[1]。

急性胆嚢炎の最も典型的な症状は右季肋部痛ですが、心窩部痛を訴えることもあります。触診で炎症のある胆嚢を触知した際に、痛みを訴えて呼吸が完全に行えなくなる状態をマーフィー徴候といいます。その他の症状には悪心・嘔吐、発熱などがあります。

【検査・診断】 血液検査、画像診断（超音波検査・CT）

急性胆管炎では、血液検査で感染による炎症所見（白血球数増加、CRP高値）や胆汁うっ滞による黄疸（高ビリルビン血症）、胆道系酵素（ALP、γ-GTP、LAP）の上昇が認められます。また肝障害もしばしば併発し、肝逸脱酵素（AST、ALT）の上昇がみられます。画像診断としては超音波検査やCT検査を行います。胆管拡張の有無や、胆管閉塞の原因となる胆石、腫瘍がないかどうか診断します。

急性胆嚢炎では、血液検査で感染による炎症所見（白血球数増加、CRP高値）が認められます。肝・胆道系酵素の上昇や高ビリルビン血症は必ずしも認められません。

画像診断としては超音波検査やCT検査を行います。胆嚢腫大、胆嚢壁の肥厚が特徴的な所見です（図2）。また、胆石や胆泥の有無を診断します。

図1 胆嚢炎と胆管炎

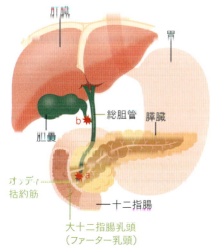

a. 急性胆管炎：総胆管の一部が閉塞。胆汁うっ滞により肝機能障害を合併することもある。
b. 急性胆嚢炎：胆嚢管が閉塞し、胆嚢内に胆汁うっ滞が生じる。

図2 胆嚢炎、胆管炎のCT検査画像

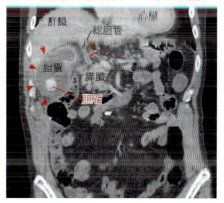

胆石性胆嚢炎（▲）：胆嚢は緊満し、内部に胆石を有する。胆嚢周囲に脂肪濃度の上昇がみられる。
胆管炎（↑）：総胆管の胆管壁が炎症性に肥厚しており、胆管炎の合併が認められる。

[治療] 絶食、輸液、抗菌薬、鎮痛薬、ドレナージ

絶食、輸液、抗菌薬、鎮痛薬*が基本的初期治療です。

急性胆管炎では、重症度に応じて、早期の胆管ドレナージ術が必要になってきます。胆管ドレナージ術とは、胆管内に貯留した感染胆汁を胆管外に誘導する方法です。体内（腸管内）に誘導する内瘻術と体外に誘導する外瘻術の2つに大別されます。

①内瘻術：内視鏡的胆道ステント留置（endoscopic biliary stenting：EBS）
②外瘻術：内視鏡的経鼻胆道ドレナージ（endoscopic nasobiliary drainage：ENBD）、経皮経肝胆管ドレナージ（percutaneous transhepatic cholangial drainage：PTCD）

急性胆嚢炎では、早期の胆嚢摘出術が望ましいですが、手術リスクの高い患者（高齢者や合併症を有する患者など）には胆嚢ドレナージ術が有用となります。外瘻術である経皮経肝胆嚢ドレナージ（percutaneous transhepatic gallbladder drainage：PTGBD）が標準的ドレナージ方法です。

*塩酸モルヒネに代表される麻薬性鎮痛薬や、その類似薬であるペンタゾシンなどは、胆汁の排出量を調節するオッディ括約筋の収縮作用をもち、胆道内圧が上昇する可能性があるので、特に胆管炎の場合は慎重な投与を要します。

引用文献
1) 急性胆管炎・胆嚢炎診療ガイドライン改訂出版委員会編：急性胆管炎・胆嚢炎診療ガイドライン2013. 医学図書出版, 埼玉, 2013：63.

11 胆道炎

Q62 ERCPの2〜3時間後に採血するのはなぜ？

A ERCP後の偶発症である急性膵炎や出血を早期に見つけるためです。

医師
山崎智朗

ERCP後の偶発症は重症化すると命にかかわることも

内視鏡的逆行性膵胆管造影（endoscopic retrograde cholangiopancreatography：ERCP）とは、経口的に内視鏡を挿入し十二指腸乳頭まで到達したあと、内視鏡の鉗子口から出した細いカテーテルを膵管や胆管へ挿入し、造影を行う検査です。ERCPを用いた関連手技は、総胆管結石の採石や悪性腫瘍による閉塞性黄疸のドレナージなど、多岐にわたっています。ERCP関連手技の偶発症には、急性膵炎、胆管炎、出血、腸管穿孔などがあり、その頻度は決して少なくありません[1,2]。

これらの偶発症はいずれも重症化すると命にかかわることがあり、早期に治療が必要なため、できるだけ早く診断しなくてはなりません。そのため、ERCPの2〜3時間後に採血を行い、アミラーゼやヘモグロビン、白血球、CRPなどを測定し、偶発症が起こっていないか、その徴候がないかを調べる必要があります。

高アミラーゼ血症の際は急性膵炎を疑う

ERCP後の偶発症では、特に急性膵炎の頻度が高く、ERCP関連の手技を行うと数％程度は生じるといわれています[3]。ERCP後膵炎の診断には、24時間以上続く腹痛・背部痛と、高アミラーゼ血症（正常値の3倍以上）が一般に用いられているため、血清アミラーゼの測定を行います。

もちろん血液検査だけではなく、腹痛・背部痛、発熱、尿量低下などの身体所見の変化にも気を配る必要があります。

ERCP後膵炎と診断されれば、十分な輸液を行い、タンパク質分解酵素阻害薬や抗菌薬の投薬を行います。また、疼痛コントロールも併せて行っていきます。尿量や血圧の低下などが出現した場合は、透析や人工呼吸などの集中治療が必要になることもあります。

引用文献
1) 真口宏介, 平田信人, 岡崎和一：ERCP. 日本消化器内視鏡学会監修, 日本消化器内視鏡学会卒後教育委員会編, 消化器内視鏡ハンドブック, 日本メディカルセンター, 東京, 2012：390-400.
2) 髙田忠弘編：急性膵炎診療ガイドライン2010 第3版. 金原出版, 東京, 2009：137-146.
3) 芳野純治, 五十嵐良典, 大原弘隆, 他：消化器内視鏡関連の偶発症に関する第5回全国調査報告—2003年より2007年までの5年間—. 日本消化器内視鏡学会雑誌 2010；52：95-103.

11 胆道炎

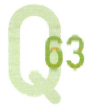

Q63 閉塞性黄疸の内視鏡的胆道ドレナージと経皮経肝胆管ドレナージは、どのように使い分けているの？

A 内視鏡的胆道ドレナージ（EBD）が第一選択ですが、実施できなければ経皮経肝胆管ドレナージ（PTCD）を行います。

周防舞仁
根引浩子

胆管の閉塞により黄疸が生じる

総胆管結石や膵臓がん、胆管がんなどで胆管が閉塞すると、胆汁が消化管へ排泄されず黄疸が出現します。これを閉塞性黄疸と呼び、放置すれば胆管炎や肝障害などさまざまな臓器障害を生じるため、胆道ドレナージが必要です。

生理的で苦痛が少ないのはEBS ENBDは検体採取や胆管洗浄が可能

内視鏡的胆道ドレナージ（endoscopic biliary drainage：EBD）が低侵襲であることから第一選択とされ[1, 2, 3]、内視鏡的胆道ステント留置術（endoscopic biliary stenting：EBS）および内視鏡的経鼻胆道ドレナージ（endoscopic nasobiliary drainage：ENBD）が含まれます（表1）。EBDの実施例を表2に示します。

1. EBS

EBSは胆管にプラスチックや金属のステントを留置する手技です。留置後の患者の苦痛が少なく、胆汁が消化管に排泄されるため生理的です。ステントの脱落や閉塞により胆管炎が起こる可能性があるため、注意が必要です。

プラスチックステントは原因によらずドレナージに用いられますが、金属ステントよりも開存期間は短いです。一方、金属ステントは悪性腫瘍による狭窄にのみ保険適応があります。

2. ENBD

ENBDは胆管に挿入したチューブを鼻から出し、胆汁を体外に排出します。留置後にも胆汁の培養や細胞診などの検体を採取したり、排液の性状や量の把握、胆管の洗浄や造影が可能です。しかし、留置に伴う不快感のため長期管理には向かず、積極的なドレナージが必要な胆管炎や術前の症例に限られます。

EBDが不可能であればPTCD

上部消化管の解剖学的な異常や術後の再建、腫瘍による狭窄・閉塞などで内視鏡が十二指腸乳頭まで到達できなかったり、胆管に処置具を挿入できない場合は、EBDが不可能なので、その際は経皮経肝胆管ドレナージ（percutaneous transhepatic cholangial drainage：PTCD）を行います（表1）。体表から肝内胆管を穿刺して、ドレーンを胆管へ誘導します。

なお、近年ではバルーン内視鏡を用いることで、術後再建例でもEBDが可能となっています。

表1　各ドレナージ法の特徴

	EBS	ENBD	PTCD
留置法	内視鏡下に胆管内にステントを留置	内視鏡下に胆管内にチューブを留置し、鼻から出す	超音波下に体外から肝内胆管を穿刺しドレーンを留置
メリット	● 胆汁が消化管に排泄されるため生理的 ● 患者への苦痛が少ない	● 胆汁培養や細胞診が可能 ● 排液の量や性状の把握が可能 ● 胆管洗浄が可能	● EBDが不可能なときにドレナージ可能
デメリット	● ステントの脱落・閉塞により胆管炎が生じる可能性がある	● 留置に伴う不快感がある ● 自然抜去や自然脱落の可能性がある	● 処置後に体動制限がある
起こりうる合併症	急性膵炎、出血、消化管穿孔、胆管炎	急性膵炎、出血、消化管穿孔、胆管炎	出血

表2　EBDの実施例

	EBS		ENBD
実施例	総胆管結石症例に対してプラスチックステントを挿入	膵がん症例に対して金属ステントを挿入	胆管がんの術前にENBDを実施
内視鏡画像	プラスチックステント	金属ステント	チューブ
X線透過像			

引用文献

1) 急性胆管炎・胆嚢炎診療ガイドライン改訂出版委員会編：急性胆管炎・胆嚢炎診療ガイドライン2013. 医学図書出版，埼玉，2013：138-139.
2) 日本肝胆膵外科学会，胆道癌診療ガイドライン作成委員会編：エビデンスに基づいた胆道癌診療ガイドライン　改訂第2版. 医学図書出版，埼玉，2015：58-60.
3) 日本膵臓学会膵癌診療ガイドライン改訂委員会編：膵癌診療ガイドライン　2016年版. 金原出版，東京，2016：196-197.

11 胆道炎

Q64 PTCD、PTGBD挿入後に安静が必要な理由は？

A 穿刺に伴い血管損傷による出血の危険や、体動によるチューブ逸脱の危険があるからです。

医師
臼井大介
清水卓利

処置後の安静は4時間～翌日まで

経皮経肝胆管ドレナージ（PTCD）や経皮経肝胆嚢ドレナージ（PTGBD）は、超音波誘導下に肝臓を経由して胆管もしくは胆嚢を穿刺する手技であり、血管損傷による胆道出血や腹腔内出血が生じる可能性があります[1]。

また、腹壁と肝臓は固定されていないので、挿入の位置によっては深呼吸や体位変換などでチューブが抜けてしまうことがあります。チューブが抜けると胆汁が腹腔内に漏れて腹膜炎を起こすことがあります。

これらは起こると重篤な状態に陥る可能性があるため、処置後は安静にしておく必要があります。血圧や脈拍などのバイタルサインのチェック、腹痛の有無、排液の性状の確認が必要です。ドレーン排液が血性でなくても腹腔内に出血している場合があるため、血圧低下などの異常には注意します。固定の糸やテープが緩んでいないか、チューブの固定状況を常に確認することも重要です[2]。

処置後の安静時間は、4時間から翌日までが一般的ですが、チューブの状況によって異なります。チューブの留置距離や呼吸性変動の程度、狭窄部位とチューブ先端の位置関係（図1）などによって異なるため、医師に安静の程度や観察点を確認するようにしましょう。安静には患者の協力も必要となりますので、家族も含め安静の必要性や注意点など、前もって理解が得られるように説明しましょう。

引用文献
1) 辻修二郎, 糸井隆夫, 森安史典：経皮経肝胆管ドレナージ（PTCD）・経皮経肝胆嚢ドレナージ（PTGBD）. プロフェッショナルがんナーシング 2014；4（1）：18-19.
2) 高橋祐, 梛野正人：PTBDチューブ. 消化器外科NURSING 2012；17（7）：716-719.

図1　PTCDチューブを用いた透視画像

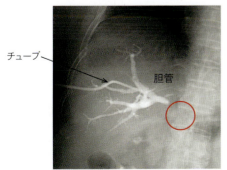
チューブ先端が閉塞部（○部）より手前にある。

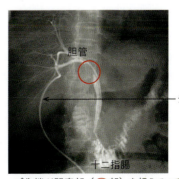
チューブ先端が閉塞部（○部）を超えている。

11 胆道炎

Q65 ENBDやPTCDのチューブ内に空気が入るとよくないの？ どのような点に注意して観察したらいいの？

A 胆管と腸管は交通しているため、チューブ内に空気が入っても問題はありません。排液の量や性状の変化には注意しましょう。

医師
田嶋哲三

極端に空気流入が多い場合は医師に相談

ENBDやPTCDは、胆管内にチューブを留置し、うっ滞した胆汁を体外へ排出するための処置です（➡Q63）。

通常、チューブ内は胆汁で満たされていますが、胆管と腸管は交通しているため、腸管内の空気が胆管内にも流入することがあります。そのため、チューブ内にも空気を認める場合があり、空気が入っていても問題はありません。

ただし、チューブ内の空気の量が極端に多い場合は、チューブが胆管内から逸脱している可能性があります。また、胆道ドレナージのように受動的ドレナージを行っている場合は、サイフォンの原理（図1）を利用しているため、排液バッグは必ず体より低い位置に置くようにする必要があります。チューブ内の空気が多いと、サイフォンの原理がはたらかなくなってドレナージ不良となることもあります。これらの場合は医師に相談してください。

排液量の急激な変化や浮遊物には注意

観察すべき点としては、排液の量や性状の変化を見逃さないことが重要です。例えば、排液量の急激な減少や性状の変化、モロモロとした浮遊物の増加などを認めた場合は、チューブ閉塞や、逸脱している可能性が考えられます。

そのような変化があれば、まずは、体外のチューブが屈曲していないか、排液バッグが体より高い位置にないかどうかを確認してください。それらに問題がなければ、医師に相談し、チューブ洗浄で閉塞の有無を確認したり、X線画像によるチューブ位置の確認をしてもらいましょう。

図1 サイフォンの原理

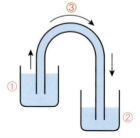

液体を高い位置にある出発点①と低い位置にある目的地②を管でつないで流すとき、途中で出発点より高い地点③があっても、管内が液体で満たされていればポンプでくみ上げる必要なく自然に流れ続ける現象。

11 胆道炎

Q66 減黄術を行うと便の色はどうなるの？

A ドレナージ法によって色の変化は異なります。

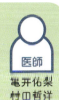
医師
亀井佑梨
村田哲洋

胆汁排泄が体外なら灰白色、体内なら茶色に

減黄術とは、胆汁の逃げ道をつくることです。ドレナージ方法としては、外瘻法（チューブを通して胆汁を体外に排出：PTCD、ENBD）と、内瘻法（胆管の狭窄・閉塞部位にステントを挿入し、腸管に胆汁を排出：EBS）があります[1]（表1）。

正常な便の色が茶色なのには胆汁が関係しています。胆汁の構成要素の1つにビリルビンが含まれています（→ Q26）。そのため、ビリルビンが腸へうまく排泄されないと、便が白色に変化します（図1）。これを灰白色便と呼びます。

外瘻法では、体外に胆汁を排出するため、便の色に変化はなく、灰白色のままです。しかし、内瘻法では、胆汁を体内に排出するため、便の色が茶色に戻ってきます。

引用文献
1) 辻野武, 伊佐山造通, 小池和彦：内視鏡的胆道ドレナージ手技の基本. 胆と膵 2013；34（特大号）：779-785.

図1 便器内の灰白色便

胆汁（ビリルビン）を体外に排出する処置を行った際は、便（○部）は白色となる。

表1 胆道ドレナージ方法

外瘻法		内瘻法	
PTCD	超音波ガイド下に体外から肝内胆管を穿刺してチューブを挿入し、胆汁を体外へ排出する	EBS	内視鏡を用いて、①チューブ断端の片方を胆管内に、②もう片方を十二指腸内に留置し、胆汁を腸管内へ排出する
ENBD	内視鏡を用いて、十二指腸乳頭部から胆管内へチューブを挿入し、そのチューブを鼻から体外へ誘導して胆汁を排出する		

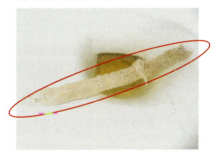

11 胆道炎

Q67 肝臓と胆道系の血液検査の項目にはそれぞれどのような意味があるの？

A 肝逸脱酵素の上昇は肝細胞の障害を、胆道系酵素の上昇は胆管の障害を意味します。優位に上昇しているほうを主な原因として考えます。

医師
川﨑靖子

肝臓で合成された胆汁は胆管を通って十二指腸に排泄される

　胆管は肝細胞と肝細胞の間に存在する病理レベルの微細な毛細胆管から始まり、合流を繰り返して太い胆管になり、肝外で胆嚢と胆嚢管で合流し総胆管になります。総胆管は膵臓頭部を貫通し、十二指腸乳頭で主膵管と合流し、十二指腸に開口します。胆嚢と胆管を合わせて胆道と呼び、ここが胆汁の通り道になります（図1）。

胆道系酵素の上昇は胆汁うっ滞を意味する

　胆道系酵素（ALP、LAP、γGTP）の優位な上昇は、胆管の直接あるいは間接的な障害による胆汁うっ滞を意味します。病理レベル

表1　肝胆道系酵素による鑑別診断

優位に上昇する検査項目	障害部位	主な肝胆道系関連疾患例
肝逸脱酵素 AST（GOT） ALT（GPT）	肝細胞	● 肝炎・肝硬変（肝細胞障害型）：ウイルス性肝炎など
胆道系酵素 ALP、LAP、γGTP	胆管細胞	①肉眼レベルの胆管狭窄や閉塞が認められるもの ● 肝内～総胆管結石、肝内胆管がん（胆管細胞がん）、総胆管がん ● 膵頭部がん、十二指腸乳頭部がん、肝がんの胆管浸潤・圧迫 ● 胆管にまで炎症が及んだ胆嚢炎 ● 原発性硬化性胆管炎（large duct type）、IgG4関連硬化性胆管炎 ②病理レベルの胆管障害が認められるもの ● 原発性胆汁性胆管炎、原発性硬化性胆管炎（small dyct type） ● 肝炎・肝硬変（胆汁うっ滞型）：薬剤性肝炎、進行した肝硬変など

AST（aspartate aminotransferase）：アスパラギン酸アミノトランスフェラーゼ　GOT（glutamic oxaloacetic transaminase）：グルタミン酸オキサロ酢酸トランスアミラーゼ　ALT（alanine aminotransferase）：アラニンアミノトランスフェラーゼ　GPT（glutamic pyruvic transaminase）：グルタミン酸ピルビン酸トランスアミナーゼ　ALP（alkaline phosphatase）：アルカリホスファターゼ　LAP（leucine amino peptidase）：ロイシンアミノペプチダーゼ　γGTP（γ-glutamyltrans peptidase）：γ-グルタミルトランスペプチダーゼ

と肉眼レベルの胆管障害に分かれます（表1）。

　まず画像検査（超音波、CT、MRI）を施行し、胆管の障害部位と原因を検索します。胆管拡張は、肉眼レベルの胆管狭窄や閉塞の存在を示唆します。例えば、膵頭部がんの場合、腫瘍が大きくなるにつれて主膵管拡張だけでなく総胆管も圧迫や浸潤によって胆汁の流れがうっ滞し、画像診断の際に、主膵管や腫瘍より肝側の胆管が著明に拡張している様子がみられます（図2）。結石や腫瘍そのものが描出されて診断できることもよくあります。

　画像上、病変や胆管の拡張を認めない場合、病理レベルの胆管障害を疑います。肝の変形や門脈圧亢進所見がある場合、肝硬変を考えます。画像や血液検査で診断がつかない場合、肝生検を施行することもあります。

　他の特徴として、結石が原因の場合、右季肋部痛を認めること、胆管炎を併発している場合、発熱や炎症所見を伴うこと、閉塞性黄疸の場合、直接型ビリルビンが上昇することが診断に役立ちます。また、γGTPのみが著明に上昇している場合は、胆管障害よりアルコール性肝障害を第一に考えます。

肝逸脱酵素のみの上昇の場合胆道系の障害は否定される

　胆汁うっ滞によって肝細胞も多少傷害を受けるため、胆道系酵素が上昇している場合、肝逸脱酵素（AST、ALT）もある程度異常を示すことが多いです。肝逸脱酵素のみが上昇している場合は、障害部位が肝細胞のみにとどまっていることを意味するため、胆道系の障害は否定されます。

参考文献
1) 飯野四郎：肝機能検査．戸田剛太郎，清澤研道，沖田極，他編，肝臓病学，医学書院，東京，1998：139-145．
2) 小山里香子：個々の肝機能検査値の意義と読み方，注意点．虎の門病院肝機能検査研究グループ著，肝機能検査　日本消化器病学会ガイドライン準拠，診断と治療社，東京，2007：13-34．

図1　胆道系

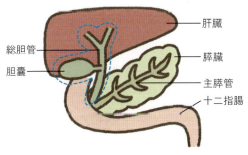

◯部が胆道系。

図2　腫瘍による胆管・膵管拡張イメージ

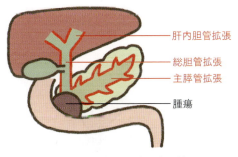

膵頭部がんの場合、原因となる病変（腫瘍）と、それより肝側の胆管拡張を認める。

11 胆道炎

Q68 胆管切石術の後にTチューブを挿入する場合とCチューブを挿入する場合があるけれど、どう違うの？

A 胆管結石について、術後に遺残結石の可能性がある場合にはTチューブ、完全に切石できた場合はCチューブを留置します。

医師
金沢景繁

術後の胆汁漏予防にチューブを留置

胆管結石の治療には、胆管切石術を行います。これは、胆嚢摘出後、胆管を切開して胆管結石を摘出する手術です。

胆管結石の摘出後は、胆管の縫合閉鎖が必要となります。縫合閉鎖部から術後に胆汁が漏出する可能性がありますが、その予防に胆道ドレナージチューブの留置が有用です（図1、2）。

Cチューブドレナージは単なるドレナージを目的とし、Tチューブはそれに加えて遺残結石があった場合に術後の切石ルートとして利用できます。

胆汁漏も遺残結石も予想されない症例では、胆道ドレナージチューブを留置しない一期的縫合を行うこともあります。

Cチューブは抜けやすいため固定性の確認を

Cチューブは胆汁漏予防の目的で留置します。Cチューブ留置の適応は完全に切石できている症例です。遺残結石のリスクが高い症例はTチューブの適応です。

Cチューブは胆嚢管から胆管内に約5cm挿入し留置します。付属のエラスティック縫合糸（ゴム状の弾性糸）で胆嚢管に固定します。Cチューブは非常に細く、抜けやすいため、留置後、胆嚢管との固定性を必ず確認し

図1 Cチューブの留置方法

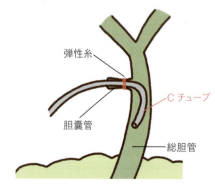

胆嚢管から胆管内にチューブを挿入。

図2 Tチューブの留置方法

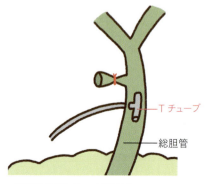

胆管を切開しチューブを挿入。

ておきます。ただし、きつく固定しすぎると抜去困難になりかねないため、慎重に確認しましょう。

術後問題がなければ、Cチューブをクランプし、胆道造影で胆汁漏と遺残結石がないことを確認した後、透視下に抜去します。抜去後、胆嚢管はエラスティック縫合糸で閉鎖されます。

Tチューブの自己抜去は緊急処置が必要になることも

Tチューブは、Cチューブと同様の胆汁漏予防の目的に加え、術後の遺残結石の可能性がある症例での切石ルート利用目的に留置します。また、胆管切開を行ったものの、胆管径が細く術後胆管狭窄が危惧される症例にも留置することもあります。

Tチューブは通常6～7mm径を使用します。Tチューブを胆管内に留置し、胆管切開部はTチューブがしっかり密着するよう縫合するので、チューブを強く引っ張らないかぎり逸脱することはありません。

術後問題がなければ、透視下に胆道造影を行い、胆汁漏と遺残結石がないことを確認し、Tチューブをクランプします。もしも問題がなければ、クランプで数日おいたら退院としています。

術後1か月経過すると、Tチューブ周囲が結合組織に覆われ、しっかりとした「瘻孔」ができます。これにより、Tチューブを抜去後、「瘻孔」から胆道鏡を挿入して遺残結石の検索や切石が可能となります（図3）。

「瘻孔」ができていないうちにTチューブが抜去されると、腹腔内に胆汁が漏れ出ることにより胆汁性腹膜炎になり、手術を含めた緊急の処置が必要となります。こういった点で、Tチューブ管理は重要で、特に高齢者に多い術後せん妄や認知症などによる自己抜去に十分留意する必要があります。

引用文献
1) 松村直樹，徳村弘実：胆道良性疾患手術の術後ドレーン．消化器外科NURSING 2015；20（11）：23-28．
2) 大塚英郎，海野倫明：みてわかる総胆管切開術．消化器外科NURSING 2008；13（6）：574-579．

図3 Tチューブの抜去前後の造影画像

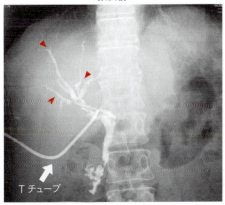

抜去前

白く映し出されている部分が胆管（▲）。

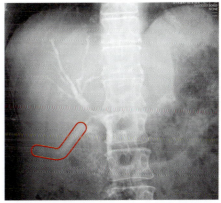

抜去後

Tチューブを挿入していた部位（〇部）が瘻孔として完成している。

Part I　疾患別のギモン

疾患のポイントをおさえよう

12　膵臓がん

清水貞利

膵臓がんは、膵管（膵液が流れる管）に悪性の腫瘍が発生する疾患です（図1）。難治がんとして知られ、近年増加傾向にあり、年間約3万人が膵臓がんに罹患し亡くなっています。

〔原因〕　糖尿病、肥満、喫煙、大量飲酒など

　膵臓がんのリスクファクターには、膵臓がんの家族歴、遺伝性膵がん症候群、膵管内乳頭粘液性腫瘍などが示されています。膵臓がん患者の既往歴では、糖尿病が最も多いといわれています。また、膵臓がんリスクを高める因子としては、肥満、喫煙、大量飲酒が指摘されています。

〔主な症状〕　初期は無症状、進行すると腹痛や背部痛、血糖コントロール悪化

　腹痛などの一般的な腹部症状以外に食欲低下、体重減少、背部痛などがありますが、膵臓がんは早い段階では特徴的な症状はありません。

　膵臓がんで胆管が閉塞すると黄疸が出現します。また、血糖コントロールが急激に悪化することもあります。このような症状がみられた際は、膵臓がんの疑いをもって検査することが重要です。

〔検査・診断〕　超音波、造影CT、内視鏡、胆管膵管造影

　超音波検査は、膵臓がんのスクリーニングに推奨されていますが、患者の体型や腫瘍の場所によって見えにくい場合があります。造影CT検査（図2）では、病変の状態や周囲の臓器への広がり、転移の有無が確認できます。

　超音波内視鏡検査では、腫瘍の広がりをより詳細に観察することができます。腫瘍の組織を調べるため、穿刺吸引細胞診を行うこともできます。内視鏡的逆行性胆管膵管造影（endoscopic retrograde cholangiopancreatography：ERCP）では、膵管の出口である十二指腸乳頭部よりカテーテルを挿入し膵管の状態を調べます（図2）。膵管内の細胞を採取することもできます。

　これらの検査を段階的に行って正確に診断していきます。

治療 根治的には手術、手術不可能な場合は化学療法と放射線療法

　治療には手術、化学療法、放射線療法があり、がんの進行の程度により、これらから治療法を選択します。

　手術は最も効果の高い治療法とされています。膵頭部側にがんが存在する場合は膵頭十二指腸切除、膵尾部側にがんが存在する場合は膵体尾部切除を行います。

　化学療法は、転移が認められる場合や、転移がなくても手術では根治が望めないと判断される場合に選択されます。また、再発予防や生存期間の延長を目的に手術後の化学療法が広く行われています。

　放射線療法は、がんが膵臓のまわりに広がっていて手術できない場合に行われ、多くは化学療法と組み合わせて行います。

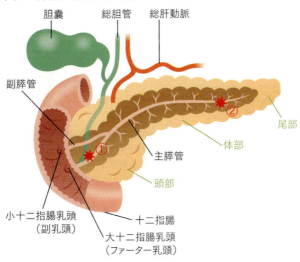

図1　膵臓の構造と膵臓がんの発症

膵頭部のがん（①★）は胆管閉塞をきたして黄疸を発症することが多く、膵体尾部のがん（②★）は無症状で経過することが多いとされている。

図2　膵臓がんの検査画像

腹部造影CT

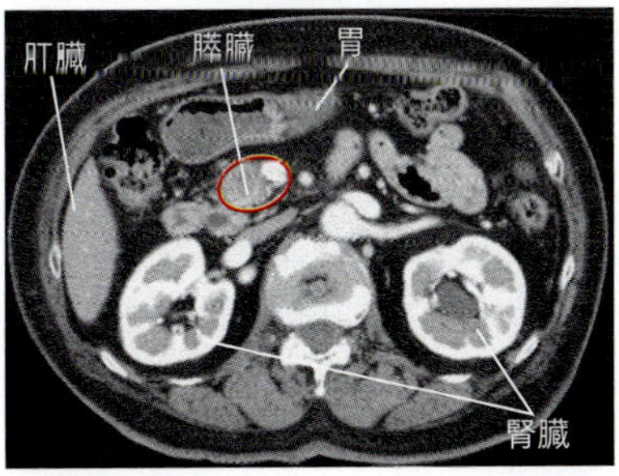

膵頭部に腫瘍を認める（○部）。腫瘍は造影されにくいため、周囲の膵臓に比べ淡黒く描出される。

ERCP

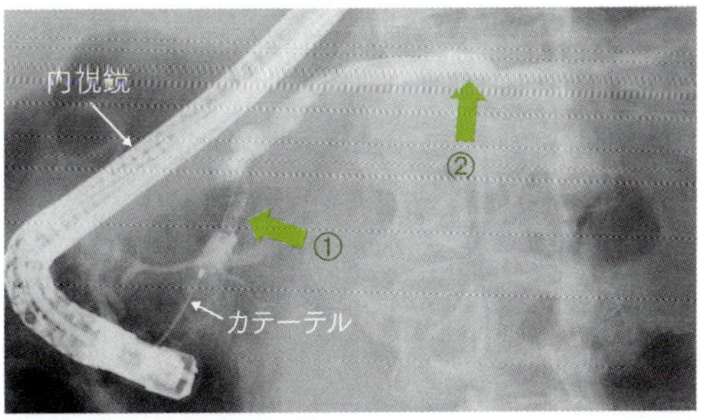

造影剤により白く描出された部分が膵管。膵頭部での膵管狭窄（①→）および尾側の膵管拡張を認める（②→）。

12 膵臓がん

Q69 膵管チューブの完全ドレナージと不完全ドレナージは、どう違うの？

A 膵液を完全に体外に誘導する場合は完全ドレナージ、一部を体外に誘導する場合は不完全ドレナージといいます。

医師
清水貞利

膵消化管吻合の際に膵管チューブを留置

膵臓がんや胆管がんなど膵頭部に発生した腫瘍に対しては、膵頭十二指腸切除術（pancreatoduodenectomy：PD）が行われ、膵消化管（胃または空腸）吻合、胆管空腸吻合、胃または十二指腸空腸吻合が必要となります（図1）。

膵臓から分泌される膵液は、通常は膵管を通り十二指腸へと分泌されます。膵液にはさまざまな消化酵素が含まれるため、膵液瘻が発生した場合、致命的な合併症につながる可能性があります。膵管チューブは、膵液を体外に誘導することで術直後の吻合部の安静を図り、膵液瘻発生のリスクを低減する目的で使用されます。また、膵液瘻を発症した場合でも、腹腔内に漏れ出る膵液の量を減らし、病状の悪化を最小限にとどめるために有用であると考えられています[1]。

膵消化管吻合を行う際には、膵管内にチューブを留置する方法と、留置しない方法（no stent法）があります。チューブを留置する場合、膵液を体外に誘導する方法と、吻合部を橋渡しするように、チューブの先端の一方を膵管内、もう一方を腸管内に留置するlost stent法があります。膵液を体外に誘導する方法は、完全ドレナージと不完全ドレナージに分けられます[1,2]（図2）。

図1　膵頭十二指腸切除術後のチューブ留置

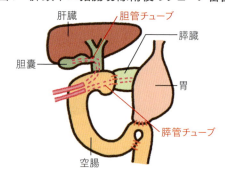

膵管チューブを留置する際、不完全ドレナージ、完全ドレナージの場合は、図のようにチューブを体外へ誘導する。胆管チューブも同様に体外へ誘導する。

膵液瘻のリスクに応じて手技を使い分ける

これらの方法に関しては、定められた使い分けの基準はなく、施設によって経験的に最も安全な手技が選択されています。

膵臓がんなどで主膵管が閉塞し、尾側の膵管が拡張している状態では、膵液瘻発症のリスクが比較的低く、胆管がんなどで主膵管閉塞がなく、膵管拡張が認められない状態では、膵液瘻のリスクが高くなると考えられます。このような膵臓の状態も、吻合法を決定するうえで重要な判断材料となります。

引用文献
1) 藤野泰宏：膵管チューブ・胆管チューブ．消化器外科NURSING 2014；19（6）：64-68．
2) 神崎章之，中尾昭公：膵頭十二指腸切除術．消化器外科NURSING 2010；15（7）：87-91．

図2 膵消化管吻合法

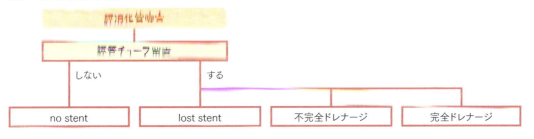

表1 各吻合法の特徴

吻合法	no stent	lost stent	不完全ドレナージ	完全ドレナージ
特徴	チューブ留置なし	吻合部を橋渡しするようにチューブを留置	膵液は膵管チューブの中と外の両方を通ることができる	膵液はすべて膵管チューブの中を通って体外に誘導される
メリット	●術後のチューブ管理が不要	●術後のチューブ管理が不要	●膵液を体外へ誘導することができる ●チューブ閉塞によるリスクが少ない	●膵液を体外へ誘導することができる ●膵液と吻合部の完全な隔離
デメリット	●膵液を体外に誘導するルートがない	●膵液を体外に誘導するルートがない ●チューブが自然に脱落しない可能性、迷入する可能性がある	●術後のチューブ管理が必要となる	●術後のチューブ管理が必要となる ●チューブが詰まった際に膵液を排出するルートがなくなる

膵液瘻のリスクと、チューブ留置によるメリットとデメリットを検討したうえで選択する。

12 膵臓がん

Q70 膵管チューブの排液は、術直後は少なく、徐々に増えるのはなぜ？

A 術直後は手術侵襲により交感神経優位となっているので、膵液分泌量が少ないと考えられます。

医師
村田哲洋

膵液は副交感神経刺激によって分泌が亢進する

膵臓には外分泌機能と内分泌機能があります。外分泌機能とは膵液の産生であり、膵液はアミラーゼやリパーゼなどの消化酵素や重炭酸塩を含みます。一方、内分泌機能とはインスリンやグルカゴンなど、いわゆる膵臓ホルモンの産生です。

膵管チューブで体外に排出しているのは、膵臓が外分泌している膵液です。膵液は無色透明（図1）、アルカリ性の消化液で、正常膵における膵液の分泌量は1日1000～1500mLに及ぶといわれています。

膵液は、迷走神経（副交感神経）刺激によって分泌量が増加することが知られています[1]。術直後は交感神経が優位となるため、膵液分泌量が少なく、膵管チューブからの排液も少なくなると考えられます。通常、術後2～3日かけて徐々に膵管チューブからの排液量は増加してきます。ただし、膵管チューブの種類や残った膵臓の機能によって膵管排液量は変わります。

排液が急にゼロになった場合、チューブの屈曲や閉塞を疑う

排液量が急に変化した場合、まずは膵管チューブが屈曲したり捻れて固定していない

図1 膵管チューブからの排液

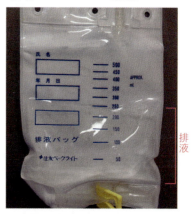

無色透明の膵液が排液バッグ内に貯留している。

かを観察し、問題がないことを確認してから医師に報告しましょう。大切なのは排液量の変化を観察することです。膵管チューブから1日数百mLの排液があったものが、術後しばらくして急にゼロになった場合、チューブの屈曲やタンパク栓による閉塞、または腸管内への自然逸脱が疑われます。

タンパク栓による閉塞が疑われた場合、微量用の注射器を用いて軽く吸引したり、生理食塩水でチューブ洗浄することがあります。この手技は膵管内圧の変化により膵炎を発症する危険があるため、専門医師による施行が望ましいと考えます。

引用文献
1) 大槻眞, 角みどり：膵酵素分泌機序と消化吸収. 栄養評価と治療 2005；22：511-514.

12 膵臓がん

Q71 膵頭十二指腸切除後にドレーン排液のアミラーゼ値を測るのはなぜ？

A 術後膵液瘻の程度を把握し、その後の治療に活かすためです。

医師
清水貞利

吻合部近傍にドレーンを留置する

ドレーンは縫合不全の早期発見、また縫合不全が生じたときのドレナージを目的として留置されます。ドレーンの留置法やドレーンの種類は施設によって異なります。一例として当院の留置方法を図1に示します。膵空腸吻合部、胆管空腸吻合部の近傍にドレーンを留置しています[1]。

アミラーゼ値の上昇は膵液瘻の指標

膵頭十二指腸切除術では多くの吻合部がありますが、最も問題となるのが膵消化管吻合部の縫合不全です。2005年に発表された国際基準（International Study Group of Pancreatic Fistula：ISGPF）により、膵液瘻は「ドレーン排液量にかかわらず血清アミラーゼ値の3倍以上の排液アミラーゼ値が術後3日以上持続する」と定義されました[2]。ドレーン排液の性状や排液量に加え、このドレーンアミラーゼ値を考慮し、術後食事の開始時期やドレーンの抜去時期を検討します。

膵液瘻は発熱や腹痛などの臨床症状の有無、重症度によって、Grade A（臨床症状なし）、Grade B（抗菌薬治療や術後長期のドレナージ治療が必要となる状態）、Grade C（腹腔内出血や敗血症など重篤な合併症を起こし再手術など侵襲的な治療を要する状態）、に分類されます[2]。

図1 ドレーンの留置部位の例

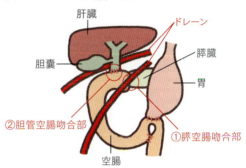

①膵空腸吻合部と②胆管空腸吻合部の近傍にドレーンを留置する。

引用文献
1) 中西えり子：膵切除術と吻合部ドレーン・膵管チューブ．消化器最新看護 2015；20（1）：37-41．
2) Bassi C, Dervenis C, Butturini G, et al. Postoperative pancreatic fistula：An international study group (ISPGF) definition. Surgery 2005；138：8-13.

12 膵臓がん

Q72 膵液瘻になるとドレーン排液がワインレッド色になるのはなぜ？ しばらくすると灰色に変わる理由は？

A 膵液が腹腔内に漏れ、脂肪や組織を溶かすことでワインレッド色を呈します。感染が合併すると、灰白色から膿汁様に変化します。

医師　田嶋哲三

排液の色調変化を認めたら、医師に報告し必要な検査を

　膵液瘻とは、消化酵素を含む膵液が腹腔内に漏れることです。

　膵液は無色透明ですが、腹腔内の脂肪や組織などを融解することで、ドレーン排液は血性排液とは異なる透き通った赤い色調、まさに「ワインレッド」に変化します。さらに感染を合併すると、灰白色から膿汁様排液に変化します[1,2]（図1）。

　膵液は消化酵素を含んでいますが、消化管は粘膜によって保護されており、自己の組織を溶かしたりすることはありません。しかし、腹腔内に漏れた場合、特に感染を合併することで消化酵素が活性化されます。それによって組織融解が促進し、腹腔内膿瘍や血管破綻から腹腔内出血をきたし、生命にかかわるような重篤な合併症に進展することがあります。

適切なドレナージで保存的に軽快

　膵液瘻が起こっても、きちんとドレナージできていれば保存的に軽快していくことが多いです。

図1　膵液瘻の排液の性状

ワインレッド色　　　膿汁様

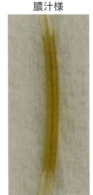

脂肪や組織の溶解によってワインレッド色を呈し、感染を合併すると灰白色から膿汁様を呈する。

　図1のような排液が観察されて膵液瘻が疑われた場合には、血液検査、腹部CT検査、ドレーンからの造影検査を行い、適切にドレナージできているかを評価することが重要となります。

引用文献
1) Bassi C, Dervenis C, Butturini G, et al. Postoperative pancreatic fistula：An international study group (ISPGF) definition. *Surgery* 2005；138：8-13.
2) Shyr YM, Su CH, Wu CW, et al. Dose drainage fluid amylase reflect pancreatic leakage after pancreaticoduodenectomy? *World J Surg* 2003；27：606-610.

12 膵臓がん

Q73 膵液瘻になると大出血を起こしやすいのはなぜ？

A 膵液漏が起こると仮性動脈瘤を形成し、大出血を起こす場合があります。大出血のサインとしてドレーンより予兆出血が起こる場合があります。

野沢彰紀

仮性動脈瘤は動脈壁が欠けているため破裂しやすい

　膵切除術の合併症として、腹腔内出血があります。膵液瘻が起こると腹腔内出血の確率が上昇し、命にかかわる大出血を起こすこともあります。

　膵液瘻が発症し、ドレナージが不十分であると、腹腔内に漏出した膵液が血管の露出動脈壁を侵食します。動脈壁は内膜、中膜、外膜の3層構造になっています。感染や炎症によりこの3層構造が崩れ、そこから漏れた血液がこぶ状になったものを仮性動脈瘤といいます（図1）。動脈壁が欠けているため、血圧が高くなると破裂しやすくなります。

　膵臓から漏れた膵液刺激によって、腹腔の動脈で仮性動脈瘤が形成され、これが破裂すると大出血を起こします[1]。

予兆出血を見つけたらすぐに医師に報告

　早期発見のためにはドレーン排液の観察が必要です。膵液瘻が起こるとドレーン排液は

図1　仮性動脈瘤

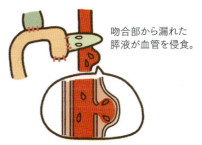

吻合部から漏れた膵液が血管を侵食。

血管の3層構造が崩れ、動脈瘤を形成。

ワインレッドから膿性となります（→Q72）。

　仮性大動脈瘤ができると、予兆出血といわれるドレーンからの少量の出血がみられることがあります[2]。予兆出血は大量出血の予測・予防において特に重要と考えられており、予兆出血から大量出血までの期間は0〜10日といわれています。予兆出血を見つけたら、すぐに医師に報告しましょう。

引用文献
1) 伊藤貴明, 上坂克彦：膵頭十二指腸切除術. 消化器外科NURSING 2015；20（3）：235-239.
2) 川井学, 山上裕機：膵臓手術の術後ドレーン. 消化器外科NURSING 2015；20（11）：943-953.

12 膵臓がん

Q74 PD術後に食欲不振になる人が多いのはなぜ？ どう対応したらいい？

A 手術によって膵臓や胃腸の機能低下や、消化吸収障害が生じやすいからです。バランスのよい食事と内服管理、血糖コントロールが大切です。

看護師　西守　愛　原　なつ美

術後には一過性のDGEが起こる

膵頭十二指腸切除術（pancreatoduodenectomy：PD）、特に、幽門輪温存膵頭十二指腸切除術（pylorus-preserving pancreaticoduodenectomy：PpPD）の術後では、一過性の胃内容停滞（delayed gastric emptying：DGE）をきたすことがあります。発症率は切除部位によって7〜43％と差があります。

その場合、腹部膨満感の継続、空腹感の消失、嘔吐などが、症状として表れることがあります。原因として、迷走神経幽門枝の切離や、吻合部の浮腫などが考えられていますが、いまだに明らかにはなっていません。

また、吻合部に起こりうる合併症で、吻合部潰瘍や吻合部狭窄が発症することがあります（図1）。胃空腸吻合部に狭窄がみられる場合は、食物の通過障害から、腹部膨満感、悪心・嘔吐が出現し、食欲不振に陥ることがあります。

手術では上腸間膜動脈周囲の神経叢を郭清する場合がありますが、その際に自律神経支配が障害され、消化吸収障害を起こし、下痢が発症することがあります。下痢が続くことは食欲不振の1つの要因となり、栄養が吸収されず、栄養状態悪化の要因となります。

図1　PD術後、吻合部に合併症が生じやすい

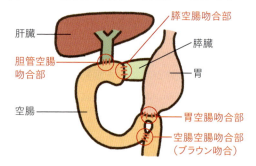

吻合部潰瘍により出血や通過障害のリスク、また、吻合部狭窄や逆流により、胆管炎、膵炎、胃炎、通過障害などのリスクがある。

膵臓切除によりインスリン・グルカゴンが不足

膵臓から分泌されるホルモンは、血糖コントロールに重要です。インスリンは血糖値を下げるはたらきがあり、グルカゴンは血糖値を上げるはたらきがあります。

膵臓の切除により、これらのホルモンが不足するため、インスリン不足に伴う高血糖、グルカゴンの不足や経口糖尿病薬・インスリンの摂取による低血糖発作が起こることがあります。このような血糖コントロール不良も食欲不振の誘因となることがあります。

食事は消化のよいものを少しずつゆっくりと

消化機能の低下や脂質の吸収不良が起こりやすいことを考慮し、消化のよいものを少しずつゆっくりととるようにしましょう。低脂肪食・軟食からスタートし、徐々に術前の食事に近づけていきます。また1回の食事量を少なめに、食事回数を増やす分割食も効果的です。栄養バランスのよい食事を心がけましょう（図2）。

体タンパク合成を促進するため、必須アミノ酸を含む良質なタンパク質の摂取を心がけましょう（たまごや白身魚、ささみ、大豆食品など）。また、消化管に負担とならないよう、脂質のとりすぎに注意し、香辛料、炭酸飲料、コーヒーなど、刺激のあるものは控えめにしましょう。

必要時は栄養サポートチーム（nutrition support team：NST）に相談したり、栄養補助食品を勧めることもあります。

指示された薬をきちんと内服

手術後は、消化管粘膜保護目的にプロトンポンプ阻害薬や、不足する消化酵素を補うため膵消化酵素補充薬が処方されることがあります。また、胃内容停滞には、消化管運動改善薬の内服とともに、早期離床が有効です。下痢による食欲不振には、整腸薬や止瀉薬の内服や、水分出納バランスに注意して観察することが必要です。

血糖値の変動をチェック

高血糖および低血糖に伴う食欲不振予防のため、血糖コントロールに注意しましょう。低血糖発作時の対応や、高血糖持続時は受診するなど、患者への指導も必要です。

図2　PD術後患者の食事の例

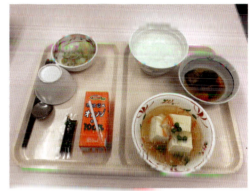

1回あたりの食事量はやや少なめにし、消化のいい粥食や、良質なタンパク質（豆腐など）を摂取できるメニューを検討する。

参考文献

1) 辻井正，神代正道，二川俊二，他編：肝・胆・膵フロンティア4　膵癌　診断・治療の最前線．診断と治療社，東京，1999．
2) 船越顕博：治療法 術後のフォローアップの方法．船越顕博編，インフォームドコンセントのための図説シリーズ 膵がん 改訂3版，医療ジャーナル社，大阪，2013：82-85．
3) 鈴木康之：膵臓．消化器外科NURSING 2011；16(5)：40-59．
4) 川井学，山上裕機：膵頭十二指腸切除術クリニカルパスの実際とバリアンス要因．肝と膵 2012；33(9)：765-770．
5) 山上裕機，谷眞至，川井学：膵頭十二指腸切除術の術後合併症―予防と対策―．2006年（平成18年）度後期日本消化器外科学会教育集会要旨集 2007：70-73．
6) 国立がん研究センターがん対策情報センター編著：患者必携 がんになったら手にとるガイド．学研メディカル秀潤社，東京，2011：350-351．
7) 岡野圭一，鈴木康之：食事・栄養指導 後編．消化器外科NURSING 2012；17(8)：88．

Part 1 疾患別のギモン

疾患のポイントをおさえよう

13 急性膵炎

林下浩士

急性膵炎とは、さまざまな原因で、膵臓が分泌している消化酵素が膵臓自体を攻撃することにより炎症が引き起こされる疾患です。炎症が膵臓に限局し短期間で軽快する軽症から、炎症の直接波及による周辺臓器への障害や、炎症物質が血流を介して全身の臓器機能に障害を与えることで、生命の危機に至る重症まで、炎症の程度はさまざまです。

〔原因〕 胆石・胆道異常、アルコール多飲が主な危険因子

胆石やアルコール多飲が主な危険因子とされており、急性膵炎の約60〜70%はこれらが誘因となっていると報告されています。しかし、その因子をもった人たちの2〜3%程度しか急性膵炎を発症しない[1, 2]ため、体質や遺伝の要因も関係していると思われます。また性別、喫煙、糖尿病、高脂血症やさまざまな内服薬[3]などとの関連も指摘されています。内視鏡的逆行性膵胆管造影（endoscopic retrograde cholangiopancreatography：ERCP）などの手術手技[4]も誘因となります。感染や外傷、他の部位からの炎症の波及によって引き起こされることもあります。

原因不明の急性膵炎は特発性急性膵炎とされています。

〔主な症状〕 腹部・背部の持続的な痛み

腹部の持続的な痛みを主訴とすることが多く、軽度の痛みから激痛まで痛みの程度はさまざまです。痛みは徐々に出ることもあれば、食事や飲酒後などに突然出現することもあります。痛みの範囲は背部にみられることもあります。

悪心・嘔吐を伴うこともまれではありません。発熱がみられることもあります。重症の急性膵炎では臍周囲が暗赤色に染まるカレン徴候、左側腹部の周囲が暗赤色に染まるグレイ・ターナー徴候がみられることもあります。

〔検査〕 血液検査、超音波検査、造影CT

血液検査では、白血球数、CRP、LDH値の上昇が一般にみられます。組織にカルシウムの沈着が起こるため、血清カルシウム濃度は低下します。診断の指標としては、膵アミラーゼ・リパーゼ濃度の高値が挙げられます。しかしこの酵素の値と重症度との関連はありません。

画像検査では超音波検査やCTが有用です。特に造影CTによる所見では、膵臓自

体の炎症の程度に加えて周辺臓器への炎症の波及範囲を知ることができ、急性膵炎の診断に加え、その重症度が把握できます（図1）。入院時のCT画像は、その後の病勢の動向を知るうえでも重要となります。

[治療] 十分な輸液と除痛、重症の場合は外科的手術も

炎症が膵臓に限局している軽症の場合、絶食、尿量が確保できる十分な輸液と除痛が治療の基本となります。重症であれば血管の透過性が異常に亢進するため、多量の輸液負荷が必要となりますが、血管内容量を把握するためのモニタリング、急性膵炎による影響に加えて、輸液負荷により肺機能が低下するため、人工呼吸管理が必要となります。腎機能が低下すれば血液浄化法も必要となります。

重症の急性膵炎では、早期からの経腸栄養の開始が予後を改善すると報告されています[5]。腸管粘膜が保護されることや、腸管血流が増加することにより、種々の効果があります。また感染合併の危険度が高いため、予防的に抗菌薬の投与を行います。

一方、各種のタンパク質分解酵素阻害薬は、残念ながらその効果については議論中です。感染性壊死性膵炎に発展した場合は外科的手術が考慮されます。

引用文献

1) Lowenfels AB, Lankisch PG, Maisonneuve P. What is the risk of biliary pancreatitis in patients with gallstones? *Gastroenterology* 2000；119：879-880
2) Lankisch PG, Lowenfels AB, Maisonneuve P. What is the risk of alcoholic pancreatitis in heavy drinkers? *Pancreas* 2002；25：411-412.
3) Nitsche C, Maertin S, Scheiber J, et al. Drug-induced pancreatitis. *Curr Gastroenterol Rep* 2012；14：131-138.
4) Dumonceau JM, Andriulli A, Deviere J, et al. European Society of Gastrointestinal Endoscopy (ESGE) Guideline：prophylaxis of post-ERCP pancreatitis. *Endoscopy* 2010；42：503-515.
5) Petrov MS, Whelan K. Comparison of complications attributable to enteral and parenteral nutrition in predicted severe acute pancreatitis：a systematic review and meta-analysis. *Br J Nutr* 2010；103：1287-1295.

図1　急性膵炎の造影CT検査画像

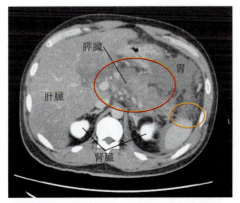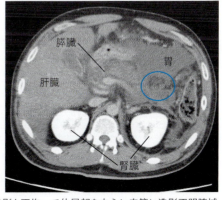

膵臓は腫大し辺縁が不整で不明瞭である（○部）。造影も不均一で体尾部を中心に広範に造影不明瞭域がみられる。前腎傍腔（○部）や胃周囲（○部）に、炎症の波及と考えられる低濃度域がみられる。

13 急性膵炎

Q75 急性膵炎のときに血ガスを調べるのはなぜ？

代謝性アシドーシス・高乳酸血症の有無を調べるためです。

医師
林下浩士

急性膵炎の際は血中乳酸値が上昇する

アシドーシスには、代謝性と呼吸性によるものがあります。代謝性アシドーシスの原因の1つとして、細胞に必要な酸素が十分に届いていない状態（細胞内嫌気性代謝）が挙げられます。その際は血液の乳酸値が上昇することが多いです。血中乳酸値が4 mmol/L（36mg/dL）以上であれば、血圧がたとえ正常であってもショック状態と考えます。

アシドーシスといっても病態の初期には、患者は呼吸回数を増やすことで$PaCO_2$を低下させpHを正常化させようとするので、必ずしも血液が酸性に傾いた状態（pH＜7.35以下）ではありません。

急性膵炎になると、炎症により血管の透過性が亢進するため、血漿、特に水分が血管外に漏れていきます。このため、血管内容量が減少し、心拍出量が低下し、細胞が必要とす

表1 重症急性膵炎症例の血ガスデータ

検査項目	搬入時	搬入8時間後
pH	7.172	7.448
$PaCO_2$	50.5 mmHg	31.0 mmHg
PaO_2/F_IO_2	235 mmHg	150.7 mmHg
Base Excess	−10.8 mmol/L	−1.5 mmol/L
SaO_2	99.2%	98.1%
Ca^{2+}	0.85 mmol/L	0.93 mmol/L
Hb	14.3 g/dL	13.7 g/dL
Glucose	310 mg/dL	122 mg/dL
Lactate	12.6 mmol/L	7.7 mmol/L
所見	●重度の代謝性アシドーシス（pH低下、Base Excess低下）がみられ、乳酸値は異常高値である ●酸素化能はやや悪化している ●イオン化カルシウム濃度は低下している ●血糖値が高値である	●代謝性アシドーシスおよび乳酸値の改善がみられる ●酸素化能がさらに悪化している ●血糖値はコントロールできている

Ph：水素イオン指数　$PaCO_2$：動脈血二酸化炭素分圧　PaO_2：動脈血酸素分圧　F_IO_2：吸入気酸素濃度　Base Excess：塩基余剰　SaO_2：動脈血酸素飽和度　Ca^{2+}：イオン化カルシウム濃度　Hb：ヘモグロビン　Glucose：血糖値　Lactase：乳酸値

る酸素を血液が十分に運べなくなります。そ
の結果、細胞は酸素が不足するため、嫌気性
代謝によって乳酸をつくってエネルギーにし
ます。これが急性膵炎で乳酸値が高くなる理
由です。

血ガスの経過をみることで 治療の有効性が判断できる

実際の重症急性膵炎症例の、搬入時と搬入
8時間後の血ガスのデータを示します（表1）。

搬入時の血ガス結果は、pH 7.172、$PaCO_2$
50.5mmHg、Base Excess −10.8mmol/L と、
呼吸性と代謝性両方のアシドーシスであるこ
とを示しています。

前述のように、搬送前は代謝性アシドーシ
スを補正しようと呼吸回数を増やすことで、
$PaCO_2$は低値、pHは正常だったかもしれま
せん。しかし、搬入時には呼吸の疲労もしく
は人工呼吸器の設定により、$PaCO_2$が増加
し、pHが低下したと考えられます。

乳酸値は12.6mmol/Lと顕著に高値を示し
ています。これは、細胞の酸素がきわめて不
足した状態、すなわち、ショック状態である
ことを示しています。

治療としては、細胞外液による容量負荷が
主となります[1]。この症例では、搬入から8
時間で体液バランスがプラス約4300mLとな
る容量負荷を行いました。

その結果、乳酸値の改善がみられ、容量負
荷による血管内容量の増加により、細胞の酸
素不足が改善に向かっていることを示してい
ます。pHも正常化し、呼吸性および代謝性
アシドーシスは著明に改善しています。ま
た、血糖値の正常化は、適切な鎮痛・鎮静に

より内因性カテコラミンの過剰な産生が抑制
された結果とも考えられます。

ただ、乳酸値は1.7mmol/Lと依然通常値よ
りも高値であり、血管内容量を維持するため
にさらなる容量負荷が必要である可能性を示
しています。

また、PaO_2/F_IO_2（PaO_2をF_IO_2で割った比
のこと）は搬入時より悪化しています。炎症
の影響に加え、容量負荷の影響により肺血管
からの水分の漏出が増加（肺水腫の一種）し
たため酸素化能がさらに低下したと考えられ
ます。これを受けて、「PaO_2/F_IO_2が100
mmHg以下になるまでは循環動態の安定を
優先し、呼吸機能は人工呼吸器の設定を強化
することで対処しよう」、「いや、これ以上の
容量負荷を制限しカテコラミンの持続投与に
より循環動態の安定を図ろう」、など、治療
を選択するうえでも、血ガスの結果は貴重な
判断材料にもなります。

このように、血ガスの経過、特に乳酸値の
推移をみると、急性膵炎に対して現在施行し
ている治療が有効であるかどうかの把握がで
きます。治療介入後に乳酸値の改善がみられ
ない場合は、治療に反応しないきわめて重篤
な膵炎と判断できます。

血ガス測定に必要な採血量は多くはありま
せんので、病状に何らかの変化があった場合
や、治療を施行したり変更したりするごとに
測定し、その経過を追うことが大切だと考え
ます。

引用文献
1) Aggarwal A, Manrai M, Kochhar R. Fluid resuscitation in acute pancreatitis. *World J Gastroenterol* 2014；20（48）：18092-18103.

13 急性膵炎

Q76 大量輸液を入れたり、膀胱留置カテーテルを入れたとき、循環動態に注意するのはなぜ？

A 輸液によるバイタルサインの変化をみたり、重症化する徴候を見逃さないためです。

医師
村田哲洋

高度血管内脱水への対策として、大量輸液を行う

　急性膵炎では、膵内で活性化した膵酵素が、膵内および膵外でさまざまな程度の炎症反応を惹起します。その結果、血管内皮細胞の障害が起こり、全身の末梢血管透過性が亢進し、組織浮腫と高度の血管内脱水をきたします（図1）。

　発症早期は血管内脱水に対する対策が最も重要であり、十分な輸液を行うことで循環動態を安定させ、臓器血流を維持させます。

急激な循環血漿量の増加は、重症化につながる場合も

　十分な輸液は急性膵炎の初期治療の基本ですが、治療に対する反応は患者ごとに異なります。特に、高齢者や、心機能や呼吸機能・腎機能が低下した患者には注意が必要です。なぜなら、大量の輸液により循環血漿量の増加に対処できず、肺水腫やうっ血性心不全をきたすことがあるからです[1]。

　モニタリングの基本的な項目は、意識状態、体温、脈拍、血圧、尿量、呼吸数、酸素飽和度などです。急性膵炎のなかには、短時間で重症化する場合があり、人工呼吸器管理や血液浄化療法が必要になる場合もあります。常に重症化を念頭において、患者の状態に変化が生じていないかどうか、注意が必要です。

図1　急性膵炎における血管透過性の亢進の流れ

① 膵酵素が膵臓を攻撃、炎症を惹起

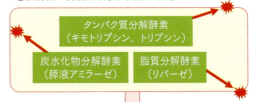

② 炎症性サイトカイン（ブラジキニン、ヒスタミンなど）により全身の血管透過性が亢進

③ ・血管内脱水による循環血流量減少性ショック
　・血漿成分流出による浮腫、肺水腫、心不全

引用文献
1) 芝田香織：消化器系障害患者　急性膵炎. 重症集中ケア 2013；12（1）：40-46.

13 急性膵炎

Q77 急性膵炎治療の栄養補給の際、経口摂取ではなく経鼻栄養チューブを用いるのはなぜ？

A 栄養チューブを用いた経腸栄養（空腸投与）なら、膵外分泌を刺激しないで済むからです。

医師　山村匡史

初期治療では絶食による膵臓の安静が重要

急性膵炎の初期治療では、十分な初期輸液や除痛のほかに、絶食による膵臓の安静を行い、膵外分泌刺激を回避することが重要です。

急性膵炎では必要なエネルギー量が増加しています。しかしながら、膵臓安静のための絶食期間が長くなることも、しばしばみられます。その際の栄養補給法としては、経静脈栄養と経腸栄養があります。

入院後48時間以内の経腸栄養開始が効果的

重症急性膵炎のような重篤な病態の際には、腸管バリアーの破綻からさまざまな感染症を発症することがあります。経腸栄養は、そのような感染症の発症率を下げるといわれています。その他にも多臓器不全発症率、外科的治療の必要性、死亡率、入院期間において、経静脈栄養よりも経腸栄養が優位であると報告されています[1]。

入院後48時間以内に経腸栄養を開始することでカテーテル関連感染、膵局所感染などの感染症発症率や死亡率を低下させ、入院期間を短縮させるといわれています。

図1　経腸栄養の投与部位

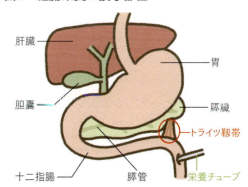

トライツ靭帯を超えて空腸に栄養チューブを入れて経腸栄養を行うと、膵外分泌を刺激しない。

経腸栄養は、膵外分泌を刺激しないようにトライツ靭帯を越えて空腸から行うことが原則とされています（図1）。ただ、手技的に困難な場合は、胃管チューブを用いて胃や十二指腸から行ってもよいとされています[1]。

なお、膵炎においては膵臓の安静が目的のため、脂肪成分の少ない栄養剤が選択されることが一般的です。

引用文献
1) 急性膵炎診療ガイドライン2015改訂出版委員会編：急性膵炎診療ガイドライン2015　第4版. 金原出版, 東京, 2015：137-140.

13 急性膵炎

Q78 エレンタール®を使う理由は？

A タンパク質消化が必要なく脂質含有量が少ないため、膵刺激が抑えられるからです。

管理栄養士
濱浦星河

治療開始後48時間以内の経腸栄養開始を

　重症急性膵炎ではエネルギー必要量が増加しており、絶食で中心静脈栄養を行います。しかし、長期の絶食は消化管粘膜の萎縮、腸内細菌の血中移行（bacterial translocation：BT）をもたらし重症感染症の原因となるため、可能な限り避けたほうがよいとされています。

　経腸栄養はBT予防効果が認められているので、可能であれば治療開始後48時間以内に開始することが推奨されています。

　膵臓はタンパク質や脂質の分解酵素を分泌しているため、これらの栄養素を摂取すると、膵臓への刺激となり、膵液の分泌が促されます。そのため、経腸栄養剤は膵刺激を抑えるよう、脂質含有量が少なくアミノ酸と炭水化物が主体の成分栄養剤が最適です。十二指腸水平脚より遠位から（トライツ靱帯を越えた空腸側から）の投与が望ましいとされています（→ Q77）。

長期の場合は必須脂肪酸の補充も必要

　成分栄養剤のエレンタール®は、窒素源がアミノ酸でタンパク質消化を必要とせず、吸収性にすぐれており、脂質含量は0.6％と少ないため膵刺激が抑えられます。粉末で水に溶けやすく、5Frの細い経腸栄養チューブでも投与できます。

　一方、浸透圧が高く下痢をきたしやすいので、初期投与では薄めに希釈し緩徐に注入する必要があります。また、必須脂肪酸を欠いているため、長期の使用では脂肪乳剤の静脈投与が不可欠です。

参考文献
1) 急性膵炎診療ガイドライン2015改定出版委員会編：急性膵炎診療ガイドライン2015　第4版．金原出版，東京，2015：137-141．
2) 松本昌美，森安博人：栄養剤の知識　栄養剤の種類・特徴　形質剤．西口幸雄，矢吹浩子，胃ろうケアと栄養剤投与法，照林社，東京，2009：219．
3) 日本病態栄養学会編：病態栄養認定管理栄養士のための病態栄養ガイドブック　改定第5版．南江堂，東京，2016：166-172．

Part 2

内視鏡のギモン

14 内視鏡検査・治療 ………… 134

Part2 内視鏡のギモン

内視鏡のポイントをおさえよう

14 内視鏡検査・治療

根引浩子

[ポイント1] 検査前は前処置、内服薬を確認する

上部消化管検査なら、指示どおりの絶食ができていますか？　粘膜に付着するような薬剤（マーロックス、アルサルミンなど）を直前に内服していませんか？

下部消化管検査なら、緩下薬による前処置はできていますか？　便の状態はどうでしょうか？　透明な水様便になったでしょうか？　前処置が不良なら追加の前処置が必要な場合もあります。しっかり問診、観察して、医師に報告してください。

また、検査前は内服薬の確認も重要です。指示どおりに抗血栓薬の休薬ができていますか？（→Q80）やめてはいけない薬もあります。患者は内服を間違えていないでしょうか？　注意して確認してください。

図1　内視鏡検査機器の例

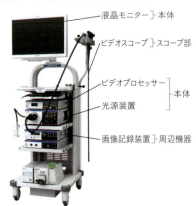

● 内視鏡ビデオスコープシステム
「EVIS LUCERA ELITE」
（写真提供：オリンパス株式会社）

[ポイント2] 検査に対する患者の不安や苦痛をやわらげる

内視鏡検査がはじめての患者は、どのような機器を挿入するのか（図1）、苦痛はどの程度なのかと不安をもっているかもしれません。検査の流れなどについてやさしく説明しましょう。検査中、内視鏡担当医は検査に神経を集中しています。看護師が患者にやさしく声かけすることや、背中をなでる・手を握るなどのボディタッチで、患者の苦痛が格段にやわらぎます。

[ポイント3] 内視鏡検査・治療後の看護も重要

内視鏡検査・治療後の合併症を早期に発見するのには、看護師の細かいチェックが重要です。血圧・脈拍などのバイタルサインはもちろんのこと、意識状態、腹痛や悪心・嘔吐の有無、下血や血便の有無など詳細に観察し、合併症の徴候を見つけたらすぐに医師に報告してください。

14 内視鏡検査・治療

Q79 内視鏡検査時の絶飲食はいつから？

A 一般的には検査前日の21時以降は絶食してもらいます。飲水制限は原則不要です。

検査時に未消化物や便が消化管内に残っていないよう前処置

　上部消化管検査は、口や鼻からスコープを挿入し、食道・胃・十二指腸の観察や検体採取を行います。未消化の食物が胃や十二指腸内に残っていると、内視鏡での観察が困難となってしまいます。

　通常、食物は経口摂取後4～6時間で十二指腸に到達します。検査時に胃・十二指腸内に残渣がないようにするため、前処置として前日からの絶食が指示されます。

　絶食開始時間についての明確な時間制限はありませんが、検査前日の21時までに夕食を済ませ、以降は絶食が必要とされているところが多いです。午後に行う上部内視鏡検査の絶食時間の検討[1, 2)]があるように、リスクを伴う長時間の絶食を短縮するための研究が進んでいます。

　下部消化管検査は、肛門からスコープを挿入し大腸の観察を行います。一般的には、前処置として前日から緩下薬を内服し、検査当日は腸管洗浄剤を内服し、腸管内の便を排泄する必要があります。ただし、下部大腸（直腸、S状結腸、結腸など）のみの観察の場合、前処置が浣腸のみの場合もあります。

　食事は前日の21時ごろまでに摂取してもらいます。腸管内の食物残渣を減らし、前処置が円滑に行えるように、前日の夕食は低残

渣食など、食事形態の変更をすることもあります。

飲水制限は原則として不要。絶食中の服薬については医師に確認

　上部、下部どちらの内視鏡検査でも、原則として水分摂取に明確な制限時間はなく、検査直前まで飲水は可能としている施設もあります。長時間の絶食による空腹などの苦痛軽減や、脱水予防の観点からも、飲水の制限は必要ないとされています。ただし、固形物を含む飲料・ジュース・牛乳・アルコールなどは避けるよう説明が必要です。

　消化管に狭窄など何らかの障害をきたしている場合は、長時間の絶食が必要とされる場合があります。常用している薬がある場合は、絶食中の内服について医師に確認し、必要な薬は絶食中でも内服してもらう必要があります。

引用・参考文献
1) 土岐真朗, 山口康晴, 高橋信一：午後施行する上部内視鏡検査の可能性. 日本消化器内視鏡学会雑誌 2010；52：21-27.
2) 村上真基, 杉山将洋：モサプリドクエン酸塩錠を前処置に用いた午後施行上部消化管内視鏡検査の経験. 日本消化器内視鏡学会雑誌 2013；55：300-303.
3) 權雅憲監修：プロフェッショナル・ケア消化器. メディカ出版, 東京, 2015.

14 内視鏡検査・治療

Q80 検査時に抗血栓薬を止める場合と止めない場合があるのはなぜ？

A 通常の内視鏡検査では休薬不要ですが、生検や切除などを伴う治療を行う場合は出血のリスクが高まるので、休薬が必要な場合があります。

医師
坂田侑平

内視鏡処置は出血リスク、休薬は血栓リスクを伴う

　抗血栓薬は抗凝固薬と抗血小板薬に分けられ、ヘパリンやワルファリンは抗凝固薬、アスピリンは抗血小板薬です。これらの抗血栓薬を日ごろから服用している患者に対して内視鏡検査を行う際、観察のみの場合は、粘膜を損傷する可能性が低いため、休薬の必要はありません。

　しかし、生検を行ったり、ポリペクトミーや内視鏡的乳頭切開術（endoscopic sphincterotomy：EST）など、切除・切開・穿刺を伴う治療を行う場合は、出血のリスクが高まるため、内視鏡を行う前に、薬剤ごとに定められた一定期間の休薬を考慮します。

　ただし、抗血栓薬を休薬すると、今度は血栓塞栓症発症のリスクが高まります。したがって、内視鏡前には両者のリスクを十分に検討したうえで、休薬するかどうか判断しなければなりません。

抗凝固薬（ワルファリン）休薬時はヘパリン置換を行うことも

　生検を行う場合や出血低危険度の内視鏡（表1）を行う場合、血栓塞栓症のリスクが低ければ抗血栓薬を休薬します。抗血栓薬を継続していても生検後の出血は増加させない

表1　出血危険度による消化器内視鏡の分類

1. 通常消化器内視鏡 ・上部消化管内視鏡（経鼻内視鏡を含む） ・下部消化管内視鏡 ・超音波内視鏡 ・カプセル内視鏡 ・内視鏡的逆行性膵胆管造影
2. 内視鏡的粘膜生検（超音波内視鏡下穿刺吸引術を除く）
3. 出血低危険度の消化器内視鏡 ・バルーン内視鏡 ・マーキング（クリップ、高周波、点墨など） ・消化管、膵管、胆管ステント留置法（事前の切開手技を伴わない） ・内視鏡的乳頭バルーン拡張術
3. 出血高危険度の消化器内視鏡 ・ポリペクトミー（ポリープ切除術） ・内視鏡的粘膜切除術 ・内視鏡的粘膜下層剥離術 ・内視鏡的乳頭括約筋切開術 ・内視鏡的十二指腸乳頭切除術 ・超音波内視鏡下穿刺吸引術 ・経皮内視鏡的胃瘻造設術 ・内視鏡的食道・胃静脈瘤治療 ・内視鏡的消化管拡張術 ・内視鏡的粘膜焼灼術 ・その他

藤本一眞, 藤城光弘, 加藤元嗣, 他：抗血栓薬服用者に対する消化器内視鏡診療ガイドライン. 日本消化器内視鏡学会雑誌 2012；54(7)：2079. より転載

という報告[2]もあり、患者に十分説明したうえで、抗血栓薬を休薬せずに生検を行う場合も多いです。

　一方で、出血高危険度の内視鏡（表1）では、基本的に抗血栓薬を休薬します。抗血栓薬のなかでも、抗凝固薬のワルファリンなど

表2　休薬による血栓塞栓症の高発症群

抗血小板薬関連	抗凝固薬関連*
● 冠動脈ステント留置後2か月 ● 冠動脈薬剤溶出性ステント留置後12か月 ● 脳血行再建術（頸動脈内膜剥離術、ステント留置）後2か月 ● 主幹動脈に50％以上の狭窄を伴う脳梗塞または一過性脳虚血発作 ● 最近発症した虚血性脳卒中または一過性脳虚血発作 ● 頸動脈超音波検査、頭頸部磁気共鳴血管画像で休薬の危険が高いと判断される所見を有する場合	● 心原性脳塞栓症の既往 ● 弁膜症を合併した心房細動 ● 弁膜症を合併していないが脳卒中高リスクの心房細動 ● 僧帽弁の機械弁置換術後 ● 機械弁置換術後の血栓塞栓症の既往 ● 人工弁設置 ● 抗リン脂質抗体症候群 ● 深部静脈血栓症・肺塞栓症

*ワルファリンなど抗凝固薬療法中の休薬に伴う血栓塞栓症のリスクはさまざまであるが、一度発症すると重篤であることが多いことから、抗凝固薬療法中の症例は全例、高危険群として扱うことが望ましい。

藤本一眞，藤城光弘，加藤元嗣，他：抗血栓薬服用者に対する消化器内視鏡診療ガイドライン．日本消化器内視鏡学会雑誌 2013；54（7）：2084．より転載

を内服している場合は、内服を中止する代わりに、投与開始から短時間で効果が発現し、投与をやめると数時間で効果が消失するヘパリンを治療前後に点滴投与する、いわゆるヘパリン置換を行うことが望ましいです。

出血高危険度の消化器内視鏡においても、冠動脈ステント留置や脳卒中発症から間もない場合、重度の閉塞性動脈硬化症などに関しては、再発や重症化リスクが高いことから、抗血小板薬は休薬なく施行することもあります。

抗凝固薬と抗血小板薬はそれぞれ作用機序が異なり、アスピリンの代わりにヘパリンを使用することでメリットがあるという明確なエビデンスはなく、ガイドラインとしても抗血小板薬の代わりにヘパリン置換を行うことは明記されていません。

ガイドラインどおり厳密にいえば、抗血小板薬のなかでもアスピリンやシロスタゾールは内服継続をしていても出血のリスクはそれほど高くはないため、抗血小板薬内服を中止できない危険性のある患者（表2）は、これらの薬剤であれば継続して治療をします。

また、表2に記載のあるとおり、抗凝固薬内服患者は全員高危険群として扱い、出血リスクの高い内視鏡治療を行う場合は全例ヘパリン置換を行うことが望ましいです。

ガイドラインとしてはこのような形ですが、実際の医療現場では抗凝固薬のなかでもダビガトラン（プラザキサ®）やアピキサバン（エリキュース®）は休薬必要期間が2日、リバーロキサバン（イグザレルト®）やエドキサバン（リクシアナ®）などは1日と、非常に短いため、循環器内科医などの判断で、ヘパリン置換せず休薬のみで済ませるケースもあります。

いずれにせよ、原則として休薬やヘパリン置換は、循環器内科医や脳外科主治医に相談して指示どおりに行いましょう。

引用文献

1) 藤本一眞，藤城光弘，加藤元嗣，他：抗血栓薬服用者に対する消化器内視鏡診療ガイドライン．日本消化器内視鏡学会雑誌 2012；54：2075-2102.
2) 東納重隆，森田靖，三浦美貴，他：抗血小板薬継続下での内視鏡下生検の安全性．日本消化器内視鏡学会雑誌 2011；53（10）：3317-3325.

14 内視鏡検査・治療

Q81 内視鏡検査時にブチルスコポラミンを使うのはなぜ？ 禁忌は？

A スコープの挿入や観察、治療を円滑にするためです。重篤な心疾患などでは禁忌となり、グルカゴンなどの使用を検討します。

看護師
乾　洋子

ブチルスコポラミンは抗コリン作用により消化管運動を抑制

　消化管運動は副交感神経刺激によって亢進します。ブチルスコポラミンは、副交感神経の神経伝達物質であるアセチルコリンのはたらきを阻害する作用（抗コリン作用）があり、消化管の蠕動運動の抑制や胃酸分泌の抑制効果があります。そのため、内視鏡検査時に投与することで、内視鏡の挿入や観察、治療を円滑に行うことができます。

　なお、抗コリン作用によって副交感神経刺激が抑制されるとともに、間接的に交感神経刺激が増強されるため、表1に示す疾患ではブチルスコポラミンは禁忌となります。禁忌疾患の既往がある患者には、グルカゴンやl-メントール製剤の使用を検討します。

グルカゴンやl-メントールは消化管平滑筋に作用

1. グルカゴン

　グルカゴンは消化管の平滑筋に直接作用し、弛緩させることで、消化管蠕動運動と消化液分泌の抑制効果があります。抗蠕動効果はブチルスコポラミンより弱いです。

　褐色細胞腫およびその疑いのある患者、本剤の成分の過敏症の既往歴がある患者に対しては禁忌です。インスリノーマのある患者、

表1　ブチルスコポラミンの禁忌

緑内障	瞳孔が開き、毛様体筋の弛緩により、隅角が狭くなり、房水の排出が悪くなり、眼圧が高くなる
重篤な心疾患	心拍数が増加することで、心臓に過負荷がかかる
麻痺性イレウス	消化管運動を抑制されるため病態悪化をまねく
前立腺肥大	膀胱収縮筋が弛緩し、排出力を弱め、尿道括約筋が収縮するため尿閉が起こる

糖尿病患者、肝硬変など肝臓の糖放出能が低下している肝疾患のある患者、心疾患患者、I型糖尿病患者には慎重投与が必要です。

2. l-メントール製剤

　l-メントール製剤は、ブチルスコポラミンやグルカゴンを使用できない、上部消化管内視鏡検査を受ける患者に対して使用します。スコープの鉗子口より直接注入し、投与局所で消化管平滑筋細胞のカルシウムチャネルを阻害することで、蠕動運動を抑制します。

　以上の薬剤は、内視鏡検査時には有用な薬ですが、リスクも伴うため、問診やカルテからの情報収集がとても重要になります。

参考文献
1) ブチルスコポラミン臭化物添付文書，日医工株式会社．
2) グルカゴン添付文書，EAファーマ株式会社．
3) ミンクリア添付文書，日本製薬株式会社．

14 内視鏡検査・治療

Q82 内視鏡検査時に前投薬を行うのはなぜ？

患者の苦痛を軽減し、安全に検査を施行するためです。静脈麻酔を使用する場合は、鎮静による偶発症に注意しながら検査を行います。

医師
木村明恵

検査中は意識レベル・バイタルサイン・気道防御反射を維持

施設により異なりますが、内視鏡検査中の苦痛を軽減する目的で、意識下鎮静を行う場合があります。①応答可能な意識レベル、②バイタルサイン（呼吸・循環）、③気道防御反射（咳・嚥下反射）の3つを維持した状態で検査を行う必要があるため、ベンゾジアゼピン系鎮静薬やオピオイド系鎮痛薬が用いられることが多いです（表1）。投与時の注意点を表2に示します。

偶発症としては、呼吸抑制、血圧低下、頻脈・徐脈、薬剤過敏症、不穏・過鎮静などが挙げられるため、検査中のモニタリングが必須です。また検査後もしっかり覚醒したことを確認してから、検査当日には車の運転をしないよう注意しての帰宅となります。

意識下鎮静を行う際には鎮静薬と鎮痛薬の両方を使用

オピオイド系の鎮痛薬は、オピオイド受容体に作用して強力な鎮痛効果をもたらします。受容体に結合した際の作用の発現状況により、モルヒネやフェンタニルなどの完全作動薬（full agonist）と、ペンタゾシンやブプレノルフィンなどの部分作動薬（partial agonist）に分類されます。

表1 主な鎮静薬・鎮痛薬

ベンゾジアゼピン系鎮静薬	オピオイド系鎮痛薬
● ミダゾラム（ドルミカム®） ● ジアゼパム（セルシン®） ● フルニトラゼパム（ロヒプノール®）	● ペチジン（オピスタン®） ● ペンタゾシン（ソセゴン®、ペンタジン®）

表2 鎮静薬・鎮痛薬投与時の注意点

- 患者の状態をみながら少しずつ投与する
- 「呼びかけにすぐには応答しないがバイタルサインが安定している状態」を常に確認する
- 至適鎮静状態の評価は投与後2〜3分経ってから行う（投与直後の評価で追加投与してはいけない）
- 高齢者では減量して投与することを心がける

部分作動薬には効果の有効限界（天井効果）がみられるため、精神依存や大量投与時の呼吸抑制が軽く、内視鏡検査時に鎮痛目的で使用されます。

なお、部分作動薬は完全作動薬に対して拮抗作用をもつため、例えばがん患者で定期的にモルヒネやフェンタニルを使用している人には、ペンタゾシンやブプレノルフィンは使用できません。

参考文献
1) 荒川廣志：内視鏡検査の準備. 田尻久雄監修, 長南明道, 田中信治, 武藤学編, 改訂第3版 内視鏡診断のプロセスと疾患別内視鏡像, 日本メディカルセンター, 東京, 2012：33-40.

14 内視鏡検査・治療

Q83 拮抗薬はどのようなときに、どのように使うの？

呼吸抑制と覚醒遅延の改善を促すときに使用します。内視鏡では主にフルマゼニルとナロキソンの2種類の拮抗薬が使用されます。

看護師
乾　洋子

フルマゼニルは BZD系鎮静薬に拮抗

フルマゼニル（アネキセート®）は、ベンゾジアゼピン（benzodiazepine：BZD）系鎮静薬（ジアゼパム、フルニトラゼパム、ミダゾラム、など）に拮抗し、これらの薬剤による呼吸抑制や、意識レベル低下、鎮静、健忘、抗不安、抗てんかん、筋弛緩を緩和します。

フルマゼニルの作用は投与後1～3分で発現し、半減期は50分です。

ジアゼパムやフルニトラゼパムは、作用時間が長いため、フルマゼニル投与後に再鎮静が起こる可能性があります。禁忌・注意事項を確認し、使用してください（表1）。

使用の際は初回0.2mgを静脈内投与します。投与後4分以内に覚醒が得られない場合は、0.1mgを追加投与します。以後必要に応じて、0.1mgずつを投与します。

ナロキソンは オピオイド系鎮痛薬に拮抗

ナロキソンは、オピオイド系鎮痛薬（モルヒネ、ペチジン、ペンタゾシンなど）に拮抗し、呼吸抑制だけではなく、悪心・嘔吐、瘙痒感、排尿障害、固縮（筋肉が持続的に強くこわばること）、胆道けいれんといった麻薬作用全般の改善に効果があります。

作用発現が迅速で、半減期は64分と持続時間が短いです。禁忌・注意事項を確認し、使用してください（表2）。

副作用として、心血管系の作用（高血圧、頻脈、肺水腫）が起こることがあります。半減期が短いため麻薬作用が再燃することがあります。

使用の際は0.2mgを静脈内注射し、効果不十分な場合は、さらに2～3分間隔で0.2mgを1～2回追加投与します。

拮抗薬は作用時間が短いため、 再鎮静に注意

フルマゼニルはBZD系鎮静薬よりも作用時間が短く、ナロキソンはオピオイド系鎮痛薬より作用時間が短いため（表3）、再鎮静や呼吸抑制が再燃する可能性があります。

使用後の安静指示、モニタリングの継続、救急処置ができる準備が必要です。また、患者が帰宅する場合は、家族の付き添いが必要であることや、当日の車などの運転禁止、禁酒、集中が必要な仕事や重要な決定は行わないことについての説明が重要になります。

参考文献
1) アネキセート®注射液添付文書，アステラス製薬株式会社．
2) ナロキソン塩酸塩注添付文書，第一三共株式会社．

表1　フルマゼニルの禁忌・注意事項

禁忌・注意が必要な患者	理由
フルマゼニルおよびベンゾジアゼピン系薬剤に対し過敏症の既往歴のある患者	アナフィラキシーショックを起こしやすいため禁忌
てんかんの既往のある患者	けいれんが誘発されることがあるため禁忌
三環系抗うつ薬を内服している患者	三環系抗うつ薬の中毒症状（けいれん、高体温、心的動揺、興奮状態など）が出現することがあるため慎重投与が必要
ベンゾジアゼピン依存の患者	強い離脱症状（頭痛、睡眠障害、しびれ、不眠など）が出現し増悪するため、急激な投与を避け緩徐に静脈投与する

表2　ナロキソンの禁忌・注意事項

禁忌・注意が必要な患者	理由
ナロキソンに対し過敏症の既往歴のある患者	アナフィラキシーショックを起こしやすいため禁忌
バルビツール系薬剤などの非麻薬性中枢神経抑制薬または病的原因による呼吸抑制のある患者	無効のため禁忌
高血圧、心疾患のある患者	麻薬などによる抑制が急激に拮抗されると、血圧上昇や頻脈などを起こすことがあるため慎重投与が必要

表3　主な鎮静薬・鎮痛薬の血中濃度半減期

鎮静薬

一般名	拮抗薬	ベンゾジアゼピン系鎮静薬	
一般名	フルマゼニル	ミダゾラム	ジアゼパム
投与量	2mg/body	0.2mg/kg	10mg/body
半減期	50分	108分	32時間

鎮痛薬

一般名	拮抗薬	オピオイド系鎮痛薬
一般名	ナロキソン	ペチジン
投与量	0.2mg/回	35mg/回
半減期	64分	4時間

14 内視鏡検査・治療

Q84 内視鏡時の鎮静レベルはどう評価するの？

A 鎮静評価スケールを用いて評価します。鎮静レベルは中等度鎮静（意識下鎮静）が適切です。

看護師
乾　洋子

鎮静レベルはRASSで評価

内視鏡時の鎮静や鎮痛の必要性について、「内視鏡診療における鎮静に関するガイドライン」において、中等度鎮静がよいとされています[1]。そのため、呼吸・循環変動などのモニタリングとともに、短い間隔での鎮静レベルの評価が必要です。

鎮静評価スケールはさまざまな方法がありますが、興奮状態についても評価でき、評価に特別な訓練、知識や特殊な道具が不要で、評価が容易なRASSを紹介します（表1）。

患者を30秒間観察し、スコア0～+4を判定します。意識が清明でなく鎮静されている場合は、スコア-1～-5の数値になります。内視鏡時の鎮静状態は、スコア-3程度が適切とされています。

鎮静評価スケールを用いることで、鎮静深度を客観的に評価することができ、薬剤の調節の基準となります。また、医師と看護師が患者の状態を共通に評価できます。

引用・参考文献
1) 小原勝敏，春間賢，入澤篤志，他：内視鏡診療における鎮静に関するガイドライン．日本消化器内視鏡学会雑誌 2013；55（12）：3832．
2) 日本消化器内視鏡技師会会報 2015：150．
3) 安宅一晃編：あらゆる場面で使える鎮静・鎮痛Q&A96．羊土社，東京，2016：58-60．

表1　RASS（Richmond Agitation Sedation Scale）

スコア	用語	説明
+4	好戦的	明らかに好戦的、暴力的、スタッフに危険が及ぶ
+3	極度の興奮状態	チューブやカテーテルを引っ張る。抜去する。スタッフに対し攻撃的
+2	興奮状態	頻回の無目的な体動、人工呼吸器とのファイティング
+1	落ち着きがない	不安でそわそわしている。しかし、攻撃的でも活発でもない
0	意識清明で落ち着いてる	
-1	傾眠状態	完全に清明ではないが、呼びかけ[*1]に開眼とアイコンタクトで応答（10秒以上）
-2	軽い鎮静状態	呼びかけ[*1]に開眼とアイコンタクトで短時間だけ応答（10秒未満）
-3	中等度の鎮静状態	呼びかけ[*1]に体動や開眼で応答するがアイコンタクトなし
-4	深い昏睡状態	呼びかけ[*1]に無反応、しかし、身体刺激[*2]で体動または開眼
-5	昏睡	呼びかけ[*1]にも身体刺激[*2]にも無反応

*1　患者が意識清明でなければ、大きな声で患者を呼び、目を開けてこちらを向くように指示する。
*2　患者が呼びかけに反応しなければ肩を揺すり、反応がなければ胸骨をこする。吸引刺激は身体刺激として評価しない。
Sessler CN, Gosnell MS, Grap MJ, et al. The Richmond Agitation-Sedation Scale：validity and reliability in adult intensive care unit patients. *Am J Respir Crit Care Med* 2002；166（10）：1338-1344．

14 内視鏡検査・治療

Q85 消化管閉塞を起こしかけている人にニフレック®を飲ませてもいいの？

A 腸閉塞の疑いがある患者には、腸管穿孔のリスクがあるためニフレック®は禁忌です。

内視鏡前には腸管内を洗浄する

　経口腸管洗浄剤（ニフレック®、オーペグ、ムーベン®など）は、平成4年から国内で広く使用されている医薬品であり、その組成は塩化ナトリウム、塩化カリウム、炭酸水素ナトリウム、無水硫酸ナトリウムです（図1）。浸透圧差を利用し腸管内を洗浄することができます。

腹痛がみられた場合、投与を中止し医師に報告

　きわめてまれな偶発症であるものの、ニフレック®投与により腸管内圧が上昇して腸管穿孔をきたした報告例[1]や、腸閉塞の報告例[1]があります。排便、腹痛などの症状に十分注意して投与し、腹痛などが現れた際には、投与継続可能かを慎重に判断しなければなりません。特に高齢者には時間をかけて慎重に投与する必要があります。

　具体的には、「約1L投与しても排便がみられない場合には、腹痛、嘔気、嘔吐のないことを確認したうえで投与を継続し、排便が認められるまで十分観察すること。2Lを投与しても排便がみられない場合には、投与を中断し、腹痛などがないことを確認するとともに、診察や画像診断などを行い、投与継続の

図1　経口腸管洗浄剤の例

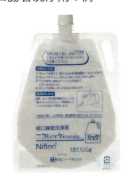

● ニフレック®配合内用剤
1袋を水で溶かし、約2Lの溶解液とする。必ず指示された溶かし方、飲み方に従う。
（写真提供：EAファーマ株式会社）

可否について慎重に検討すること」とされています[2]。

　ニフレック®内服中に腹痛がみられたら、投与を中止し、医師に診察を依頼してください。腹部の診察や腹部レントゲン、CT検査などを行い、継続投与の判断を行います。

引用文献
1) 経口腸管洗浄剤「ニフレック」等による腸管穿孔及び腸閉塞について．厚生労働省医薬食品局：医薬品・医療用具等安全性情報No.194，2003．http://www.mhlw.go.jp/houdou/2003/10/h1030-2.html（2017.4.10.アクセス）
2) 味の素ファルマ薬剤部：経口腸管洗浄液（ニフレック®）による腸管穿孔および腸閉塞について．日本臨床免疫学会会誌 2003；26（6）：355-358.

143

14 内視鏡検査・治療

Q86 内視鏡検査で「色素を撒く」って何？どういう人に、何のために色素を撒くの？

A 消化管表面に種々の色素液を噴霧または散布し、観察することです。詳細な診断・病態把握が必要な患者に行います。

医師
佐々木英二

色素を撒くのは、病変診断や病態把握のため

「色素を撒く」とは、消化管表面に種々の色素液を噴霧または散布し、観察することです。色素内視鏡検査法（色素法）と呼ばれ、詳細な病変の診断や病態の把握が必要な場合に撒きます。

色素の種類は、その作用機序によっていろいろとありますが、代表的なものを紹介します（表1）。いくつかの染色法を併用して検査を行う併用法もあります。よく行われる方法について、以下に解説します。

コントラスト法で粘膜の凹凸を強調

コントラスト法は、消化管粘膜での色素液のたまりを利用して粘膜の凹凸を強調し、病変の形態や表面性状を観察する方法です。粘膜と異なる色調である、青色系の色素がよく使われます。

色素法で最もよく使われるインジゴカルミンは、この色素法に用いられる色素液で、食道・胃・十二指腸・小腸・大腸など全消化管に適応があります（図1）。

染色法で質的診断が可能

染色法は、粘膜上皮への色素の浸潤ないしは吸収による生体組織の染色を観察する方法です。病変のみならず、正常粘膜での色素の吸収から、その機能をみる目的でも用いられることがあります。

クリスタルバイオレット（ピオクタニン）は、大腸腫瘍の質的診断などに使用します。

反応法で病態の広がりを観察

反応法は、色素がある特定の条件下で組織と特異的に反応することから、種々の病態の広がりを観察する方法です。

食道がんの存在・広がり診断などには、ヨード（ルゴール）液がよく使用されています（→Q87）。ただし、ヨードアレルギーのある人には使用禁忌なので、事前の問診が重要です。

引用文献
1) 上常文也, 清水勇一, 藤井隆広：色素内視鏡 ガイドライン. 日本消化器内視鏡学会監修, 日本消化器内視鏡学会卒後教育委員会責任編集, 消化器内視鏡ガイドライン 第3版, 医学書院, 東京, 2006：142-156.

表1　代表的な色素内視鏡検査法と用いられる代表的な色素液

	代表的な色素液		代表的な適用疾患
	色素液	色調	
コントラスト法	インジゴカルミン	青〜暗青	バレット食道がんの診断、胃がんの広がり・質的診断、大腸腫瘍の存在・質的診断など
	エバンスブルー	青緑	
	ブリリアントブルー	青	
	メチレンブルー	青	胃がんの広がり診断など
染色法	メチレンブルー	青	腸上皮化生の診断、胃がんの広がり診断その他、十二指腸・小腸病変など
	クリスタルバイオレット（ピオクタニン）	暗緑	大腸腫瘍の質的診断など
	トルイジンブルー	青紫	食道表在がんの質的診断など
反応法	ヨード	赤褐	食道がんの存在・広がり診断など
	コンゴーレッド	pH3：青紫、pH5：赤	酸分泌領域の診断など
	フェノールレッド	pH6：黄、pH8：赤	ピロリ菌感染粘膜の広がり診断など
蛍光法	アクリジンオレンジ	赤橙	胃がんの存在・広がり診断など
	フルオレスチン	黄紅	
血管内投与法	インドシアニングリーン	緑	胃がんの広がり・深達度診断（赤外線内視鏡）など
	フルオレスナン	黄紅	消化管がんの組織診断（共焦点レーザ内視鏡）など

上堂文也, 清水勇一, 藤井隆広：色素内視鏡　ガイドライン. 日本消化器内視鏡学会監修, 日本消化器内視鏡学会卒後教育委員会責任編集, 消化器内視鏡ガイドライン 第3版, 医学書院, 東京, 2006：144. より改変して転載

図1　インジゴカルミンによるコントラスト法の内視鏡画像

白色光　　　　　　　　　　　　インジゴカルミン法

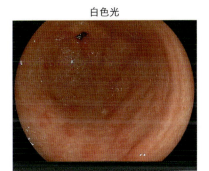 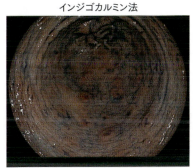

白色光下では粘膜病変を判別しづらい。　　色素のたまり具合で凹凸を強調できる。

14 内視鏡検査・治療

Q87 食道内視鏡の色素法にさまざまなものがあるのはなぜ？

A 対象が扁平上皮がんと腺がんで、また、目的が範囲診断なのか表面構造観察なのかで、それぞれ使う色素が異なるからです。

医師 山崎智朗

正常部とがんの部分を染め分け精査

通常、内視鏡検査時の観察は白色光で行いますが、異常を認めた場合はさらなる精査として色素法が用いられます。例えば食道ではルゴール法やトルイジンブルー法、インジゴカルミン法、酢酸撒布などを用います[1,2]。

ルゴール法は、食道がん（扁平上皮がん）の診断に欠かせない染色法です。茶褐色のルゴール（ヨード）液を食道に散布すると、正常な扁平上皮では、ルゴール液が扁平上皮内のグリコーゲンと反応して、黒褐色に変化します。しかし、食道がんではグリコーゲンが乏しくなるため変色反応が生じにくく、正常扁平上皮とがんの部分が区別できるようになります（図1）。

トルイジンブルーは、がんの壊死物質を青色に染めて表面構造を明瞭化し、ルゴール法と併用して用いられることがあります。

また、胃食道逆流などにより食道下部の粘膜（扁平上皮）が胃粘膜（円柱上皮）に置き換わった状態から発生する、バレット腺がんを疑う場合は、胃がんと同じようにインジゴカルミンや酢酸撒布が用いられます。

以上のように、観察対象が扁平上皮がんか腺がんか、範囲診断を目的とするのか表面構造（深達度診断）を目的とするのかで、用いる色素が異なります。

引用文献
1) 武藤学，横山顕，門馬久美子：咽頭・食道 観察法．日本消化器内視鏡学会監修，日本消化器内視鏡学会卒後教育委員会編，消化器内視鏡ハンドブック，日本メディカルセンター，東京，2012：143-154.
2) 内田善仁：内視鏡の挿入法と観察法．芳野純治，浜田勉，川口実編，内視鏡所見のよみ方と鑑別診断 第2版，医学書院，東京，2007：41-43.

図1 食道がんの白色光下と色素使用時（ルゴール法）の内視鏡画像

白色光

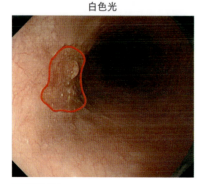

○部ががん。

ルゴール法

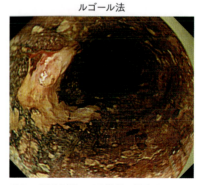

がんの部分を残して正常部が染まる。

14 内視鏡検査・治療

ピロリ菌って何？ どう調べるの？菌がいると何が悪いの？

胃粘膜に感染する菌で、胃がんや胃潰瘍などの原因になります。内視鏡や血液検査で感染を調べて、内服薬で除菌治療を行います。

医師
坂田倫子

ピロリ菌による炎症が胃がんの誘因

ピロリ菌は子どものころに胃の粘膜に感染し、治療しなければずっと棲み続けます。

ピロリ菌が胃粘膜の炎症を起こし続けることで慢性胃炎の状態となり、胃・十二指腸潰瘍、胃がんなどの原因となります。特に胃がんの大多数はピロリ菌感染が原因であり、ピロリ菌感染を早期に発見し除菌することが胃がん発症の抑制につながるといわれています。

除菌治療の成功率は9割

ピロリ菌感染を調べる検査は、内視鏡（図1）を用いる方法と、用いない方法に分かれます。前者は迅速ウレアーゼ試験、病理組織検査、培養法です。後者は血清・尿中抗体法、便中抗原法、尿素呼気試験です。

ただし、プロトンポンプ阻害薬（PPI）またはボノプラザンを内服している場合は、検査結果が偽陰性になる可能性があるため、内服を2週間以上中止してから検査を行います。

ピロリ菌感染陽性と診断された場合、除菌治療として2種類の抗菌薬とPPIまたはボノプラザンを7日間内服します。除菌治療は2段階に分けられており、一次除菌で除菌失敗となった場合は、薬剤を変更し二次除菌を行います。

図1 ピロリ菌に感染した萎縮性胃炎の内視鏡画像

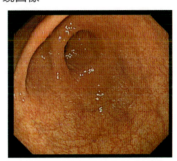

胃粘膜が菲薄化し、粘膜内の血管が透見される。

除菌治療の成功判定は、内服終了から4週以降に、再度前述の検査で行います。ボノプラザンを用いた一次除菌の成功率は92.6％、二次除菌の成功率は98％です[1]。

ピロリ菌の除菌治療に成功すると胃がん発症率はかなり抑えられますが、それまでの炎症による発症リスクは残っているので、除菌後も定期的に検査を受けることが重要です。

引用・参考文献
1) 村上和成, 西村章, 浅香正博：TAK-438のH.pylori一次除菌における無作為化二重盲検比較試験. 日本消化器病学会雑誌 2014；111（suppl-2）：632.
2) 日本ヘリコバクター学会ガイドライン作成委員会：Helicobactor pylori感染の診断と治療のガイドライン2009年改訂版. 日本ヘリコバクター学会誌 2009；10：1-25.
3) Fukase K, Kato M, Kikuchi S, et al. Effect of eradicateon of Helicobactor pylori on incidence of metachronous gastric carcinoma after endoscopic resection of early gastric cancer：an open-label, randomized controlled trial. Lancet 2008；372：392-397.

14 内視鏡検査・治療

Q89 ポリペクトミー、EMR、ESDってどう違うの？

A ポリープの切除の仕方や部位が異なり、病変の状態によって使い分けます。

医師
佐野弘治

ポリープの大きさや状態によって手技が変わる

輪をかけてポリープの根元を切るのがポリペクトミー（図1）、ポリープの下を膨らませて輪をかけて根元を通電して切るのが内視鏡的粘膜切除術（endoscopic mucosal resection：EMR、図2）、ポリープのまわりを輪状に切り込み、下の層から剥がして切り取るのが内視鏡的粘膜下層剥離術（endoscopic submucosal dissection：ESD、図3）です。

ポリペクトミー→EMR→ESDと治療の難

図1　ポリペクトミー

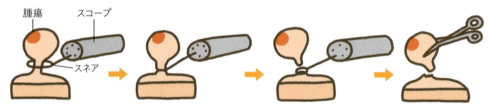

ポリープにスネアをかけ、締め付けることで切り取る。

図2　EMR

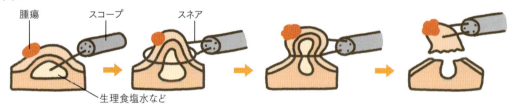

ポリープを液体で膨らませ、スネアをかけて通電し、切り取る。

図3　ESD

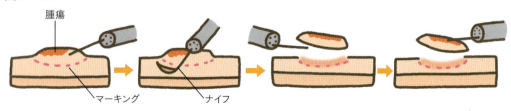

ポリープのまわりにマーキングし、液体で膨らませ、粘膜下層から剥がすようにナイフで切り取る。

しさが増し、治療時間もかかります。

治療の必要な病変は、がん化や出血の可能性がある良性腫瘍（ポリープ）と、リンパ節転移の可能性がほとんどなく一括切除できる大きさと部位にある悪性腫瘍（がん）です。適応部位としては、食道、胃、大腸、最近では咽頭も治療可能です。絶対適応としては、食道がんは粘膜固有層にとどまる病変、胃がんは2cm以下の粘膜層にとどまる分化型がん、大腸がんは粘膜層と粘膜下層軽度浸潤の病変です（→ 002）。

1. ポリペクトミー

小さい病変、有茎性、亜有茎性の隆起性病変に行う治療です。スネアという処置具を使います。

ポリープの頭部からスネアを広げて輪をかけて、ポリープの基部を締め付けて、切り取ります。切り取る際には通電する場合としない場合があります。

2. 内視鏡的粘膜切除術（EMR）

EMRは、ポリープが大きい病変（2〜3cm）、平たい病変、へこんだ病変に行う治療です。

液体（生理食塩水、ヒアルロン酸ナトリウムなど）をポリープの下（粘膜下層）に注射し、膨らませ挙上させた後、ポリープを中心にして、正常粘膜を含めてスネアで通電して切り取ります。

3. 内視鏡的粘膜下層剥離術（ESD）

ESDは、ポリープの大きさが2cmを超え、EMRでの一括切除が難しい場合や、がんが疑われ十分な病理組織診断を可能にするために行う治療です。

まず、ポリープのまわりに輪状かつ点状にマーキングします。続いて、液体（ヒアルロン酸ナトリウムなど）をポリープの下（粘膜下層）に注射し、膨らませ挙上し、マークの外側をナイフ（ITナイフなど）で一周して輪状に切り込みを行います。最後にポリープの下（粘膜下層）をナイフで切り込み、剥がします。

術後は出血、腹膜炎、腸管穿孔の徴候に注意

それぞれの偶発症として、出血、腹膜炎、腸管穿孔があります。看護師がみるべきポイントは、便が赤くないか（血便）、腹痛、発熱、腹部膨満感、悪心・嘔吐があります。

血便が頻回にあれば、治療後の潰瘍からの出血であり、緊急に内視鏡的な止血術（クリッピングにより治療後の潰瘍を縫う止血術など）や輸血が必要となります。

持続した腹痛、強くなる腹痛、発熱、腸の運動低下による腹部膨満感、悪心・嘔吐があれば、腹膜炎や腸管穿孔の可能性があります。緊急に血液検査や腹部X線検査を行い、炎症反応の高値や、X線検査で腹腔内遊離ガスがみられた場合、腸管穿孔と判断し、緊急手術（穿孔部閉鎖や腸管切除など）となります。

腸管穿孔ではなく腹膜炎と判断した場合も、厳重に絶飲食、輸液、抗菌薬点滴の治療を行い、状態が悪くなれば緊急手術が必要となることがあります。

参考文献
1) 樫田博史：治療の実際 内視鏡的粘膜切除術（EMR）. 松井敏幸，赤松泰次，田村君英編，消化器内視鏡技師のためのハンドブック（改訂第7版），医学図書出版，東京，2016：166-175.

14 内視鏡検査・治療

Q90 大腸ポリペクトミー後に穿孔や出血を起こしたら、どのような症状が出るの?

A 腹痛、発熱、血便などがみられます。

看護師
奥田幸恵

術後数日内の急な腹部激痛は、穿孔を疑う

大腸ポリペクトミー（→Q89）を行う際、スネアをかける位置が腸粘膜に近すぎる場合やスネアが深くかかりすぎて正常粘膜を巻き込んだ場合に、術中や術後まもなく～1週間に穿孔が起こることがあります（図1）。特に術後24時間は注意が必要です。

穿孔はほとんどが内視鏡治療時に起きますが、針穴のような穿孔は治療時に気づかれずに経過し1～2日後に炎症が広がり、急に腹部の激痛を訴えることがある（遅発性穿孔）ので注意が必要です。

穿孔が起こると激しい腹痛、腹部の圧痛、心拍数の増加、発汗、発熱などが現れます。症状が軽度の場合は、絶食や抗菌薬の投与による保存的治療を行います。腹膜炎をきたし症状が増悪してきた場合には、緊急手術を行うことがあります。腹部症状とバイタルサインの観察が重要となります。

血便がみられた場合は出血を疑う

ポリープ切除時に出血がみられる場合や、術後出血を防ぐために、クリップを用いて止血処置を行うことがあります（図2）。術後出血が生じた場合、血便がみられます。この場合は、血便の色調変化、凝血の程度、出血量などの性状を観察することで、出血部位や出血の程度を判断することができます。

入院患者の場合は、看護師が便の観察をじかに行い、退院後は患者自身に便の性状に注意するよう説明することが必要です。切除部位の粘膜損傷が治るには1～2週間かかるため、術後のアルコールの摂取制限や激しい運動を避けるなどの生活指導が必要です（表1）。

引用文献
1) 田中敏雄, 豊永高史：大腸ポリープ・大腸がん切除術. 宇佐美眞, 白坂大輔編, 消化器内科ケア, 照林社, 東京, 2010：182-186.
2) 小越和栄, 金子榮藏, 多田正大, 他：治療内視鏡におけるリスクマネージメント. 日本消化器内視鏡学会雑誌 2005；47（12）：2681-2690.

表1 療養上の留意点

- 仕事は重労働でなければ退院翌日から可能
- 激しい運動（ゴルフ・テニス・フィットネス・旅行など）は1週間控える
- 飲酒は1週間禁止
- 食事・喫煙は制限なし
- 身体異常（腹痛・下血・血便など）の際は早急に受診を

図1　ポリペクトミー術による穿孔への処置

①ポリペクトミー術前

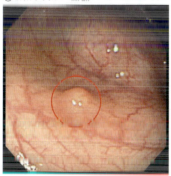

大腸にポリープがみられる。この後、ポリペクトミーにて切除を行った。

②術後穿孔

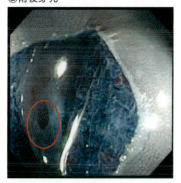

術後、インジゴカルミンによる染色で穿孔を確認した。

③穿孔への治療

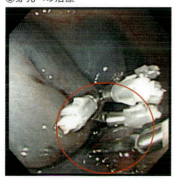

クリッピングによる縫縮を行った。

図2　ポリペクトミー術による出血への処置

①ポリペクトミー術前

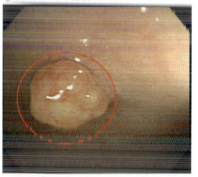

大腸にポリープがみられる。この後、ポリペクトミーにて切除を行った。

②術中出血

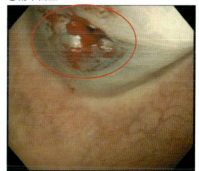

ポリープの切除により、術中出血が生じた。

③出血への治療

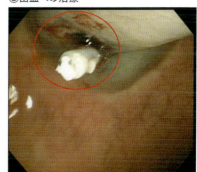

クリッピングにより止血を行った。

14 内視鏡検査・治療

Q91 胃ESD後に胃粘膜保護薬を飲ませるのはなぜ？

A 胃ESD後の出血予防と胃粘膜保護の目的で内服します。

看護師
奥田幸恵

病変切除後の潰瘍から出血や穿孔リスクがある

　胃内視鏡的粘膜下層剥離術（胃ESD）とは、胃に発生する早期がんや前がん病変などに対して、内視鏡を用いて切除する方法です（→Q89）。

　胃ESDを行った部位は、手術後に人工的に潰瘍を形成した状態になるため、そこから出血や穿孔が起こることがあります。報告の定義により差がありますが、胃穿孔の発症率は0.5〜5.3％、出血については術中の微細な出血を含めるとほぼ必発で、後出血は0〜15.6％の割合で起こる[1]と報告されています。出血や穿孔が起こると、腹痛、発熱や下血などがみられる場合があります。

ガイドラインに準じ胃酸分泌抑制効果のある薬剤を投与

　胃ESD後は、消化性潰瘍の治療ガイドラインに準じて、プロトンポンプ阻害薬（proton pump inhibitor：PPI）やヒスタミンH_2受容体拮抗薬（histamine H_2-receptor antagonist：H_2RA）、カリウムイオン競合型アシッドブロッカー（potassium-competitive acid blocker：P-CAB）の投与が行われます。PPIを術前から内服開始することで術中・術後の出血を抑制し、切除後潰瘍の治癒が促進される[2]との報告もあり、術前からの内服を開始している施設もあります。

　これらと併用して、乾燥水酸化アルミニウムゲル・水酸化マグネシウム配合剤（マーロックス®）、ショ糖硫酸エステルアルミニウム塩（スクラルファート）、アルギン酸ナトリウム（サンメール®）を術後から内服する場合もあります。これらは制酸作用や胃酸の中和作用をもちますが、単剤での効果は弱く、PPIなどとの併用により、胃粘膜の潰瘍の治癒形成に効果があるとされてきました。

　しかし、近年では併用による合併症の頻度に対しての有意差は認められないとされてきており、内服の必要性が見直されている段階です。

引用・参考文献
1) 小野裕之, 八尾建史, 藤城光弘, 他：胃癌に対するESD/EMRガイドライン. 日本消化器内視鏡学会雑誌 2014；56（2）：309-323.
2) Watanabe Y, Kato N, Maehata T, et al.：より安全な内視鏡的胃粘膜切除術 プロトンポンプ阻害薬の術前投与：*J Gastroenterol Hepatol* 2006；21（11）：1675-1680.
3) 小越和栄, 金子榮藏, 多田正大, 他：治療内視鏡におけるリスクマネージメント. 日本消化器内視鏡学会雑誌 2005；47（12）：2681-2690.

14 内視鏡検査・治療

Q92 内視鏡でがんを切除できたとしても、追加の外科的切除が必要になることがあるのはなぜ？

A 病理検査でがんの遺残やリンパ節転移の可能性が疑われる場合、追加の外科的切除が必要になることがあります。

医師
山村匡史

がんの深さによって治療方法は変わる

がんは浸潤が深くなるにつれて転移の確率が高くなります。早期がんのなかでも一定の条件に合っていれば、リンパ節転移の確率がほぼ0であることがわかっています。そのような場合に、内視鏡治療でがんの部分だけを取り除く治療をします。

内視鏡治療の適応は臓器や大きさ、がんの分化度によって多少異なります。胃がんや大腸がんでは粘膜層にとどまっているがん、食道がんの場合は粘膜層の浅い部分までにとどまっているがんが、内視鏡治療の適応となります（図1）。

リンパ節転移がある場合は最初から外科手術を実施

内視鏡での切除後は、病理検査による最終診断を行います。その際、予想よりも深い浸潤やがんの遺残、血管やリンパ管へのがんの浸潤が判明することがあります。そういった場合には根治切除できていないと判断し、外科的切除を追加する必要があります。

なお、術前検査でリンパ節転移の可能性があるようながんの場合には、内視鏡治療ではなく、最初からリンパ節郭清を伴う外科切除が行われます。

参考文献
1) 日本食道学会編：食道癌診断・治療ガイドライン 第3版．金原出版，東京，2012：14-34．
2) 日本胃癌学会編：胃癌治療ガイドライン 第4版．金原出版，東京，2014：6-23．
3) 大腸癌研究会編：大腸癌治療ガイドライン 医師用 2014年版．金原出版，東京，2014：12-19．

図1　がんの深達度

胃がん・大腸がん

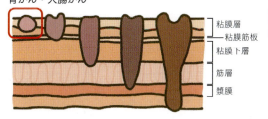

食道がん

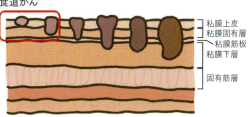

がんが粘膜筋板より上にとどまっている場合は、リンパ節転移の確率がほぼ0のため、内視鏡で切除できる。

14 内視鏡検査・治療

Q93 人によって経鼻と経口の内視鏡を使い分けるのはなぜ？

A 挿入時の簡便性や、治療の必要性の有無などによって使い分けます。

医師
末包剛久

経鼻内視鏡は苦痛や心肺機能への影響が少ない

経鼻内視鏡検査に用いられる細径内視鏡は直径5〜6mmであり、通常径内視鏡の約半分の太さです[1]。鼻腔から挿入されたスコープが舌根部に触れないため、嘔吐反射が起こりにくく、苦痛が少ないとされています。検査中の会話が可能であり、被験者の不安も軽減されます。さらに、経口内視鏡検査では心拍数、血圧が上昇することが多いですが、経鼻内視鏡検査では心肺機能への影響が少なく、鎮静薬も必要ありません[2]（表1）。

近年のスコープの改良に伴い、細径内視鏡でも通常の検査で用いるには十分な画質が得られるようになりました。検診目的の検査で、検査が不安な患者、経口内視鏡検査が苦痛であった患者、高齢者や循環器疾患などの持病がある患者には、経鼻内視鏡検査が勧められるといえるでしょう。

一方で、若い女性など鼻腔が狭い患者では、鼻からの挿入が困難な場合があります。痛みや鼻出血など、経口内視鏡より苦痛を訴える場合もあるため、鼻腔内の局所麻酔など、前処置をしっかり行う必要があります。

精密検査や治療には経口内視鏡を

通常径（直径8〜12mm）内視鏡を用いる

表1 経口内視鏡と経鼻内視鏡の比較

	経口内視鏡	経鼻内視鏡
先端部の太さ	太い（8〜12mm）	細い（5〜6mm）
生検組織採取や切除	どちらもできる	生検は可能だが切除は困難
検査中の苦痛	あり	少ない
検査中の会話	できない	できる
循環動態への影響	あり	少ない
拡大内視鏡	できる	できない
内視鏡治療	できる	基本的にできない

細川治：検査関連機器．日本消化器がん検診学会 対策型検診のための胃内視鏡検診マニュアル作成委員会編，対策型検診のための胃内視鏡検診マニュアル，南江堂，東京，2017：31．より改変して転載

経口内視鏡は、より精細な画質が得られるうえ、拡大機能や画像強調機能などの先端機能が搭載されており、精密な検査が可能です。また、鉗子孔が大きく操作性に勝るため、内視鏡治療には経口内視鏡を使用します（表1）。

引用文献
1) 細川治：検査関連機器．日本消化器がん検診学会 対策型検診のための胃内視鏡検診マニュアル作成委員会編，対策型検診のための胃内視鏡検診マニュアル，南江堂，東京，2017：31．
2) 安田貢，青木利佳，鳥巣隆資：胃内視鏡検診における経鼻内視鏡の現状と問題．日本消化器内視鏡学会雑誌 2009；51（2）：181-193．

Part 3

ケアのギモン

15 周術期管理 ⋯⋯⋯⋯⋯⋯ 156

16 ドレーン管理 ⋯⋯⋯⋯⋯ 180

17 疼痛管理 ⋯⋯⋯⋯⋯⋯⋯ 192

18 栄養管理 ⋯⋯⋯⋯⋯⋯⋯ 202

19 創傷管理 ⋯⋯⋯⋯⋯⋯⋯ 218

20 ストーマケア ⋯⋯⋯⋯⋯ 230

Part 3　ケアのギモン

ケアのポイントをおさえよう

15 周術期管理

奥谷　龍

【ポイント1】 周術期管理はチーム医療が原則

　入院・手術が決定した外来の時点から、多職種が連携しながら患者にかかわり、効率的で効果的な術前評価・術前教育・術中管理・術後疼痛管理などを一貫して行うことにより、手術による治療効果を高めることが可能となります。

　手術看護師は、さまざまな職種をつなぐコーディネーターとしての役割を果たします。最近では周術期管理チームが多くの病院で活躍しています。手術看護師のなかでも、一定の研修を受けることで日本麻酔科学会に認定された「周術期管理チーム看護師」が、麻酔科医師とともに協働して患者を管理します。

【ポイント2】 効率的な術前身体評価と患者への看護介入を行う

　看護師は、チェックリストに基づいた問診、および診察・データのチェックを行います。最終的には、手術中の患者の管理に関して責任をもつ麻酔科医師もチェックを行うことで、ダブルチェック体制となり、患者の安全性を高めます。

　また、看護師は周術期のリスク判定を行うことで、麻酔科医師の業務負担軽減にも貢献できます。さらに、患者自身に手術についてよく知ってもらい、イメージしてもらうことで、患者の心の準備を進めることも大切です。また、手術による身体への影響や、合併症を予防するための患者自身の取り組みを指導し、納得して手術に臨めるような手助けも重要です。

【ポイント3】 合併症低減、入院期間短縮に寄与できる管理を

　術中管理については、外科医・麻酔科医・看護師が協働して、患者を安全に管理できるように取り組みを行います。執刀直前には、スタッフが一斉に手を止め、最終確認を行う、タイムアウトを実施します。安全管理のためには、術前の患者情報、術式、術中のモニタリングや薬剤投与について十分理解することが必須です。その結果、手術室の効率的な運営にもつながります。

　術後の疼痛管理法については、術前に患者に説明し、安心して手術に臨めるようにかかわります。痛みの評価法や鎮痛薬の使用法、副作用・有害事象（悪心・嘔吐）など、術後の疼痛管理法を院内で標準化することも大切で、痛みのない術後経過をめざします。術後は病棟看護師と連携することが必須で、これによって合併症の低減、入院期間の短縮も可能となります。

15 周術期管理

Q94 術前の喫煙がよくないのはなぜ？

A 喫煙は術後の呼吸器合併症や創部感染を増加させるからです。患者にリスクを説明し、禁煙指導を行いましょう。

医師 嵐 大輔

喫煙により気道の線毛運動や免疫機能が低下

日本たばこ産業株式会社による、「2016年全国たばこ喫煙者率調査」によると、男性の約3割、女性の約1割が喫煙しており、わが国の喫煙者は2000万人を超えています。

長期の喫煙は肺がんや心筋梗塞などの原因となりますが、術前の喫煙は、肺炎や無気肺などの呼吸器合併症の原因となります[1]。気道の表面にある、細菌や異物などを体外に排出するための線毛の運動が、喫煙により低下するからです[2]。また、喫煙により免疫機能が低下するため、創部感染が増加します[3]。

禁煙期間は長いほど効果的

1週間の禁煙で創部感染、4週間の禁煙で呼吸器合併症が減少します[4]（表1）。禁煙期間が長いほど効果が大きいようです。

1日や2日だけ禁煙すると、逆に痰が増えてよくないともいわれますが、裏づけるデータはなく、いつの時点であっても禁煙を勧めるべきです。たとえ1日の禁煙であったとしても、一酸化炭素やニコチンの濃度は減少するため、循環動態の安定や組織への酸素運搬に関して有益と考えられます。

なお、たばこの本数を減らす減煙は効果がないようです[4]。

表1　禁煙日数とその効果

期間	禁煙による影響	期待される効果
1日	●一酸化炭素濃度の低下 ●ニコチン濃度の低下	●組織への酸素運搬能を改善 ●心拍数、血圧の安定
1週間	●免疫機能の改善 ●気管線毛運動の回復 ●喉頭や気管支の過敏性の低下	●創部感染が減少 ●喀痰排出能の改善・無気肺減少 ●麻酔危険性の低下
4週間	●末梢気道の改善	●呼吸器合併症が減少

海外のアンケート調査によると、術前の禁煙が大事だと認識している医師は80％を超えているそうですが、実際に患者に禁煙を指導している医師は50％に満たないようです[5]。術前の禁煙指導は看護師の役割が大きいかもしれません。

引用文献
1) Gronkjaer M, Eliasen M, Skov-Ettrup LS, et al. Preoperative smoking status and postoperative complications : a systematic review and meta-analysis. Ann Surg 2014 ; 259 : 52-71.
2) 奥谷龍, 日野秀樹：麻酔と喫煙. 大阪府内科医会会誌 2013 ; 39 : 39-44.
3) 岩崎創史：麻酔管理と周術期感染. 日本臨床麻酔学会誌 2015 ; 35 : 56-60.
4) 飯田宏樹：周術期禁煙と麻酔. 日本臨床麻酔学会誌 2013 ; 33 : 709-718.
5) Warner DO, Sarr MG, Offord KP, et al. Anesthesiologists, General Surgeons, and Tobacco Interventions in the Perioperative Period. Aneth Analg 2004 ; 99 : 1766-1773.

15 周術期管理

Q95 指輪は絶対に外すべき？外れない場合はどうすればよい？

手術を受ける患者には、安全上外してもらったほうがよいです。どうしても外れない場合、患者の同意のうえカッターで切ることもあります。

看護師
野瀬珠美

血流障害・熱傷の防止のために指輪は外すべき

1. 血流障害リスク

手術中は、血液・滲出液・リンパ液・不感蒸泄などにより、体液が体外へ排泄されるため脱水状態となるので、輸液療法を行います。手術中の患者の身体は、動かないことで静脈の流れが停滞しやすく、むくみやすい状態にあります。

手の指もむくみやすくなるため、手術前にちょうどよいサイズの指輪であっても、「むくみ」により指輪が指を締めつけて血流障害を起こす危険があります。この状態が長時間続くと、最悪の場合、壊死を起こしてしまう危険性があります。

2. 電気メスによる熱傷リスク

電気メスは、高周波電流により体の組織を切ったり焼いたりするもので、使用時には体内に電流が流れます。電流を体外に逃すために、患者の体に対極板（アース）を貼り、体内に電気がたまらないようにします。

しかし、体に金属の指輪が接触している場合、指輪が少し浮いたりすると、隙間に電流が発生し、熱傷を起こす危険性があります。

外せない場合、マッサージやオイル・たこ糸を利用する

指輪を外す方法はいくつかあります。まず手術前に行うことは「指をマッサージして、むくみを解消してから外す」「石けんやオイルを使い滑りやすくしてから外す」「指にたこ糸などを巻きつけてから外す」などがあります。

たこ糸を巻きつける方法は、手術前に行うと患者に苦痛を与える可能性があるため、使用には限度があります。これらで外れない場合は、全身麻酔で無痛および筋弛緩の状態を得てから再度たこ糸を巻きつける方法を試みます。

どうしても外すのが無理な場合は、カッターで切る方法もあります。その際は、患者へのインフォームド・コンセントが重要となります。

参考文献

1) 中田精三編著：手術室看護の知識と実際．メディカ出版，大阪，2009．
2) 日本手術医学会：手術医療の実践ガイドライン（改訂版）．2013．
http://jaom.kenkyuukai.jp/images/sys%5Cinformation%5C20161124113729-A8B7EAA930D912551E09EF56851F66DCB1D13D661B15773560320F3F2FED663C.pdf（2017.4.10.アクセス）
3) 桜木徹：わかりやすい電気メスの本．金原出版，東京，2014．

15 周術期管理

Q96 ジェルネイルはどうすればよい？

A 生体監視を適切に行うために、外来診察の段階で術前のネイルは控えるよう患者に説明する必要があります。

看護師
野瀬珠美

ネイルは酸素飽和度の測定誤差につながる

周術期には、生体監視の1手段として、パルスオキシメーター（血中酸素飽和度モニター）を使用します。プローブには発光部と受光部があり、指を挟んで爪床に2種類の波長の光を通すことで、拍動する動脈血の酸素飽和度（SpO_2）を測定しています。万が一光路を遮るものがあると、直接受光されず、酸素飽和度を正しく評価できない場合があります。

近年、マニキュア・ジェルネイル・付け爪・ネイルシールなど、爪のおしゃれを楽しんでいる人は非常に多いと思います。しかし、爪にマニキュアを塗っていると、マニキュアが透過光を吸収し、生体を透過する光量成分を減少させ、SpO_2測定に誤差を生じます。

特に緑色・青色・茶色などのマニキュアは、光量を減少させる率も高く、SpO_2を実際の値より低く表示させる可能性があります。また、黒色のマニキュアや色素沈着も、透過光強度を低下させ、同様にSpO_2の誤差の原因になります。したがって患者には、術前にマニキュアをはじめとした爪への装飾を落としてもらう必要があります。

耳朶や前額部でのSpO_2測定が可能な場合も

ジェルネイルに関しても、手術の際は基本的には落としてもらうほうが安全です。

ただし、ジェルネイルを落とすには、リムーバーの主要物質であるアセトンが必要で、一般に院内に常備していないことが多いと思います。また、ジェルネイルには高額なものもあり、すぐに落とさなくてはならなくなるのは、患者にとってつらい場合もあるでしょう。

手指・足指すべてにジェルネイルがある場合は、耳朶または前額部にプローブを装着して測定することも可能なため、落とさなくてもよい場合もあります。ただし、長時間手術や重症な症例の場合は、測定部位1本だけ落としてもらいます。その際は、最も目につきにくい足指のほうがよいでしょう。

いずれにせよ、入院前の術前診察の段階で、マニキュア・ジェルネイルを落としておく必要性を患者に説明することが重要です。

参考文献
1) 中田精三編著：手術室看護の知識と実際. メディカ出版, 大阪, 2009.
2) 青柳卓男, 鵜川卓二：パルスオキシメーターの構造と原理. Clinical Engineering 1996；17（2）：102-110.
3) 中溝徳夫：パルスオキシメーター. 救急医療ジャーナル 1996；4（21）：54-58.

15　周術期管理

Q97 患者が過去に使っていた弾性ストッキングを持ってきた。今回の手術で使ってもいいの？

A 適切な圧迫圧を得られない可能性があるので使用不可です。新品の弾性ストッキングを使用しましょう。

看護師
松田恭子

弾性ストッキングは血液の停滞に効果的にはたらく

血栓の発生要因は、①血液の停滞、②血管内膜の損傷、③血液凝固能亢進です（ウィルヒョウの3要素）。手術による侵襲で血管内膜を損傷したり、血液凝固能が亢進したり、長時間臥床することで、静脈に血液が停滞し、血栓ができやすくなります。

弾性ストッキングは、3要素のうち、血液の停滞に対して効果があります。弾性ストッキングを履くことで、ふくらはぎの筋肉の収縮により下肢の静脈を圧迫して血液をしぼり出す筋ポンプ作用と、静脈弁の逆流防止作用を増強し、下肢にたまった静脈血を心臓まで返すことができます（図1）。弾性ストッキングは、装着するだけでなく、足関節底背屈を併用することで、筋ポンプと静脈弁の逆流防止効果があるので、術直後から足首の関節をゆっくりと曲げ伸ばしする運動の指導を行います。

診療報酬の算定条件は新品使用

入院中に肺血栓塞栓症を発症する危険性が高い患者に対して、その予防を目的として、弾性ストッキングまたは間欠的空気圧迫装置

図1　弾性ストッキングの効果

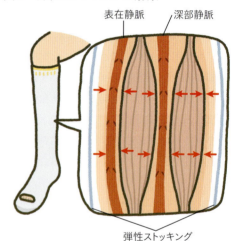

表在静脈　深部静脈
弾性ストッキング

筋肉の圧迫力に弾性ストッキングの圧迫力が加わることで、静脈還流が保たれ、血栓の予防につながる。

を用いて計画的な医学管理を行った場合に、入院中1回に限り、肺血栓塞栓症予防管理料（305点）が算定できます[1]。弾性ストッキングの費用も所定点数に含まれているため、新しい弾性ストッキングを使用する義務があります。

なお、肺血栓塞栓症のリスクが高い際は、未分画ヘパリンや低分子量ヘパリンなどの薬剤のみで血栓の予防管理を行います。この際には、管理料は算定できません。

表1 圧迫圧の選択

圧迫圧	病態
20mmHg未満	● 深部静脈血栓症の予防（16・20mmHg） ● 静脈瘤の予防 ● 健常者 ● 他疾患による浮腫
20〜30mmHg （18〜21）	● 軽度静脈瘤 ● 高齢者静脈瘤
30〜40mmHg （23・32）	● 下肢静脈瘤 ● 静脈血栓後遺症（血栓後症候群） ● 軽度リンパ浮腫
40〜60mmHg （34〜46）	● 高度浮腫 ● 皮膚栄養障害のある静脈瘤・静脈血栓後遺症（血栓後症候群） ● リンパ浮腫
60mmHg以上	● 高度リンパ浮腫

弾性ストッキングの圧迫圧を15〜21、23〜32、34〜46mmHgと表示しているものもある。主として圧迫圧測定器の違いなどによるもので、現在、それぞれを20〜30mmHg、30〜40mmHg、40〜50mmHgに相当するとしても大きな誤りはないと考えられる。
平井正文, 八杉巧, 山田典一, 他：圧迫療法を理解する. 平井正文, 岩井武尚編, 新 弾性ストッキング・コンダクター, へるす出版, 東京, 2010：45. より転載

不適切な洗濯・保管で圧迫圧低下のリスク

深部静脈血栓症の予防用弾性ストッキングの圧迫圧は、ほとんどの製品が18mmHgです。静脈疾患やリンパ浮腫の治療にはさらに強い圧迫圧が選択されるので、目的に応じた弾性ストッキングを使用する必要があります（表1）。

弾性ストッキングは、10回洗濯すると、圧力が10％程度低下するといわれています。患者が持参した弾性ストッキングの使用期間や洗濯回数、不適切な洗濯方法や保管方法によって、適切な圧迫圧が得られない可能性があります。手術直後で肺血栓塞栓症のリスクが高まっている期間は、新しい弾性ストッキングを使用しましょう。

患者・家族に適切な取り扱い指導を

弾性ストッキングに伝線、ほつれ、破れなどがある場合は、適切な圧迫圧が得られないため、十分な効果が期待できません。足の爪が伸びていたり、反っている状態での着用や、肌荒れした手や長い爪での取り扱いには注意が必要です。

また、例えば、レッグサイエンス®（グンゼ株式会社）は、洗濯機での洗濯が可能ですが、製品によっては手洗いが必要なものもあります。また、塩素系漂白剤の使用やアイロンがけ、ドライクリーニングは避けること、乾燥は直射日光を避けて陰干しすること、高温多湿や直射日光を避け、水濡れに注意して保管することなどが製品の説明書に記載されています。製品ごとに注意点が異なるので、説明書を確認し、不明な点は製造販売会社に確認しましょう。

適切な圧迫圧を保つために、正しい洗濯・管理方法を患者や家族に指導しましょう。

引用・参考文献
1) 清水尊：診療報酬2016 BASIC点数表. 医学通信社, 東京, 2016：126.
2) 平井正文, 岩井武尚編：新 弾性ストッキング・コンダクター. へるす出版, 東京, 2010.

15 周術期管理

Q98 手術中に抗菌薬を投与するのはなぜ？

A 基本的には術後感染症の予防目的で行われています。すでに発症した感染症に対する治療の場合もあります。

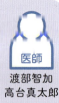

渡部智加
髙台真太郎

長時間手術の際は3時間ごとに追加投与

周術期抗菌薬投与の目的は次の2つです。
①術後感染症の予防
②すでに発症した感染症

①の予防的抗菌薬投与では、術野に細菌汚染が生じる前から抗菌薬を投与する必要があります。汚染手術や不潔／感染手術の場合は、②に基づいた治療的抗菌薬投与となります。

周術期予防的投与に用いられる抗菌薬は、一般に麻酔導入時（手術開始のおよそ30分前）に投与を開始します。執刀時には血中の抗菌薬濃度を最高にしておく必要があるためです。

術中に有効な血中濃度を維持するために、長時間手術の場合は、薬剤の半減期を考慮し、一定の間隔を空けて追加投与が必要となります[1]。一般的に、抗菌薬の半減期は60〜90分であるため、3時間ごとの抗菌薬投与が理想とされています[2]。

術時に標的となる細菌によって抗菌薬を選択

食道がんや胃がんの手術において標的となる細菌は、黄色ブドウ球菌や表皮ブドウ球菌などのグラム陽性球菌が主であるため、セファゾリンなどの第1セフェム薬、または第2セフェム薬、ペニシリンなどを使用します。肝・胆・膵の手術においても、同様に第1・第2セフェム薬またはペニシリンで十分とされています。

大腸がん手術においては、腸内陰性桿菌（大腸菌、クレブシエラ、プロテウス）や嫌気性菌（バクテロイデス）に対して、第2セフェム薬であるセファロスポリンやフロモキセフを使用します。汚染が強い場合は第3セフェム薬も考慮します[3]。

引用文献
1) 品川長夫：周術期抗菌薬投与の基本的な考え方．日本化学療法学会雑誌 2002；50：313-318．
2) 日本化学療法学会，日本外科感染症学会，術後感染予防抗菌薬適正使用に関するガイドライン作成委員会編：術後感染予防抗菌薬適正使用のための実践ガイドライン．日本化学療法学会雑誌 2016；64（2）：153-232．
3) 炭山嘉伸，横山隆：消化器外科手術における抗生剤の使用法をめぐって．日本消化器外科学会雑誌 1994；27：2358-2367．

15 周術期管理

Q99 手術終了前に鎮痛薬を投与するのはなぜ？

A 術中の予防的な鎮痛薬投与が、術後の痛みを軽減させ、患者の予後を改善することが示唆されているからです。

医師
中田一夫

先行鎮痛が効果的

侵害受容性疼痛とは、生命維持のため、外界からの刺激や組織の刺激を「痛み」と感じる機能であり、多くの神経系が関与しています（図1）。手術時は、組織損傷部位からの侵害刺激（痛み刺激）が、末梢神経〜脊髄神経から入力し、中枢神経を感作します。それにより、疼痛閾値の低下と刺激に対する興奮性の増大、脊髄後角の受容野の拡大をきたすことにより、手術の痛みが発生します。

この痛みが加わる前に鎮痛をしておくと、結果として痛みを緩和することが、動物実験や臨床実験の結果から示唆されています。これを先行鎮痛といいます。

強い痛みを感じてからの鎮痛は困難

術後痛が強いと予想される患者に対しては、全身麻酔から覚醒する前に適切な鎮痛薬の投与を行うことが必要です。麻酔からの覚醒途中で強い痛みを突然感じ始めると、せん妄を起こしたり、心血管系に悪影響を与えたり、呼吸状態が悪化したりします。そのような状況で鎮痛を行うのはさらに困難になり、治療に必要な鎮痛薬の量は増加します。

先行鎮痛を行った患者では、少量の鎮痛薬で良好な術後疼痛管理ができ、呼吸循環動態の安定により早期離床、早期退院が可能になります。これは、手術中に生じうる痛みの感作や、痛覚過敏の発現を防止できたことを反映しているからと考えられます[1]。さらに、先行鎮痛により、術中はコルチゾールやエピネフリンの分泌を低下させ、術後早期にはインターフェロンの産生量を維持し、免疫状態を維持する効果が示されています。また、抗炎症性サイトカインを有意に減少させ、患者の予後を改善することが示唆されています[2]。

図1 痛みの伝達経路

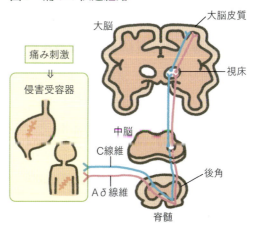

痛み刺激はC線維、Aδ線維を介して大脳へと伝わる。

引用文献
1) 北村享之, 今井洋介, 大野長良, 他：ケタミンとレミフェンタニルを用いた全身麻酔は開腹術後痛を軽減するか. 麻酔 2009；58：739-744.
2) 稲垣喜三, 山﨑和雅, 大槻明広, 他：恒常性維持を目的とした麻酔管理―鎮痛の果たす役割―. 日本臨床麻酔学会誌 2011；31：650-659.

15 周術期管理

Q100 麻酔の覚醒レベルはどう判断するの？ 半覚醒、全覚醒ってどのような状態？

A 自発呼吸≥10回/分、開眼・手の握離などの簡単な呼びかけへの反応が確認されれば「全覚醒」、不十分であれば「半覚醒」の状態です。

医師
小田　裕

麻酔導入から覚醒までの流れを確認

　全身麻酔の際には、麻酔薬の投与後、意識が消失したらただちに人工呼吸を開始します。近年は麻薬が多用されることが多く、「手足が動いていても呼吸が止まっている」場合があるので注意が必要です。

　通常は十分に麻酔が深くなってから筋弛緩薬を投与し、気管挿管を行います。小児や声門上器具を留置する場合は、筋弛緩薬を用いない場合があります。手術中は全身麻酔薬・鎮痛薬・筋弛緩薬を併用する場合が多いです。

　術者の「ありがとうございました」という声かけで手術終了、となる場合が多いですが、その時点ではまだドレーンの固定や創部の被覆、ヘッドピンの除去や仰臥位への体位変換が済んでいない場合があります。麻酔をオフにする際には、これらが済んでおり、なおかつ気管チューブなどが麻酔科医の近くにあり、すぐに再挿管やマスク換気ができる状態にしておく必要があります。

　自発呼吸や反射の回復、呼名への反応などを確認後、気管チューブまたは声門上器具を抜去します。使用する麻酔薬の種類や量によって変化しますが、通常は麻酔オフから5～15分後に行います。この後は手術室退室や次の麻酔の準備などで最も忙しい時間ですが、患者の状態の観察を怠らないことが重要です。「覚醒した」と思って抜管した後に、再度舌根沈下や呼吸抑制が生じる場合があるので、十分な観察が必要です。

　無呼吸や換気が不十分でも、パルスオキシメーターの値は長い間98～100％から下がりません。しかし、いったん下がり始めるとあっという間に80％程度にまで低下するので、注意が必要です[1]。

　麻酔全体の流れと注意事項について、図1にまとめます。

覚醒状態を確認したうえで抜管へ

　麻酔効果がほぼ消失し、①自発呼吸が回復、②咳嗽反射や疼痛に対する反応が回復、③意識が回復（呼名に対し開眼し、簡単な命令に応じる）した状態が「全覚醒」です。

　麻酔関連薬物の効果が残っていると、①呼吸抑制、②筋力の不十分な回復、③意識レベルの低下が生じ、「半覚醒」の状態になります。

　手術終了後、麻酔薬の投与を止め、筋弛緩薬を拮抗した後に、①10回/分程度の自発呼吸が回復している、②気管内吸引で咳嗽反射が生じる、③開口する・手を握るなどの簡単

図1 麻酔導入から手術室退室までの流れと、各時点での注意事項

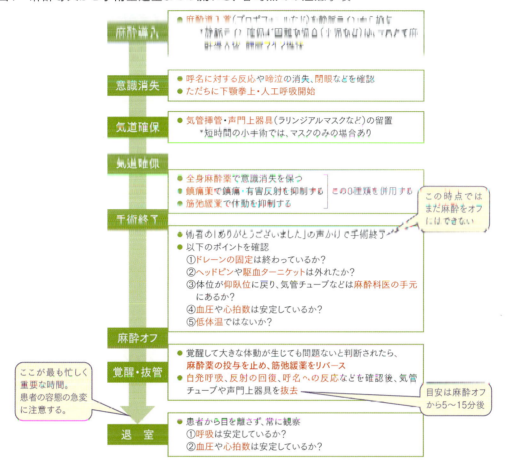

なオーダーに応じることを確認し、その後、抜管を行います[2]。

フェンタニルの呼吸抑制効果に注意

術後早期の鎮痛効果を得るため、手術終了前や抜管前後に麻薬であるフェンタニルを投与する場合があります。フェンタニルは鎮静作用に比べ呼吸抑制が強いため、投与後に「呼べば起きるが、その後すぐに鎮静状態に陥って呼吸をしない」場合があります。

したがって、覚醒の判断の際には、疼痛刺激を加えたり大声で呼んで患者を叩き起こさず、まず自発呼吸の回復を確認することが重要です。

引用文献
1) Szmuk P, Steiner JW, Olomu PN, et al. Oxygen Reserve Index：A novel noninvasive measure of oxygen reserve-A pilot study. *Anesthesiogy* 2016：124：779-784.
2) 藤原祥裕, 小松徹：抜管の基準, 手術室退室基準. 永井良三監修, 稲田英一責任編集, 上村裕一, 土田英昭, 村川雅洋編, 麻酔科研修ノート 改訂第2版, 診断と治療社, 東京, 2014：426-427.

15 周術期管理

Q101 膀胱留置カテーテル抜去後に自尿が出ない。再留置すべき?

A 尿意があるなら導尿で様子をみよう。尿意がない場合や、数回導尿しても自尿が出ない場合には、カテーテルの再留置が必要です。

看護師
加納由稀

術後尿閉には原因に応じた対処を

術後の膀胱留置カテーテル抜去後に、尿閉を起こすことがあります。抜去後に自尿がなく、下腹部の膨満や圧痛・尿意があるのに尿が出ない、尿失禁（溢流性尿失禁）などの症状がある場合は、尿閉を疑います。尿意がなく、残尿の有無がわかりにくいときには、残尿測定器（図1）で、非侵襲的に残尿量を測定することもできます。

尿閉の原因によって対処方法が変わります。骨盤神経損傷の可能性が少なく、自尿が期待できるなら、数回は導尿で様子をみます。しかし、尿意がない場合（骨盤神経損傷の可能性）や、導尿を続けても自尿がない場合は、カテーテルを再留置したほうがよいでしょう。

硬膜外鎮痛が原因の場合、1度チューブをクランプし自尿を確認

術後の疼痛コントロール目的で使われる硬膜外鎮痛によって尿閉を起こすことがあります。その機序は明らかにはなってはいませんが、硬膜外穿刺によってブロック範囲が仙髄副交感神経中枢まで及んだ場合に、膀胱利尿筋の収縮不全を起こすことが原因[1]という報告や、硬膜外鎮痛に使用される薬剤である

図1 残尿測定器の例

外観

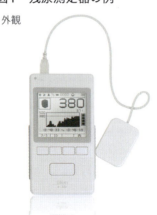

● リリアム α-200
プローブを腹部に当て、非侵襲的に残尿量を測定できる。
（写真提供：株式会社リリアム大塚）

尿量の連続測定画面の例

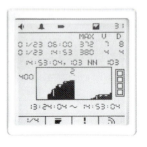

オピオイド系鎮痛薬によって、膀胱の知覚低下、外尿道括約筋の緊張、排尿筋の弛緩が起こることが原因、という報告があります。

多くの患者では、硬膜外チューブを抜去する前に、膀胱留置カテーテルを抜去していると思います。このケースの尿閉では、硬膜外チューブを1度クランプして自尿の有無を確認するとよいでしょう。それでも自尿がない場合は膀胱留置カテーテルを再留置します。

骨盤神経損傷が原因の場合 自己導尿が必要になる場合も

直腸がんの手術では、臓器の摘出やリンパ節郭清に伴い、自律神経である骨盤神経の障害をきたすことが多いです。骨盤内臓神経が骨盤神経叢を形成し、膀胱を支配しているため、その部分が障害されると、排尿障害が起こります（➡ Q18 ）。

直腸がんの手術には、高位前方切除術、低位前方切除術、直腸切断術などがありますが、より肛門に近い手術や、リンパ節の郭清度が高いほど、排尿障害の発症頻度が高くなります[3]。しかし近年では、自律神経を温存した手術が行われており、どの術式でも排尿障害の頻度は変わらなくなってきました。

看護師は患者の術式を確認し、骨盤神経損傷の可能性があるかアセスメントしましょう。このケースの尿閉では、自己導尿が必要になることが多いため、いったんカテーテルを再留置し、医師に報告します。

前立腺肥大症がある場合は 治療薬を内服再開後に抜去

前立腺肥大症も、術後尿閉の原因と考えられています。矢野らは国際前立腺症状スコア（international prostate symptom score：IPSS）が肛門手術後の尿閉の有意なリスク因子であった[4]と報告しています。また、下部消化管手術後の尿閉症例の検討では、10例中7例が70歳以上の男性であり[5]、前立腺肥大症の関与が疑われます。

膀胱留置カテーテルを抜去する前には、前立腺肥大症の有無を確認します。術前から前立腺肥大症の治療薬を内服していた場合は、内服を再開してから膀胱留置カテーテルを抜去します。

脱水の可能性も考慮する

術後は手術侵襲によるサードスペースへの水分移動や、抗利尿ホルモンの分泌によって、循環血液量が減少し、脱水を起こしやすい状態であるといえます。

膀胱留置カテーテル抜去後に自尿がないからといって、すぐに尿閉であると判断せず、脱水による尿量減少も視野に入れ、アセスメントしましょう。水分出納量（IN：輸液量、飲水量／OUT：尿量、ドレーン排液量）やバイタルサインの変動（血圧低下、頻脈など）に注意して観察を行い、脱水の判断をしていきます。

引用文献
1) 石村博史，滝塚敦，石黒良彦，他：一般市中病院における持続硬膜外ブロックによる術後疼痛管理の合併症・副作用―排尿障害とその防止対策―．日本臨床麻酔学会誌 2004；24：637-646.
2) 比嘉達也，垣花学：PCEAに伴う副作用対策．日本臨床麻酔学会誌 2010；30：892-896.
3) 山田一隆，丹羽清志，鮫島隆志，他：直腸癌患者の術後排尿，性機能およびストーマの機能障害に関する検討．日本消化器外科学会雑誌 1990；23（12）：2777-2782.
4) 矢野孝明，田中荘一，屋田典隆，他：肛門手術における前立腺肥大症と術後尿閉の関連．臨床外科 2013；68（10）：1225-1228.
5) 三賀森学，池永雅一，安井昌義，他：下部消化管手術における硬膜外麻酔と尿閉の合併症．日本外科系連合学会誌 2010；35（3）：498.

15 周術期管理

Q102 術後の高血圧はどの程度まで許容できる?

A 目標血圧は主治医から出ている条件指示を参考にします。高血圧の原因を考え、鎮痛薬や降圧薬の使用など、症例ごとに対応します。

医師
上田真美

術前・術後の高血圧の要因を把握し、因子に応じた対処を

患者の術前状態、手術内容によって、目標血圧は変わります。必ず患者の情報を把握している主治医とコミュニケーションをとり、安全に管理できる血圧を理解したうえで、術後管理を行います。

また、術後の患者の状態を観察することで、何が術後高血圧の要因となっているのかが推察できる場合があります（表1）。

術後高血圧と一言でいってもさまざまな原因があり、その原因によって対処法は異なります。また、目標血圧も患者一人ひとりによって異なってくるため、主治医や麻酔科医と患者の術前・術中情報を共有し、その患者に合った血圧管理計画を立てる必要があります。

高血圧や狭窄症の既往がある場合過度な降圧に注意

例えば、術前から高血圧の既往があり、血圧が高かった場合は、臓器血流を維持するためにはある程度の血圧が必要です。この場合、降圧によって尿量の低下などを引き起こす可能性があるため、血圧管理目標として、術前血圧の±20％以内を目標として挙げているものが多いです。

もともと高血圧がある場合は、主治医とともに目標血圧を設定し、経静脈投与で降圧薬の使用を考慮します。

冠動脈狭窄や大動脈弁狭窄などを合併している場合は、降圧によって冠虚血や失神・不整脈など、重篤な症状を引き起こす危険があり、降圧には注意が必要です。

表1　術後高血圧の要因

手術・麻酔に関連した因子	● 疼痛 ● 興奮状態・せん妄 ● 低体温・シバリング ● 低換気（低酸素・高二酸化炭素血症） ● 悪心・嘔吐　など
患者因子	● 高血圧の既往 ● 頭蓋内圧亢進 ● 尿閉　など

動脈瘤の合併や血管吻合後の患者に対しては厳密な降圧管理が必要

脳動脈瘤や胸腹部大動脈瘤を合併している場合、高血圧によって破裂の危険があるため、降圧が必要です。

術中に血管損傷や血管吻合を行った場合には、高血圧によって術後再出血の可能性があります。このため、厳格な血圧目標の設定が必要となります。

術後疼痛が高血圧の原因となることも多い

患者から痛みの訴えがある、または苦悶様表情がみられる場合は、術後疼痛が高血圧の原因である可能性が高いです。この場合には、痛みを和らげることで血圧も低下することが多いため、まずは鎮痛を図ります。

鎮痛は、硬膜外自己調節鎮痛法（patient-controlled epidural analgesia：PCEA）や静脈内麻薬自己調節鎮痛法（intravenous-patient-controlled analgesia：iv-PCA）用のポンプなどが接続されている場合は、ボーラス投与を行います。

これらがない場合や不十分である場合は、NSAIDsやアセトアミノフェンの静脈内投与や、呼吸抑制に注意しながら麻薬拮抗性鎮痛薬（ペンタゾシンやブプレノルフィン）の静脈内・筋肉注射などを、主治医や麻酔科の疼痛指示に従って実施します。

なお、術直後は経口経直腸投与が困難であるため、それ以外の方法で鎮痛を試みます。

覚醒時興奮やせん妄を認める場合、原因として、麻酔や薬剤の影響以外に、高度の疼痛や頭蓋内病変、低換気やアシドーシスなどが原因であることもあります。やみくもに鎮静を行うのではなく、高度である場合は、主治医や当直医に連絡し、原因検索を行います。

低体温・シバリングを認める場合は加温を行います。術後疼痛もこれらの原因となっているため、痛みの訴えにも対応します。

術後の臨床所見から原因を推察し一つひとつ取り除く

麻酔からの覚醒不良や、術中使用の麻薬、iv-PCAやPCEA内の麻薬などによって、呼吸抑制・低換気を認める場合（呼吸数8回/分以下、SpO_2低値）、舌根沈下などの上気道閉塞がみられる場合は、肩枕やエアウェイ挿入などで閉塞解除を図ります。

高度の呼吸数低下がみられる場合は、iv-PCAなどで麻薬が持続投与されている場合は投与を中止し、麻酔科医にすぐ連絡し、拮抗薬（ナロキソン）の使用を考慮します。

悪心・嘔吐を認める場合は、主治医の指示に従い制吐薬の投与を考慮し、胃管やイレウス管の閉塞がないか確認します。

尿閉による膀胱充満でも高血圧がみられるため、膀胱留置カテーテルが入っている場合でも、閉塞したりエアロックとなっていないかの確認は重要です。

参考文献
1) 森芳映：高血圧と低血圧．日本麻酔科学会・周術期管理チームプロジェクト編，周術期管理チームテキスト　第2版，日本麻酔科学会，兵庫，2010：472-474.
2) 戸田雅也，岡本浩嗣：高血圧が持続する．高崎眞弓，河本昌志，川真田樹人，他編，麻酔科トラブルシューティングA to Z，文光堂，東京，2010：412-413.
3) 江木盛時：内分泌・代謝系への作用．森田潔監修，川真田樹人責任編集，麻酔科医のための周術期の疼痛管理，中山書店，東京，2014：75-81.

15 周術期管理

Q103 手術前後の血液検査やX線検査では何をみる必要があるの？

A 術前は状態把握のために血液や呼吸機能の指標を、術後は合併症の早期発見のために呼吸・循環動態や感染徴候をみています。

医師
高台真太郎

術前検査によって術後の合併症に備える

1. 血液検査

貧血や出血傾向の有無、肝臓や腎臓機能、血糖値、感染症の有無など、血液には重要な情報が多く含まれています。術前貧血に関しては貧血が重症であるほど、死亡率、合併症リスクが上昇するという報告[1]もあり、注意が必要です。

また、内分泌機能にかかわる、甲状腺や膵臓、脳の疾患などでは、血液ホルモンの数値も調べます。

2. 胸部X線検査

胸部X線検査で、手術後の合併症に備えます。肺気腫や気管支炎など、手術中〜後の回復に影響する肺の状態を把握し、手術後の肺炎などの早期発見に役立てます。

術前検査によって肺へのがんの転移が発見されたり、心機能低下による心拡大が見つかることもあります。

術後検査で急変や感染への早期対処を

1. 手術当日〜術後1日（出血、呼吸・循環）

当日や術後1日目に注意が必要なのは、術後出血や呼吸・循環動態の急激な変化です。

術前から出血傾向のある患者や、ドレーンからの排液量が多い場合、高度侵襲手術などは、術後数時間でチェックすることもあります。なお、術後貧血に関しては、厳密な数値目標はありません。バイタルが安定し、全身予備能が高く、症状がなければ輸血の必要はありません。しかし、血中ヘモグロビン値が8g/dL以下の場合、動悸・息切れ・めまい・倦怠感などの貧血症状が出現することがあり、それによりADLの低下をきたすことがあります。手術侵襲と酸素消費量の変動による酸素需給バランスを考慮し、輸血の必要性を考慮します。

厚労省のガイドラインでも、術後輸血に関しては、「術後の1〜2日間は細胞外液量と血清アルブミン濃度の減少がみられることがあるが、バイタルサインが安定している場合は、細胞外液補充液の投与以外に赤血球濃厚液、等張アルブミン製剤や新鮮凍結血漿などの投与が必要となる場合は少ない」とされています[2]。

また、この時期のX線検査では、術後無気肺や心拡大などを評価しています。

2. 術後2〜3日（感染徴候）

術後2〜3日目に問題になるのは感染です。血液検査では炎症反応（白血球数、好中球分画、CRPなど）をみています。X線は、胸部では肺炎（図1）を、腹部ではドレーンの位置や腸蠕動回復の評価（図2）を行っています。重度の肺炎や、腹腔内膿瘍が疑われ

図1 術後肺炎のX線画像

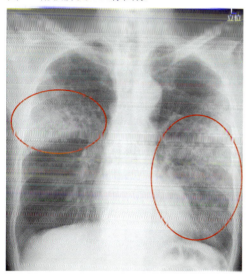

右中葉と左下葉に肺炎の所見がみられる。

図2 腸蠕動回復遅延のX線画像

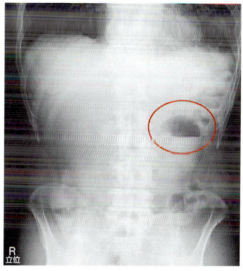

左上腹部のニボー像は、イレウスの疑いを示す。

た場合は、CTや超音波検査を追加します。

長期入院時は栄養状態を評価

術後、入院が長くなった際は、血液検査の結果を用いて栄養状態の評価をすることもあります。

栄養指標の1つである、血清アルブミン値、総リンパ球数、総コレステロール値から算出されるCONUT（controlling nutritional status）スコアは、心不全患者の栄養評価において有用であることを示唆する報告があります[3]。さらに外科領域でも、高齢者開腹手術前のCONUTスコアが不良な例ほど、術後の感染性合併症が多かったという報告[4]もみられます。

臨床検査値だけを指標に全身状態を評価しようとすることには、限界があります。臨床検査値はあくまで参考値として、目の前の患者の食事摂取状況、疼痛の程度、離床状況、呼吸苦や倦怠感など、患者の話を傾聴し、身体所見を実測することが必要です。臨床検査値の「一人歩き」には、十分に注意しましょう。

引用文献

1) Musallam KM, Tamim HM, Richards T, et al. Preoperative anaemia and postoperative outcomes in non-cardiac surgery：a retrospective cohort study. Lancet 2011；378：1396-1407.
2) 厚生労働省：「血液製剤の使用指針」（改訂版）［要約］赤血球濃厚液の適正使用．2005. http://www.mhlw.go.jp/new-info/kobetu/iyaku/kenketsugo/5tekisei3b01.html（2017.4.10.アクセス）
3) 鈴木規雄，木田圭亮，明石嘉浩，他：急性心不全患者におけるCONUT法を用いた入院時栄養評価と短期予後に関する検討．静脈経腸栄養 2013；28（5）：59-65.
4) 佐藤雅基，中禎二，福永裕充，他：高齢者開腹手術後の合併症リスクに関するCONUT ScoreとSurgical Apgar Scoreを用いた検討．静脈経腸栄養 2013；28（2）：645-651.

15 周術期管理

Q104 手術後の早期離床は傷に悪影響はないの？

A 手術後の早期離床は創傷治癒の促進に有効とされています。創部離開などの悪影響はありません。

医師
清水貞利

早期離床は呼吸器合併症・感染の防止にも効果的

　早期離床とは、術後早期から体動を促すようなはたらきかけを行い、患者が自力で立位をとり、歩行し、ベッドから離れることができるようになることです。

　消化器外科の術後では、深呼吸や咳などの呼吸運動や離床に伴う体動により、腹筋に緊張がかかるため、創痛が強いとされています。しかし、早期離床の効果として、呼吸運動の促進による肺合併症の減少や、術後の喀痰の減少とともに、血流改善による創傷治癒の促進や感染防止効果が知られており、積極的に取り組む必要があります[1,2]。

　なお、通常の早期離床行動では、創部離開への影響はありません。創部の離開は手術による合併症が原因で、創傷治癒が不良である場合に頻発するとされています。

離床ケアでは看護師の臨床判断がきわめて重要

　離床の指示は医師からもらうことになりますが、実際の離床ケアの場面では限られた時間のなかで、患者の状態や積極性を考慮しながら、治療内容から腹腔内の変化を把握し、疼痛の種類を見きわめ、離床の限界を判断するといった、看護師の臨床判断がきわめて重要となります（表1）。離床を進めるには患者のモチベーションを維持しなければならず、患者や家族としっかりコミュニケーションをとっておくことが重要となります[1,2]。

表1　離床時の観察ポイント

- 患者の体力や足腰の状態
- バイタルサイン
- 患者の積極性
- 疼痛の状況
- 術後の病態・経過

引用・参考文献
1) 柴裕子, 松田好美：開腹術後患者における早期離床を促進する看護師の判断のプロセス. 日本看護研究学会雑誌 2014；37（4）：11-22.
2) 小澤知子：術後の早期離床における看護師を研究対象とした研究の動向と課題. 東京医療保健大学紀要 2013；7（1）：11-18.

15 周術期管理

Q105 早期離床は腸蠕動の回復を促進しないって本当?

A 腸蠕動回復に効果はないとの報告もありますが、明確な結論は出ていません。総合的な術後回復に向け、早期離床が推奨されています。

看護師 久保健太郎

総合的な術後回復に向けては早期離床が推奨される

ベッド上安静はインスリン抵抗性を増加させ、筋肉量の減少、肺機能の低下、組織酸素化の低下などの弊害をもたらし、血栓症の危険性も高まります。そのため、周術期のエビデンスを集約したERAS（→Q10）においても、早期離床が推奨されています[1]。

消化管蠕動運動は、安静でも早期離床でも変わらず

「歩かないと腸の動きが悪くなって腸閉塞になるからがんばって歩いてください」、消化器外科ナースであれば1度は患者にこう説明したことがあると思います。しかし現在では、早期離床や歩行は、腸蠕動回復の促進にはおそらく効果がなさそうだという意見もあります。

Waldhausenら[2]は、胃、大腸、膵臓などの開腹手術を受けた患者34名を対象に、そのうちの10名は術後1日目から約70m以上の歩行を義務づけ（早期離床群）、残りの24名は術後4日目までほとんど歩行させないように義務づけました（安静群）。

この2群を、消化管の筋電図変化を用いて、胃、小腸、大腸の蠕動運動を、術後1〜2日、術後3〜4日、術後5〜7日、術後1か月で評価しています。また早期離床群では歩行前後での比較もしていました。

結果は、胃、小腸、大腸のすべてにおいて、早期離床群と安静群で術後早期の筋電図変化には差がありませんでした。早期離床群の歩行前後での比較においても、筋電図に変化はありませんでした。

一方、腹部あるいは胸部手術を受けた508人を対象にして、早期離床プログラムがある群とない群に分けて比較した研究では、排ガスまでの時間は早期離床プログラムがある群のほうが有意に短いという結果もある[3]ため、腸蠕動の回復に対する早期離床の効果の有無については、現時点で明確な結論は出ていません。

引用文献
1) Fearon KCH, Ljungqvist O, Meyenfeldt MV, et al. Enhanced recovery after surgery: A consensus review of clinical care for patients undergoing colon resection. *Clin Nutr* 2005; 24; 466-477.
2) Waldhausen JH & Schirmer BD. The effect of ambulation on recovery from postoperative ileus. *Ann Surg* 1990; 212: 671-677.
3) Castelino T, Fiore JF Jr, Niculiseanu P, et al. The effect of early mobilization protocols on postoperative outcomes following abdominal and thoracic surgery: A systematic review. *Surgery* 2016; 159(4): 991-1003.

15 周術期管理

Q106 ガムをかむと腸蠕動を促進するって本当?

A ガムをかむことで腸蠕動が促進されることは多くの研究によって証明されており、ERASでも推奨されています。

看護師
久保健太郎

ガムをかむことで排ガスや排便が早期化、在院日数も短縮

　ガムをかむと腸蠕動の回復が促進されることから、術後イレウスの予防が期待されています。なぜそのようなことが起こりうるのか、作用機序はよくわかってはいませんが、ガムをかむことで脳が食べ物を食べていると錯覚（摂食の疑似体験）することで起こると考えられています[1]。

　ガムをかむ群とかまない群を無作為に分けて比較した研究では、81の研究で計9072人分のデータを解析しました[1]。これらの研究結果は、直腸結腸手術、帝王切開、その他の手術に分けて評価されています。そのなかでは、直腸結腸手術が最もガムが効果的であったという結果が示されました。

　直腸結腸手術では、ガムをかんだ群で、聴診での腸蠕動音の再開が、かまない群と比較して3.21時間（手術全体：5.0時間）短縮、はじめての排ガスは12.5時間（同10.4時間）短縮、はじめての排便も18.1時間（同12.7時間）短縮しました（表1）。また、在院日数も1日短縮しました。

　合併症の発症率には差はなく、一部の研究では術後の悪心・嘔吐（postoperative nausea and vomiting：PONV）が減少したという報告もあります。ただし残念ながら術後イレウスを減らしたというエビデンスは得られませんでした。

回数や時間にこだわらずガムをかむことを患者に勧める

　エビデンスに基づいた周術期管理プログラムである術後回復強化プロトコル（enhanced recovery after surgery：ERAS ➡ Q19 ）が2012年に改訂され、この「ガムをかむ」ことについては強く推奨（エビデンスレベルは中等度）されており、塩類下剤（酸化マグネシウ

表1　ガムをかんだ患者での効果

	直腸結腸手術	帝王切開	その他の手術	全体
腸蠕動音の再開（時間）	3.21	4.4	6.3	5.0
はじめての排ガス（時間）	12.5	7.9	10.6	10.4
はじめての排便（時間）	18.1	9.1	12.3	12.7

結果はすべて、かまなかった群と比較しての短縮時間
Short V, Herbert G, Perry R, et al. Chewing gum for postoperative recovery of gastrointestinal function. *Cochrane Database Syst Rev* 2015；20（2）：CD006506.

ム）の内服（エビデンスレベルは低く、推奨度も弱いが、一定の効果が認められると考えられています（表2）[2]。

どのようなガムを、いつ、どれくらいの時間かむかについては、研究ごとに異なり、現状では最も効果的な方法というのは確立されていません。しかし、副作用もなく安全な方法であることは明らかにされています。

飲水が開始になるなど、ガムをかめる状況になれば、回数や時間にこだわらずガムをかむことを、積極的に勧めるという方法でいいのではないかと思います。

疼痛や悪心が強い場合や高齢者には注意が必要

ガムをかんだ経験のない人や、疼痛や悪心が強い人では苦痛が生じたという報告もあります[3]。疼痛や悪心が強い場合、誤嚥のリスクが高いような患者の場合は避けたほうがよいでしょう。

また高齢者はガムをかんだ経験がない人も多いと思います。高齢者に導入するときのポイントとしては、術前に説明をしておき、それだけではなく1度試しにガムをかんでもらうとよいと思います。

引用文献

1) Short V, Herbert G, Perry R, et al. Chewing gum for postoperative recovery of gastrointestinal function. *Cochrane Database Syst Rev* 2015；20（2）：CD006506.
2) Gustafsson UO, Scott MJ, Schwenk W, et al. Guidelines for perioperative care in elective colonic surgery：Enhanced Recovery After Surgery（ERAS®）Society recommendations. *Clin Nutr* 2012；31（6）：783-800.
3) 山井麻衣子，寺田優，大野公子，他：術後腸管運動促進への試み．新潟県厚生連医誌 2008；17（1）：16-18.

表2　術後イレウス予防に効果的な因子（ERASによるエビデンスレベルと推奨度）

エビデンスレベル		推奨度	
高い	●胸部硬膜外麻酔 ●腹腔鏡	強い	●胸部硬膜外麻酔 ●過剰輸液 ●経鼻胃管による減圧 ●チューインガム ●オピオイド使用時の拮抗薬（アルビモパン*）投与
中等度	●チューインガム		
低い	●酸化マグネシウム ●オピオイド使用時の拮抗薬（アルビモパン*）投与	弱い	●酸化マグネシウム

＊日本未承認
Gustafsson UO, Scott MJ, Schwenk W, et al. Guidelines for perioperative care in elective colonic surgery：Enhanced Recovery After Surgery（ERAS®）Society recommendations. *Clin Nutr* 2012；31（6）：783-800.

15 周術期管理

Q107 術後「飲水可能」って何を飲んでもいいの？

A まずは水やお茶から始めましょう。

医師
飯田優理香
久保尚士

手術直後の飲水は誤嚥リスクが高い

一般的に術後飲水不可となるのは、全身麻酔や挿管の影響で誤嚥しやすい状態となっているからです。麻酔から醒めきっていなかったり、挿管の影響で嚥下機能が低下しているため、むせやすく、誤嚥の危険があります。さらに、消化器外科の術後は、吻合した腸管を安静にするためや、手術侵襲による一時的な腸管運動の低下が起こるため、飲水ができない期間が長くなります。

糖分やカフェイン・炭酸・食物繊維・脂肪分は避ける

まず、少量の水でむせないかを確認します。問題なければ、水かお茶から飲水を開始しましょう。術直後に避けたほうがよいものを、表1に示します。

術後回復強化プロトコルとして消化器外科でも応用されている[1] ERASプロトコルでは、術後1日目よりclear fluids（水、炭水化物含有飲料、牛乳を含まないコーヒー・紅茶、食物繊維を含まないジュース）[2]を摂取することが可能と示されています。

2014年に報告された胃切除術のERASのReview[3]では、術後1日目からの経口摂取開始を推奨しています。ただし、手術内容や術後経過により、食事摂取を早期に開始できない場合も存在するので、注意が必要です。

表1 術後避けたほうがよい飲物とその理由

種類	理由
糖分が多い飲料（果汁ジュースなど）	●術直後はインスリン抵抗性が増し、高血糖になりやすい ●果汁は消化液の分泌を促し、消化管への刺激となる
カフェインを含む飲料（コーヒーなど）	●カフェインが胃への刺激となる
炭酸を含む飲料（サイダーなど）	●特に胃切除後は胃の貯留能が低下するため、炭酸ガスが胃に充満し嘔吐の誘因となる
食物繊維を含む飲料（果肉入りジュースなど）	●食物繊維は消化管への負担となる（飲水のみが許可されている期間には摂取不可）
脂肪分を含む飲料（牛乳など）	●脂肪分が下痢の原因となる

引用文献
1) 谷口英喜：術後回復能力強化プログラムERASプロトコール．大村健二編，栄養管理をマスターする 代謝の理解はなぜ大事？，文光堂，東京，2014；205-216．
2) Mayo clinicホームページ：http://www.mayoclinic.org/（2017.4.10.アクセス）
3) Mortensen K, Nilsson M, Schafer M, et al. Consensus guidelines for enhanced recovery after gastrectomy, Enhanced Recovery After Surgery（ERAS）Society recommendation. *British J Surg* 2014；101：1209-1229.

15 周術期管理

Q108 消化器外科手術後の退院の基準は?

A 原則的には、患者が、自宅で問題なく日常生活を行える状態に回復していることが、退院の条件になります。

医師
久保尚士

術後疼痛、食事摂取、排泄が退院のカギ

術後の創部痛が存在する場合は、鎮痛薬で十分な疼痛管理が行われている必要があります。

食道や胃などの上部消化管の手術後は、嚥下困難や経口摂取量の低下がみられることがあります。嚥下がスムーズに行え、経口摂取量が増加してくれば退院可能と考えられます。一般的には、食道がん術後には経口摂取量が増加するのに一定の時間が必要です。

腸瘻を造設している場合には、腸瘻チューブを利用して経腸栄養剤の投与を行うことにより、経口摂取量が少なくても退院が可能となる場合があります。退院前にはチューブの管理について指導が必要です。

また、大腸などの下部消化管術後で、人工肛門（ストーマ）がある患者の場合は、自宅でストーマ管理やパウチの交換などが行えることが、退院の条件となります。術後早期からのそれらの管理に対する指導が必要です。

在宅支援・療養病棟への転院など、状態に沿った医療を

最近では、在宅支援を行っている医師や看護師が増加してきており、そういった診療所や介護ステーションを利用することで、退院後の患者のケアを充実させることも行われています。

近年、医療費高騰に対する医療費抑制政策や医療の効率化の観点から、診断群分類別包括評価（diagnosis procedure combination：DPC）を導入している病院が増加しています。DPC対象病院は、入院期間により診療報酬が変化します。

手術を受けた直後は専門的医療や周術期ケアを受ける必要がありますが、状態が安定したものの自宅に帰るのが困難な患者に関しては、リハビリテーション専門病院や地域包括ケアや療養病棟を有する病院に転院し、より効率的に術後の状態に沿った医療を患者に受けてもらうことを、DPCの観点からも国は推奨しています。

参考文献
1) 松田晋哉：基礎から読み解くDPC．医学書院，東京，2011．
2) 厚生労働省：地域包括ケア病棟のイメージと要件 http://www.mhlw.go.jp/file/06-Seisakujouhou-12400000-Hokenkyoku/0000039380.pdf（2017.4.10.アクセス）

15 周術期管理

Q109 よく耳にする「サルコペニア」や「フレイル」って何？

A 筋肉量が減少し筋力や身体機能が低下している状態を「サルコペニア」、さまざまな機能低下によって健康障害を起こしやすい虚弱な状態を「フレイル」と呼びます。

医師
櫻井兄宣

■ サルコペニアは治療に悪影響

サルコペニアはギリシャ語の「筋肉」を表す"サルコ"と、「喪失」を表す"ペニア"を組み合わせた言葉です。筋肉の量が減り、筋力が衰えてしまう状態を指します。筋肉量が減ると転倒や骨折のリスクが高くなり、生活の質（quality of life：QOL）が低下し、最終的には介護なしでは生活できない体になってしまいます。

これまで、年をとると筋肉量や筋力が低下することは、加齢現象で仕方ないことと考えられていました。しかし、このように筋肉量の低下が、要介護に至る重大な要因の1つと考えられるため、サルコペニアを予防することは重要であるとして、最近特に注目されています。

サルコペニアは、加齢以外にもさまざまな原因で引き起こされます。加齢が原因のものを一次性サルコペニアと呼ぶのに対し、活動の低下、がんなどの疾患、低栄養に伴って生じるものを二次性サルコペニアと呼びます。

また、サルコペニアは治療に悪影響を及ぼすことが報告されています。例えば、肝移植を受けたサルコペニアの患者は、非サルコペニアの患者よりも生存率が悪かったという報告[1]や、肝がんの手術を受けたサルコペニア患者は、合併症の発症が多かったという報告[2]がされています。

■ フレイルの原因の1つがサルコペニア

一方、フレイルは、移動能力、筋力、バランス、運動処理能力、認知機能、栄養状態、持久力、日常生活の活動性、疲労感など、筋力だけでなく、老化に伴うさまざまな予備能力が低下した虚弱な状態を指します。

サルコペニアが筋肉を主体とした機能低下を意味するのに対し、フレイルはより包括的な機能低下を意味しています。

サルコペニアになると筋力低下により、活動量の低下につながります。すると、エネルギー消費量が低下するので、食事摂取量が減少します。加齢に伴い食事量は減少傾向になるので、両者が重なり慢性的な低栄養状態になり、サルコペニアがさらに進みます。これらの一連の流れは悪循環を形成し、フレイルサイクルといわれています（図1）。

■ 術前からの栄養管理でサルコペニアの進行を予防

サルコペニアとなっている患者は、栄養状態がよくありません。入院時から歩くのが非常に遅い、または極端に痩せているなどの高齢者を担当したときは、サルコペニアを疑い

ましょう。サルコペニアを疑ったら、体重に変化はないか、食事からの栄養摂取ができているか、普段の活動はどの程度かを問診し、栄養が十分にとれているかどうかを判断します。

多くの消化器外科手術は術後絶食期間があるため、低栄養になりやすく、サルコペニアが進行することが考えられます。手術はうまくいったけれど、術後寝たきりになってしまった、ということがないように、術後早期から離床を促し、適切な栄養管理を行うことがサルコペニアの予防につながります。術前から栄養指導をし、運動リハビリテーションを行うことも、サルコペニアを防ぐのに効果的です。

術前から食事摂取量を注意深く観察し、食事量が十分でないと思ったときは医師または管理栄養士に相談しましょう。

引用・参考文献
1) Kaido T, Ogawa K, Fujimoto Y, et al. Impact of sarcopenia on survival in patients undergoing living donor liver transplantation. *Am J Transplant* 2013；13（6）：1549-1556.
2) Voron T, Tselikas L, Pietrasz D, et al. Sarcopenia Impacts on Short-and Long-term Results of Hepatectomy for Hepatocellular Carcinoma. *Ann Surg* 2015；261（6）：1173-1180.
3) 厚生労働省：「日本人の食事摂取基準（2015年版）」策定検討会資料．http://www.mhlw.go.jp/file/05-Shingikai-10901000-Kenkoukyoku-Soumuka/0000114399.pdf （2017.4.10. アクセス）

図1　サルコペニアとフレイルの関係

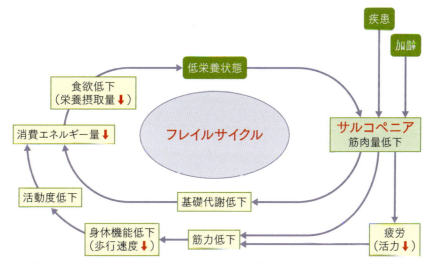

低栄養が存在するとサルコペニアにつながり、活力低下、筋力低下、身体機能低下を誘導し、活動度や消費エネルギー量の減少、食欲低下をもたらし、さらに栄養不良状態を促進させるというフレイルサイクルが構築される。

Part 3　ケアのギモン

ケアのポイントをおさえよう

16 ドレーン管理

金沢景繁

【 ポイント1 】 術式とドレーンの目的を理解する

　術後ドレーン管理の第一歩は、どのような手術が行われ、どの部位に、どのような目的でドレーンが挿入されているかについて確実に理解することからはじまります。ドレーンの目的によって、術後の管理のポイント、抜去時期も異なります。

　例えば、胃全摘術や膵尾部合併切除術が施行された症例に対し、右からウィンスロー孔に、左から左横隔膜下と膵断端に、合わせて3本のドレーンを挿入された場合、それぞれの目的を理解します。ウィンスロー孔と左横隔膜下は、患部の状態を把握するための情報的ドレナージ（➡ Q9 、 Q11 ）、膵断端は、情報的ドレナージに加え、膵液瘻が起こった場合の治療的ドレナージです（➡ Q10 ）。

　通常のドレーンは、X線で位置を確認できるようになっているので、術後の腹部X線写真を観察し、術者が意図した部位にドレーンが確実に位置していることを確認します。適切な位置に挿入されていてこそ、後述するドレーン排液の観察の意義があります。

【 ポイント2 】 目的に合ったドレーンを選択する

　ドレナージは目的により情報的ドレナージ、予防的ドレナージ、治療的ドレナージに分けられます（表1）。また、方法により、開放型と閉鎖型に分類され、閉鎖型はさらに自然排液型と陰圧吸引型に分類されます（➡ Q110 ）。

　情報的ドレナージでは、ペンローズドレーンなどを用いた開放型が一般的ですが、逆行性感染の危険性があり、頻回のドレッシング交換が必要です。一方、閉鎖型は、ドレーンを排液収納用の瓶やバッグ、持続吸引器などに接続するため、逆行性感染の防止が可能で、治療的ドレナージに適しています。排液量・性状の観察が容易ですが、患者の体動が制限されます。

表1　ドレナージの目的

種類	目的
情報的ドレナージ	排液の量や性状を観察することで、術後出血や吻合部縫合不全などの合併症をすみやかに診断する
予防的ドレナージ	術後、液体が貯留しやすい箇所に留置し、血液や滲出液をドレナージすることで、感染や炎症を予防する
治療的ドレナージ	膿瘍や縫合不全が生じた際、貯留液を体外へ誘導し、治療へとつなげる

【ポイント3】 ドレーン排液の性状・量は常にチェックする

　ドレーン管理の基本は、排液の性状・量の経時的な観察と記録です。排液の性状は、通常であれば、術直後は血性であったものが、時間経過に従い、淡血性→淡々血性→漿液性と経過します（図1）。排液量も性状の変化に合わせて減少します。正常なドレーン排液の性状・量がどう変化するかを理解したうえで、術後ドレーン観察を行います。

　排液量は通常は徐々に減少します。ただし、急激な減少は、ドレーンの屈曲・閉塞・逸脱など、ドレーン効果が低下する要因の存在を考慮すべきであり、常に前回の観察結果と比較することを忘れてはなりません。

【ポイント4】 ドレーンの観察と患者の状態を併せて病態を総合的に判断する

　ドレーン観察結果だけで術後経過を見過ごしてはなりません。常に、患者の腹部所見や炎症所見（発熱、白血球数、CRP値）と、ドレーン観察結果との解離がないことを確認することが重要です。ドレーンの屈曲・閉塞・逸脱など、ドレナージ不良の要因を見過ごさず、患者の状態と併せて病態を総合的に判断します。

図1　ドレーン排液の性状

淡血性	淡々血性	漿液性
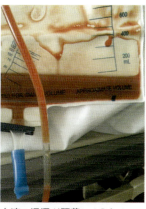	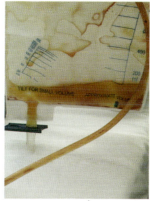	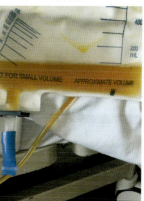
血液の混濁が顕著にみられる。	淡黄色のなかにやや血液が混じる。	淡黄色で透明。

参考文献
1) 長尾二郎, 岡本康, 炭山嘉伸：ドレーンの管理基礎講座　医療安全をふまえた管理のDo & Don't. 消化器外科NURSING 2008；13（1）：15-20.
2) 長尾二郎, 炭山嘉伸, 中村陽一：図解・写真でわかるドレーンの基礎講座. 消化器外科NURSING 2005；10（11）：10-16.

16 ドレーン管理

Q110 自然排液のドレーンと陰圧をかけるドレーンの違いは？

A ドレーンの留置部位や病態に応じて、陰圧をかける場合があります。

医師
金沢景繁

体動制限や感染リスクなどを考慮し、選択する

ドレーンは開放型と閉鎖型に分類され、閉鎖型は自然排液型と陰圧吸引型に分類されます（表1）。陰圧吸引型は持続的と間欠的に分類され、さらに吸引の圧力によって低圧と高圧に分類されます。

自然排液型は情報的ドレナージに、陰圧吸引型は治療的ドレナージに用いられることが多いです。

1. 自然排液型

持ち歩きが可能であり、患者の体動制限は軽度であることが特徴です。ただし、貯留した排液が逆流すると、逆行性感染の危険性があります。ベットサイドや離床中の、ドレーンの高さや取り扱いについて、十分に指導を行う必要があります。

2. 陰圧吸引型

陰圧をかけるドレーンは、吸引することで積極的に排液を促し、膿瘍の治療や死腔形成の回避に有効です。主に治療的ドレナージに用いられます。持続的に低圧吸引するタイプと、間欠的に吸引ができるタイプのものがあります。

メラサキュームなど、電動式の据え置き型

表1　ドレーンタイプによる分類

ドレーンのタイプ			長所	短所	使用例
開放型（ペンローズドレーンなど）			●安価 ●屈曲しにくい ●体動制限がほぼない	●逆行性感染をきたしやすい ●ガーゼ交換が必要 ●排液量の測定ができない ●皮膚に排液が接触する ●体内に迷入するリスクがある	膿瘍ドレナージなど
閉鎖型	自然排液型（プリーツドレーンなど）		●安価 ●体動制限が軽度	●膿瘍を限局化しにくい ●死腔ができやすい ●閉塞しやすい	消化器がんの術後など
	陰圧吸引型	非電動式吸引装置付（J-V.A.C.®ドレーンなど）	●膿瘍を限局化、死腔形成を回避できる ●体動制限が軽度	●吸引圧の微調節ができない ●間欠吸引ができない	乳がんの術後など
		電動式据え置き型（メラサキュームなど）	●膿瘍を限局化、死腔形成を回避できる ●吸引圧の微調節が可能 ●間欠吸引が可能	●装置が高価 ●体動の制約がある ●常時監視が必要	気胸の術後など

の吸引装置では、圧の調節ができたり、間欠的な吸引が可能です（→ Q111 ）。一方で、患者の休動は大きく制限され、長期間に及ぶ場合には大きなストレスとなる可能性があります。

これに対して、風船の膨らみを利用した非電動式吸引装置付きの排液バッグとチューブとがセットとなった、J-V.A.C.®ドレーンなどでは、圧の微調節などはできませんが、患者の可動性は制限されないため、ストレスの軽減が期待できます。

なお、陰圧吸引型ドレーンは、自然排液型と異なり、適切な圧をかけるためにドレーンの接続部に漏れがないか、よりしっかりと観察する必要があります。また、据え置き型の吸引装置の場合、適切な圧設定、間欠吸引の時間、エアリークの有無などを確認する必要があります。

ドレーン設置時は固定に注意

ドレーン排液のチェックポイントは性状と量です。性状としては、色調、混濁の有無、臭気、粘ちょう度などの観察が必要です。また、術後の時間経過に従い、排液量は減少していきます。

通常、手術時にドレーンは皮膚へ縫合固定されます。術後の観察時には、この皮膚への縫合部の確認する必要があります。ペンローズドレーンなどで開放式ドレナージを行う際には、安全ピンを使用し、体内への迷入を防止します。

なお、米国疾病予防管理センター（Centers for Disease Control and Prevention：CDC）のガイドラインでは、術後ドレナージが必要な場合には閉鎖式ドレーンを使用するよう推奨されており、近年、開放式ドレナージを行うことは少なくなっています。

術後は、体位変換に伴うドレーンの移動・屈曲・閉鎖が生じないように固定を行い、スムーズなドレナージを促す必要があります。

参考文献
1) 草地信也：がん患者の術後ドレーン・チューブ管理. プロフェッショナルがんナーシング 2013；3（4）：314-316.
2) 長尾二郎，岡本康，炭山嘉伸：ドレーンの管理基礎講座 医療安全をふまえた管理のDo & Don't. 消化器外科NURSING 2008；13（1）：15-20.

16
ドレーン管理

16 ドレーン管理

Q111 メラサキュームなどの吸引で、持続吸引や間欠吸引などの設定はどのように決めているの？

A ドレナージする部位により設定を変更しています。胸腔内は持続吸引、腹腔内は間欠吸引が多いです。

医師　浦田順久

長時間の持続吸引は低陰圧で実施する

メラサキュームとは、胸腔や腹腔内に貯留した体液や分泌物などを、吸引により持続的に体外に誘導できる電動式低圧吸引器です。吸引圧の設定や吸引時間・休止時間の設定、持続吸引の他、間欠吸引をすることができます（図1）。

胸腔内はもともと陰圧であり、基本的には持続吸引で問題ありません。

胸腔ドレナージ（気胸か胸水貯留などの症例）に用いられる場合は、肺の拡張を助け、かつ、胸腔内の空気や滲出液を排出することが目的です。そのため、常に一定の吸引圧で持続的に吸引することが重要です。ただし、圧をかけすぎた場合には肺損傷のリスクもあるために、通常は15〜20cmH₂Oが推奨されています。

術後発生した腹腔内膿瘍に対して、ドレナージチューブ留置後に減圧する場合や、イレウス症例に対してイレウス管を用いての減圧で使用する場合には、5〜15cmH₂Oで間欠吸引（吸引時間：30秒、休止時間：30秒）の設定をすることが多いです。

長時間の持続吸引は、臓器損傷や粘膜や内容物の癒着などによる閉塞が懸念されます。

図1　電動式低圧吸引器の例

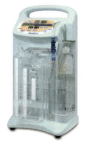

● メラサキューム MS-008EX
胸腔や腹腔に貯留した体液や分泌物などを、吸引により持続的に体外へ誘導・排出する。
（資料提供：泉工医科工業株式会社）

この場合は、低陰圧（5cmH₂O前後）に設定するなどの注意が必要です。また、吸引中に出血が生じた際には、吸引器による吸引はすみやかに中止し、厳重な経過観察が必要です。

参考文献
1) 浦野哲也：実習でみるME機器図鑑　低圧持続吸引器. クリニカルスタディ 2014；35（11）：18.
2) 久保寿子：ベッドサイドのME機器安全管理　低圧持続吸引器. 看護技術 2006；52（8）：662-664.
3) 山田巧：知ってる？ こんな器具・器械 低圧持続吸引器. プチナース 2005；14（3）：70-71.

16 ドレーン管理

Q112 ドレーン排液が少し混濁していても、様子をみてもよいと言われることがあるのはなぜ？

A 発熱や腹痛などがなければ、排液が少し混濁していても、重篤な変化の原因とは考えにくいからです。

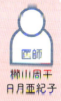

櫛山周平
月月亜紀子

ドレーン留置の目的は①情報収集、②合併症予防、③治療

消化器外科手術において腹腔内にドレーンを留置して手術を終了することがあります。
ドレーンを留置する目的としては、①情報ドレーン：術後合併症の観察目的（出血や縫合不全の有無の確認）、②予防的ドレーン：術後合併症の予防目的（腹腔内の腹水などを体外に排出）、③治療的ドレーン：腹膜炎や術後合併症の治療目的（膿や腸液を体外へ排出）といったことが挙げられます[1]。

術直後の一過性の混濁は、経過観察でほとんどが消失

ドレーン排液に混濁などの異常がみられた場合（図1）は、腹腔内膿瘍や縫合不全の可能性が考えられるので、すみやかに医師へ報告することが必要です。しかし、術直後や体動後などの混濁は、臨床上問題ないこともあります。

術直後では、術操作による凝血塊や脂肪組織といったものがドレナージされ、一過性にドレーンの混濁が認められることがあります。また、体動により、今までドレナージされていなかった腹腔内の液体がドレナージ

図1　ドレーン異常排液の性状

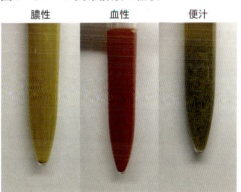

膿性　　血性　　便汁

このような性状がみられた際は、合併症を疑い医師に報告する。

されるようになり、性状の変化が認められることもあります。

いずれの変化も、認められたときの状態が重要です。発熱や腹痛がなく、状態に変わりがなければ、現在腹腔内で重篤な変化が起こっているとは考えにくいと判断されます。そのような場合は、経過観察によりドレーンの混濁は消失することがほとんどです。

引用文献
1) 畑泰司, 曽根光子, 大西智香子：消化管穿孔・腹膜炎手術後のドレーン管理. 消化器外科NURSING 2012；17 (11)：1111-1122.

16 ドレーン管理

Q113 腹水が腹腔内に残っていてもドレーンを抜去していいの？

> 腹水は腹膜から再吸収されるので、ドレーン排液が完全にゼロにならないうちに抜去しても、基本的に問題ありません。

医師
三浦光太郎

通常時にも20〜200mL程度の腹水が存在する

　腹腔内には生理的な状態で20〜200mLの腹水が存在しており、腹水の産生と腹膜からの吸収でバランスを保った状態で存在しています[1]。腹部手術後には、手術操作により腹壁や腸間膜、リンパ管などから腹腔内に腹水が漏れ出し、産生と吸収のバランスが一時的に崩れ、腹水が増加します。

　通常の術後経過であれば、治癒機転がはたらいて、術後の腹水産生量は減り、腹膜からの吸収量とのバランスが保たれるようになります。そのため、術式やリンパ節郭清の程度により量は異なるものの、ドレーンの排液量は日ごとに減ります[2]。

　腹水の量が生理的な範囲に収まれば、ドレーンの排液量がゼロにならないうちに抜去しても、基本的に問題はありません。

ドレーン排液200mL/日以下が1つの抜去判断基準

　ドレーン抜去の判断基準には排液量や性状、留置期間などがあり、留置場所と目的で変わってきます。例えば肝切除術の場合、ドレーンは肝切離面や右横隔膜下、ウィンスロー孔などに留置され、術後出血や胆汁漏の早期発見のための情報ドレーンとなりますが、胆汁漏などが起こった場合は治療的ドレーンも兼ねることになります。

　1日の排液量が200mLまでで、性状に問題がなければ、多くは術後3日以内に抜去されます。抜去するための判断基準は患者の状態、ドレーンの留置部位などで、施設ごとに若干違いがあります。

　なお、肝硬変による門脈圧亢進症や、低栄養などによる低アルブミン血症、手術操作に伴う乳び腹水などがある場合や、腹腔内に感染巣があったり、がんの腹膜播種などがみられると、腹水の産生が減少せず、腹水産生量と腹膜からの吸収量のバランスが崩れます。すると、常に腹水が腹腔内に貯留するため、ドレーンの排液量が減少せず、なかなか抜去できない場合もあります。

引用文献
1) 北野正剛, 太田正之：腹水. 矢﨑義雄総編集, 内科学, 朝倉書店, 東京, 2013：97-99.
2) 上村健一郎, 天王遥香, 坂本佳銘子：術後ドレーン管理. 消化器外科NURSING 2014；19（12）：1177-1183.

16 ドレーン管理

Q114 患者がドレーンを自己抜去！どうすればよい？

A 患者の状態、ドレーンの状態を確認し、すぐに医師に連絡しましょう。

胸腔や胆道ドレーンの抜去は合併症リスクが高い

ドレーンの自己抜去が起こった際の対応指針の例を表1に示します。基本的にドレーン抜去の際は患者のそばを離れず、ただちに医師に連絡する必要があります。

ドレーンが完全に脱落していない場合は、挿入部周囲を消毒し、ドレーンをテープ固定した後ガーゼで覆い、医師に報告します。

完全に脱落した場合は、抜去部をガーゼで圧迫する必要があります。脱落したドレーンは保存し、ドレーンの破損や遺残がないことを確認します。ドレーン刺入部の状況と患者の状態を確認し、ただちに医師に連絡します[1]。

特に胸腔ドレーンでは、自己抜去されてしまうことにより気胸を併発してしまう可能性があります[2]。また、経皮経肝胆道ドレナージなどの胆道ドレナージチューブも、抜去により胆汁性腹膜炎を引き起こす可能性があるので、迅速な対応、医師への連絡が必要です。

固定確認や不穏への対処が重要

ドレーンが予定外に抜けてしまう原因には、ドレーンの固定が不十分な場合、歩行中や離床時、転倒時などにアクシデントとして

表1 ドレーン抜去時の対応

トラブル	対応
ドレーンの自己抜去（完全抜去）	・抜去部をガーゼで圧迫し、ただちに医師に報告 ・抜けたドレーンの形状を確認 ・ドレーンは破棄しない ・バイタル・全身症状・皮膚状態の確認 ・安静を促す ・再挿入の準備をする
ドレーンの自己抜去（部分抜去）	・ドレーンが何cm抜けているかを確認し、医師に報告 ・抜けたドレーンの形状を確認 ・バイタル・全身症状・皮膚状態の確認 ・安静を促す ・再挿入の準備をする

大阪市立総合医療センターの指針より

抜けてしまう場合、患者がせん妄などで不穏状態となり自分で抜去してしまう場合などがあります[3]。

不穏状態の患者に対しては、まず不穏を取り除くような対策が必要になります。不穏だからといって拘束するのではなく、不穏を生じるような原因がないかどうか確認する必要があります（→ Q115）。

引用文献
1) 松田政徳：ドレーントラブルの原因と予防：総論．消化器外科NURSING 2010；15（5）：450-459．
2) 山岡国春：胸腔ドレナージチューブ．HEART nursing 2009；22（7）：726-730．
3) 中村陽一：ドレーン抜去後のトラブルあるいは合併症．消化器外科NURSING 2009；14（3）：266-275．

16 ドレーン管理

Q115 認知症やせん妄患者のドレーン自己抜去はどうすれば防げる?

A いつもと違う行動・様子(そわそわ、険しい表情、発汗など)を見逃さず察知し、不穏の要因を取り除きましょう。

看護師
松本真理子

環境変化により混乱が高まる

　認知症やせん妄状態になると、自分のおかれている状況や物事を適切に認識したり解釈したりすることが難しくなります。入院や術後は日常生活とはまったく異なる環境となるため、特に混乱や不安、恐怖が高まります。

　このような状態になると、適切な意思表示をすることも難しくなり、助けを求めることもできません。自分の苦痛が相手に伝わらないことで、さらに混乱や不安、恐怖が高まり、結果としてドレーンなどを抜いてしまう、自己抜去につながります(図1)。

身体的・生理的・心理的な不快感を取り除く

　そわそわしている、表情が険しい、ぼんやりしている、何度もトイレへ行っている、発汗している、呼吸が荒いなど、患者の様子や行動がいつもと違っていませんか。これが事前のサインです。

　患者の混乱や不安、恐怖がピークに達する前に、これらのサインをしっかりと観察しましょう。サインを見つけたら、「この患者は何を伝えようとしているのだろう?」と想像力をはたらかせて、混乱や不安、恐怖が高まる3つの要因(①身体的な不調や苦痛・不快感、②生理的な欲求が満たされていない、③心理的な苦痛)がないかを確認し、1つずつ取り除きましょう。快と安心を届けることが患者の安全を守ります。

適切な投薬やドレーン固定方法の工夫で事故防止

1. 与薬は興奮が高まる前に

　せん妄を起こしやすい薬剤として、ベンゾジアゼピン系薬剤(抗不安薬、睡眠薬)、オピオイド、ステロイド、抗コリン薬、抗ヒスタミン薬、抗パーキンソン薬、抗うつ薬などがあります。入院時から、これらの薬剤が使用されていないかを確認し、医師に相談しましょう。

　不眠や不安、興奮、せん妄症状に対して、頓服薬の処方がされた場合には、早めの与薬を心がけます。興奮が高まってからでは効果が現れにくいだけでなく、与薬自体ができなくなる可能性もあります。早めに対処できるよう、しっかりと事前のサインを観察しましょう。

2. ドレーン類はなるべく本人に見えない位置へ

　点滴ルートやドレーン、カテーテルなどは、引っ張ってもすぐに抜けないよう余裕をもたせ、複数か所をテープで固定します。

　点滴刺入部や点滴ルート、ドレーンやカテーテルなどは、なるべく患者の目につかないようにします。点滴刺入部を包帯で覆った

図1　ドレーン自己抜去の背景と要因

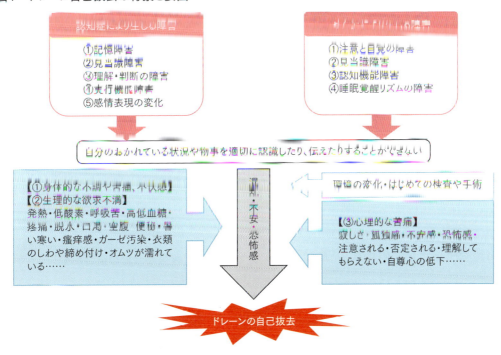

り、点滴ルートは袖口から出さずに袖の中を通して襟元から出したりするとよいでしょう。点滴支柱台も患者から見えない頭側に置くなどします。膀胱留置カテーテルや腹腔ドレーンなどは、夜間はズボンの中を通して裾から出すなどの工夫をします。

やむを得ず身体拘束を行う場合には、きつすぎたり緩すぎたりすることがないよう、四肢は指1本、体幹は手の厚み分の余裕を残し、正しい方法で確実に行いましょう。

混乱や興奮が強いときは、無理せず応援を呼ぶ

危険な場面に遭遇すると、焦ってついつい口調も強くなり、声も大きくなります。しかし、それが患者の混乱や興奮を助長させるだけでなく、看護師の安全を脅かすことにもなりかねません。

そんなときは、落ち着いて、穏やかに、余裕のある態度で接しましょう。急に患者に近づいたり身体に触れたりせず、患者の視界に入ってから、穏やかに声をかけ、ゆっくりと近づきます。

患者が事実と異なることを話しても、否定したり説得したりせず、「それは怖かったでしょう」など、その体験で生じる感情を想像して、共感的に接します。歩き続けて水分や食事がとれていない場合には、「お茶でも飲みながら話を聞かせてもらえませんか」など、休息や水分補給ができるよう誘導します。

興奮や抵抗が増したときには、無理に1人で対応せず、いったん離れて応援を呼びましょう。共倒れにならないよう、看護師自身の安全を守る視点も大切です。

参考文献
1) 得居みのり：認知症高齢者のBPSDに対するケア. インターナショナルナーシングレビュー　2008；31(3)：51-55.
2) 加藤伸司：認知症の人の視点から考えるBPSD. 老年精神医学雑誌　2016；27（増刊-1）：157-163.
3) 馬場華奈子：せん妄患者のケア. がん患者と対症療法　2011；22（1）：32-37.

16 ドレーン管理

Q116 ドレーン造影を行うのはどのような場合? どのようなことをみているの?

A 主に治療的ドレーンで造影を行います。留置部の状況をみることで、治療の有効性が判断できます。

医師
村田哲洋

治療的ドレーンでの造影が多い

ドレーンは目的によって、情報ドレーン、予防的ドレーン、治療的ドレーンの3つに分類されます[1]。

ドレーンの造影検査や入れ替えが必要となるのは、治療的ドレーンの場合がほとんどです。腹腔内膿瘍などの貯留液がすみやかに体外に排出されるよう、ドレーンの位置が適切かどうかを、X線に写る造影剤を使って判断し、位置を調節しています。また、対象スペースの広がりを確認することで、有効なドレナージができているかどうかも判断することができます。

図1に具体例として、胃がん術後に胃十二指腸吻合部の縫合不全が起こった際の、ドレーン造影・治療の流れを示します。縫合不全により生じた腹腔内の液貯留部に、ドレーンの先端を留置し、ドレナージを行います。貯留液が体外に排出され、徐々に液貯留部が縮小していく過程を、造影により観察します。最終的に瘻孔化が確認できたら、ドレーン抜去となります。

治療が長期に及ぶと、ドレーン自体が汚染され感染源となってくる場合もあるので、適宜ドレーンを新しいものに交換します。

図1 ドレナージ治療の実際(胃がん術後、胃十二指腸吻合部の縫合不全)

①縫合不全発症

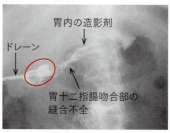

縫合不全部から消化管外へ造影剤の漏れが確認できる。液貯留部(○部)にドレーンの先端を留置する。

②ドレーン留置後

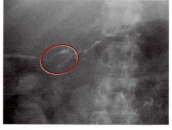

ドレナージにより液貯留部の縮小(○部)が認められる。

③ドレーン抜去の目安

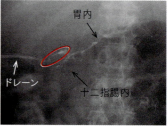

液貯留部はさらに縮小し、瘻孔化されてきている(○部)。徐々にドレーンを抜いて、最終的に抜去に至る。

引用文献
1) 平尾知美,中山美代子:バイタルサイン,ドレーン管理.消化器外科NURSING 2012;17:782-798.

16 ドレーン管理

Q117 膿瘍に入っているドレーンを少しずつ抜くのはなぜ？

A 一気に抜くと膿瘍が再燃します。瘻孔化しているのを確認しながら、段階的に少しずつ抜いていくのが基本です。

医師
田嶋哲三

膿瘍には感染などにより膿が貯留

　膿瘍とは、細菌感染などにより生じた膿が貯留しているものです。腹腔内膿瘍の原因として、消化管穿孔や、手術中に残存した細菌による膿瘍形成（遺残膿瘍）、さらに術後合併症である縫合不全、胆汁漏、膵液瘻などから膿瘍をきたすこともあります。

　症状としては発熱や腹痛を生じます。治療が遅れると、血液中に細菌が入り込み、敗血症から敗血症性ショックに至り重篤化していく可能性があります。

　軽度なものでは抗菌薬のみで軽快することもありますが、最も効果的な治療法はドレナージとなります。膿瘍腔にドレーンを留置することで、感染巣となっている膿を体外へ排出します。

一気抜去では瘻孔閉鎖の危険

　ドレナージにより徐々に膿瘍腔は縮小するので、その都度、造影により膿瘍腔の大きさを確認します（→Q116）。膿瘍腔が縮小してきたら、抜去するタイミングです。通常は一気に抜去せずに少しずつ抜いていきます。

　ドレーンの周囲に肉芽が盛ることで、ドレーンの入っているところだけ、トンネル状に通り道ができます（図1）。これを瘻孔と呼び、ここを通じて、膿が体外へ排出されます。

　ドレーンを一気に抜くと、瘻孔が閉じてしまい深部の膿瘍だけが残る可能性があります。そうなると、ドレナージ不良により膿瘍が再燃し、再ドレナージや開腹ドレナージ手術が必要になることがあります。そのため、膿瘍腔が小さくなるのを確認しながら徐々にドレーンを抜き、少しずつ瘻孔化していくのを確認したうえで、最終的に抜去します。

図1　膿瘍ドレーンと瘻孔形成

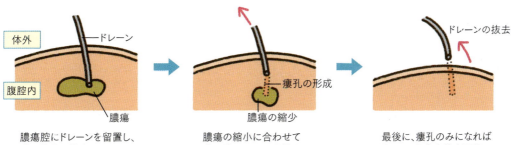

膿瘍腔にドレーンを留置し、膿を体外へ排出する。

膿瘍の縮小に合わせて少しずつドレーンを抜く。

最後に、瘻孔のみになればドレーンを完全抜去可能。

Part 3　ケアのギモン

ケアのポイントをおさえよう

17　疼痛管理

佐々木　剛

【ポイント1】 鎮痛薬の特徴を知り、適正に使用する

鎮痛薬は、薬剤の種類によってそれぞれ鎮痛効果や起こりやすい副作用などに違いがあります。

非ステロイド性抗炎症薬（non-steroidal anti-inflammatory drugs：NSAIDs）は鎮痛・解熱作用に加え、消炎作用もあるため、術後の疼痛管理によく使われますが、副作用として胃潰瘍があります。

ペンタゾシンは鎮痛作用が強力で、術後やその他の疼痛に対しても多用されています。しかし、習慣性があり、早くて使用1か月から依存症が起こることもあるので、急性期の痛みに対してのみ使用するなど、使用は最低限にとどめるべきです。特に既往歴にアルコール中毒や薬物中毒がある患者には使用しないほうがよいでしょう。

【ポイント2】 NSAIDsが禁忌となっていないか注意する

多くのNSAIDsは、消化性潰瘍、重篤な血液・心・肝・腎機能不全・高血圧、アスピリン喘息および妊婦には禁忌となっているので、これらの既往歴がある場合は医師、薬剤師に相談しましょう。

腎障害のある患者や胃潰瘍のある患者、小児、妊婦などには、アセトアミノフェンが推奨されます。

【ポイント3】 副作用や薬の重複などにも注意する

NSAIDsを使用している患者で、胃が痛い、血便が出たなどは、消化性潰瘍の可能性があるため、医師に報告します。

NSAIDsにはいくつか種類がありますが、薬剤が異なっても追加での投与では効果が増強せず（天井効果）、副作用のリスクが増加します。患者が持参した薬剤などでNSAIDsの重複があった場合は、医師や薬剤師に相談します。

アセトアミノフェンも市販の薬で含まれている場合が多いです。使用量の上限があるため、市販薬の使用もチェックし、詳細がわからない薬を服用していることに気づいた場合は、医師や薬剤師に相談します。

17 疼痛管理

Q118 NSAIDs投与後2時間経っても痛みが強い場合、鎮痛薬を追加してもいいの？

A NSAIDsの追加は避け、アセトアミノフェンや非麻薬性鎮痛薬を追加します。

NSAIDsの短時間連続使用は避ける

　非ステロイド性抗炎症薬（non-steroidal anti-inflammatory drugs：NSAIDs）は、ステロイド以外で抗炎症作用をもつ薬剤で、主なはたらきは抗炎症作用と解熱鎮痛作用です。

　NSAIDsで特に注意すべき副作用は、消化性潰瘍と胃機能障害です。短時間で続けてNSAIDsを使用すると、これらの副作用を引き起こす危険性があるため、4～6時間投与間隔を空ける必要があります。さらにNSAIDsには天井効果があるため、重ねての使用は推奨できません。

　追加の鎮痛が必要な場合は、NSAIDs以外の鎮痛薬を使用します。

　NSAIDs以外の鎮痛薬には、オピオイド（モルヒネ、フェンタニルなど）、アセトアミノフェン、非麻薬性鎮痛薬（ペンタゾシン、ブプレノルフィンなど）などがあります。

　開胸や開腹などある程度大きい手術の術後には、オピオイドはすでに硬膜外鎮痛や静脈内注射で使用されていることが多く、そのような場合はアセトアミノフェンや非麻薬性鎮痛薬を使用します。ただし非麻薬性鎮痛薬はオピオイドと拮抗するため、両者は併用しないのが原則です。なお、ブプレノルフィンは併用しても問題ないという報告もあります[1]。

投与後1時間程度は様子を観察

　鎮痛薬を投与して最低どれぐらい間隔が空けば次の鎮痛薬を使用してよいかは、薬剤の最高血中濃度到達時間（T_{max}）を参考にするとよいでしょう。一般的には薬剤の血中濃度が最高になったときに効果が最大になるため、その時間を目安に判定します（表1）。

　ただし現実的には、例えばロピオン®を投与して6～7分後のT_{max}の段階で効果判定をするのは早すぎます。1時間経っても痛みが強い場合は、アセトアミノフェンや非麻薬性鎮痛薬の投与を検討しましょう。

引用文献
1) Pergolizzi J, Aloisi AM, Dahan A, et al. Current knowledge of buprenorphine and its unique pharmacological profile. *Pain Pract* 2010；10：428-450.

表1　主な鎮痛薬のT_{max}

一般名（商品名）	投与量	T_{max}
ロキソプロフェン（ロキソニン®）	錠60mg	未変化体：約30分 活性代謝物：約50分
フルルビプロフェン（ロピオン®）	静注5mL	約6.7分
アセトアミノフェン（カロナール®）	錠400mg	約30分

添付文書を参考に作成

17 疼痛管理

Q119 痛みの閾値が低い患者には、どのように対応すればよい？

A 先行鎮痛と多角的鎮痛を用いることで、効果的な鎮痛と副作用の軽減が期待できます。

久保健太郎

術後疼痛は合併症を増加させる可能性も

　同じ手術をしても、ほとんど痛みの訴えがない患者もいれば、頻繁に強い痛みを訴える患者もいることは、外科ナースであれば誰もが経験したことがあると思います。

　痛みの閾値の低い患者に、「まだ痛み止めが使える時間ではありませんので我慢してください」と言ったことはないでしょうか？術後疼痛は痛みだけの問題ではなく、合併症を増加させる可能性があるため（表1）、痛がりだから鎮痛薬を制限するのではなく、痛がりだからこそ鎮痛薬を十分に投与することが重要です。

　「先行鎮痛」と「多角的鎮痛」という方法を用いることで、より効果的な鎮痛が期待できます。

1. 先行鎮痛（pre-emptive analgesia）

　先行鎮痛とは、痛みが発生する前に鎮痛薬を投与し、痛み刺激が中枢神経系に到達しないように、痛みの起因物質の発現を抑え、痛みを軽減させようという考え方です（→Q99）。

　この考えから、最近では「術後疼痛は、起こってから治療するよりも、起こる前に予防すべき」とされており、鎮痛薬は痛みを感じてから投与するよりも、痛みを感じる前に投与したほうが効果が高いといわれています[1,2]（ただしエビデンスは乏しい）。

2. 多角的鎮痛（multimodal analgesia）

　多角的鎮痛とは、作用機序の違う鎮痛薬を組み合わせることによって、鎮痛効果を高めるとともに副作用を減らそうという考え方です。

　小手術の場合は非ステロイド性抗炎症薬（non-steroidal anti-inflammatory drugs：

表1　術後疼痛による悪影響と合併症

疼痛による悪影響	起こりうる合併症
咳・深呼吸ができない→去痰困難	低酸素、無気肺、肺炎
離床できない→体動減少	深部静脈血栓症、肺塞栓症
交感神経刺激上昇→高血圧・頻脈 　　　　　　　→心筋酸素需要増加	狭心症、心筋梗塞
不安、恐怖、不快感	術後せん妄

NSAIDs）単独で十分な鎮痛が期待できる場合も多いですが、開胸や開腹を伴うような大きな手術の場合は、NSAIDs単独では鎮痛効果が不十分であることが多く、局所麻酔薬やオピオイドなどの硬膜外鎮痛や全身投与（静脈投与）が行われます。これが多角的鎮痛の1つです。

最近では、アセトアミノフェンの静注用製剤（アセリオ®）が日本でも使用できるようになりましたが、NSAIDsやアセトアミノフェンを単独で使用するよりも、両者を組み合わせて使用するほうが、鎮痛効果が高いという報告もあります[3]。

術後早期の強い疼痛には、NSAIDsなどの追加投与を

痛みが強いのはたいてい術後1～3日目までだと思います。この時期はまだ硬膜外鎮痛などが行われている時期だと思いますが、痛みが強い場合はそれに加えてNSAIDsを6～8時間ごとに定期投与を行います。

それでも痛みを訴える場合は、定期投与の間にアセトアミノフェンを投与するという方法を行います（➡ Q118 ）。

ただし痛みが強い場合であっても、同じ種類の薬剤を連続で投与することは避けましょう。例えばフルルビプロフェン（ロピオン®）を投与しても痛みが強い場合に、時間を空けずに同じNSAIDsであるロキソプロフェン（ロキソニン®）やジクロフェナク（ボルタレン®）を投与することは、天井効果で効果が乏しいばかりか、副作用のリスクだけが上がります（表2）。

引用・参考文献
1) 林田眞和，花岡一雄：術後疼痛コントロールの基本的考え方．花岡一雄監修，疼痛コントロールのABC，日本医師会，東京，1998：S286-288.
2) 谷口英喜：術後回復能力強化プログラムにおける術後鎮痛．川真田樹人監修，手術後鎮痛のすべて，丈光堂，東京，2010：115-116.
3) Ong CK, Seymour RA, Lirk P. Combining paracetamol (acetaminophen) with nonsteroidal anti-inflammatory drugs : a qualitative systematic review of analgesic efficacy for acute postoperative pain. *Anesth Analg* 2010；110（4）：1170-1179.
4) 田上望，牛島一男：非ステロイド性抗炎症薬（NSAIDs）の使い方．ペインクリニック 2013；34：221-231.

表2　NSAIDsによる主な副作用の例

胃腸障害（消化管出血など）	特に注意すべき副作用で、毎年多くの死亡例がある。術後短期間の使用であっても発症する可能性がある。消化性潰瘍の既往をもつ高リスク患者は、アセトアミノフェンやCOX-2選択性阻害薬を選択したり、プロトンポンプ阻害薬もしくはミソプロストールの併用が推奨されている
腎傷害	慢性腎臓病患者では原則としてNSAIDsの使用を控える。腎機能が正常であっても、血圧低下時または脱水時には腎不全を誘発する可能性がある。投薬中は浮腫や尿量低下に注意し、定期的な血液検査を行い異常の早期発見に努める
低血圧	低血圧発熱患者にNSAIDsを使用した場合（特に坐剤）は、発汗に伴う循環血液量減少による低血圧に注意が必要である。循環血液量減少による低血圧であれば、輸液による対処を行う
肝障害	定期的に血液検査を行い早期発見に努め、肝障害を認めたら投与を中止する。アセトアミノフェンについても肝障害の副作用が問題視されているため、肝障害患者では使用は控えるほうが無難である
喘息	喘息患者の10％はNSAIDsが原因といわれている。アスピリン喘息の既往があればアセトアミノフェンやCOX-2選択性阻害薬の使用が推奨されている。喘息の診断がついた後に、NSAIDsを使用して問題なければ、使用しても構わない
心血管障害	以前はCOX-2選択性阻害薬で心筋梗塞や脳血管障害などのリスクが高いといわれていたが、現在ではすべてのNSAIDsでそのリスクがあると考えられている

17 疼痛管理

NSAIDsは薬剤によって効き目が違うの？

NSAIDsの鎮痛効果は、系統別に差があるといわれています。

薬剤師
佐々木 剛

注射剤と経口剤は、鎮痛作用と副作用に差はない

非ステロイド性抗炎症薬（non-steroidal anti-inflammatory drugs：NSAIDs）には種類が多くありますが、化学構造によって分類され[1]（図1）、効果の強さ、血中半減期の長さおよび副作用などにそれぞれ違いがあります（表1）。また、副作用の軽減や速効性、長時間の効果持続といった目的で、注射剤や坐剤などが開発されています。

唯一の注射剤であるフルルビプロフェン（ロピオン®）は、血中濃度の上昇がすみやかで、投与から効果発現が最も早いです。健常成人に50mgを単回投与すると、投与6.7±1.7分後には最高血中濃度に達します。

例えば、経口剤のロキソプロフェン（ロキソニン®）では、投与後最高血中濃度に達するまでの時間は30分（未活性体）〜50分（活性代謝物）となっており、比較すると注射剤の効き目が早いことがわかります。

ただし注意が必要なのは、注射剤と経口剤の鎮痛作用と副作用には差がないこと、つまり基本的には、経口摂取ができない状態にしか注射剤の適応がないことです。

図1 NSAIDsの系統分類

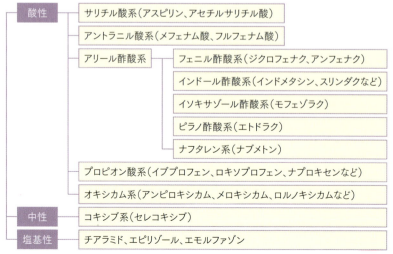

鎮痛薬（非ステロイド抗炎症薬など）. 浦部晶夫, 島田和幸, 川合眞一編：今日の治療薬2017年版. 南江堂, 東京, 2017：271. より転載

NSAIDsは単純に服用量を増やしても効果はない

　NSAIDsの効果や副作用は個人差が大きく、はっきりとした比較はできませんが、化学構造別に分類した場合、アリール酢酸系およびオキシカム系のNSAIDsは一般的に効果が強く、プロピオン酸系は、これらに比べるとやや弱いです。アントラニル酸系のメフェナム酸（ポンタール®）は、特に鎮痛効果が強くなっています。

　ジクロフェナク（ボルタレン®）はアリール酢酸系、ロキソプロフェンやフルルビプロフェンはプロピオン酸系であり、一般的にジクロフェナクのほうが鎮痛作用は強いといわれています。ただし、胃腸障害などの副作用が出やすくなるともいわれています。

　効果は、ジクロフェナク＞メフェナム酸、インドメタシン＞ロキソプロフェンとの記載もあります[2]。

　代表的なNSAIDsの一覧を表1に示します。

　なお、1種類のNSAIDsが効かないとのことで、別のNSAIDsを追加したり、通常の服用量以上を使用したりしても、NSAIDsには天井効果があるため効果は上がらず、副作用が増加する可能性があり、推奨できません。

引用・参考文献
1) 鎮痛薬（非ステロイド抗炎症薬など）．浦部晶夫，内田直品，川合真一 編：今日の治療薬2017年版．南江堂，東京，2017：271.
2) 龍原徹，澤田康文：ポケット医薬品集2013年版．白文舎，福岡，2013：667.
3) 星恵子：内科領域におけるNSAIDsの使用法と注意点．モダンフィジシャン 2012；32（11）：1355-1358.
4) 井上莊一郎，竹内護：NSAIDs経静脈製剤の使用法と注意点．モダンフィジシャン 2012；32（11）：1378-1381.

表1　代表的なNSAIDs

一般名（主な商品名）	特徴	剤形	作用発現時間の目安	作用持続時間の目安	半減期の目安
ロキソプロフェン（ロキソニン®など）	副作用軽減のためのプロドラッグ。効果と安全性のバランスがよい	経口剤、坐剤、貼付剤、経皮吸収剤	30分以内（錠剤）	7時間（錠剤）	1.3時間
フルルビプロフェン（ロピオン®など）	効果が早く、経口摂取不可時に使用可能	注射剤	投与後30分〜240分に効果（注射剤[動物実験]）		5.8±0.4時間
ジクロフェナク（ボルタレン®など）	COX 2選択性が高く、鎮痛効果は最も強力	経口剤、坐剤、貼付剤、経皮吸収剤	15分〜45分（錠剤）	6〜10時間	1.3時間
インドメタシン（インテバン®など）	解熱作用が強い	経口剤、坐剤、貼付剤、経皮吸収剤、注射剤（適応が異なる）	約1.5時間（インテバン®SP）	約7時間（インテバン®SP）	約7時間（インテバン®SP）
アスピリン（バファリン®など）	少量（1日100mg）では血小板凝集抑制作用。最も古いNSAIDs	経口剤	30分以内に効くことが多い	データなし	0.83±0.59時間
メロキシカム（モービック®など）	COX 2選択性が高く、胃潰瘍の副作用が少ない。1日1回投与	経口剤	30分〜1時間（錠剤）	24時間（錠剤）	28時間
セレコキシブ（セレコックス®など）	COX 2選択性が高く、胃潰瘍の副作用が少ない	経口剤	約15〜30分（錠剤のみ）	6時間後で43.6％効果あり（錠剤のみ）	7時間
メフェナム酸（ポンタール®など）	比較的強い鎮痛効果	経口剤	約30分	3〜6時間（錠剤）4〜8時間（カプセル）	約3時間

添付文書、各社提供データを参考に作成

17 疼痛管理

Q121 胃痛を訴える患者には、NSAIDsは使うべきではないの？

A 副作用で胃潰瘍のリスクが上昇するため、NSAIDsの使用は控え、アセトアミノフェンなどへの変更を検討します。

薬剤師 佐々木 剛

■ NSAIDsは上部消化管への副作用リスクが高い

　非ステロイド性抗炎症薬（non-steroidal anti-inflammatory drugs：NSAIDs）による、胃潰瘍などの上部消化管などの副作用の発症リスクについては、次のような報告があります。

　わが国において、1991年に日本リウマチ財団が、NSAIDsを3か月以上服用していた患者1008人に内視鏡検査をした結果、上部消化管病変の異常が認められた症例は、62.2％だったと報告されています[1]。また、ロキソプロフェンやジクロフェナクなどのNSAIDs服用患者の上部消化管出血の発現率は、非服用患者に比して6.1倍高率であったとの報告[2]もあります。

　NSAIDsの種類によって潰瘍発生率に差があったり、用量依存的に潰瘍発生のリスクが増大すると報告[3]されています。

　以上より、NSAIDsは胃潰瘍のリスクを増加させることがわかります。

■ NSAIDs使用時は抗潰瘍薬の併用を推奨

　胃潰瘍のリスクに対しては、多くの場合NSAIDsと一緒に、レバミピドやテプレノンなどの胃潰瘍防止の胃薬が一緒に処方される場合が多いと思います。「消化性潰瘍診療ガイドライン」での診療指針において、NSAIDs使用による潰瘍の予防には、抗潰瘍薬の使用が推奨されています。高用量のNSAIDsの投与を避け、プロスタグランジン製剤（ミソプロストール）、プロトンポンプ阻害薬（オメプラゾール、ランソプラゾール）、ヒスタミンH_2受容体拮抗薬（ファモチジン）を併用します。また、エビデンスレベルはC1（行うほうがよい）ですが、レバミピドはプロスタグランジン製剤と同等の抗潰瘍効果があるとされています[3]。

　特に高齢者や出血・穿孔の既往などリスク因子をもつ患者には、NSAIDsによる潰瘍発生に注意し、アセトアミノフェンなどへの鎮痛薬の変更、抗潰瘍薬の併用、COX-2選択的阻害薬の使用を考慮するなどの検討も必要だと思われます。

引用文献
1) 塩川優一, 延永正, 斎藤輝信, 他：非ステロイド性抗炎症剤による上部消化管障害に関する疫学調査. リウマチ 1991；31：96-111.
2) Sakamoto C, Sugano K, Ota S, et al. Case-control study on the association of upper gastrointestinal bleeding and nonsteroidal anti-inflammatory drugs in Japan. *Eur J Clin Pharmacol* 2006；62：765-772.
3) 日本消化器病学会編：消化性潰瘍診療ガイドライン 第2版. 南江堂, 東京, 2015：96-157.

17 疼痛管理

Q122 NSAIDsの使用が禁忌でアセトアミノフェンを使うのは、どのような場合？

A 腎臓が悪い人や、胃腸が弱い人、小児、妊婦、授乳婦などには、アセトアミノフェンのほうが推奨されます。

薬剤師　佐々木　剛

NSAIDsはPG合成を阻害する

慢性腎臓病（chronic kidney disease：CKD）ガイドラインでは、NSAIDsをできるだけ内服しないことが推奨されています[1]。末梢でのプロスタグランジン（prostaglandin：PG）合成阻害作用によるPG低下によって、腎臓への血流が少なくなり、腎機能が悪くなる場合があるからです。NSAIDsによる腎障害（腎血流の低下、循環血漿量の低下）リスクは、**表1**に挙げた因子によってさらに増大されます[2]。

ただし、湿布薬や塗り薬はほとんど体内に吸収されないため、使用は可能です。坐剤は内服薬と同様、体内に吸収されるため、注意が必要です。また、多くのNSAIDsは、消化性潰瘍をもつ人、重篤な血液・心・肝・腎機能不全・高血圧の患者、アスピリン喘息の患者、および妊婦には禁忌となっています。

アセトアミノフェンのほうが副作用は穏やか

アセトアミノフェンは、中枢神経系でPG合成を阻害して解熱鎮痛作用をもたらします。末梢のPG合成阻害にはほとんど作用しないため、胃腸障害および腎虚血、抗血小板作用がなく、腎臓が悪い患者でも比較的安全に使用できると考えられています。

表1　NSAIDsによる腎障害の危険を増大させる因子

腎血流の低下	循環血漿量の低下
● 高齢者 ● 高血圧 ● CKD ● 脱水 ● 糖尿病	● うっ血性心不全 ● ネフローゼ症候群 ● 肝硬変 ● 細胞外液量低下 ● 利尿薬投与

日本腎臓学会編：CKD診療ガイド2012. 東京医学社, 東京, 2012：97. より転載

消化性潰瘍のリスクにおいても、アセトアミノフェンはNSAIDsより安全性が高いとされています。また、小児でのNSAIDs使用は脳症を悪化させる可能性があるため、解熱薬としてアセトアミノフェンが推奨されます。

アスピリン喘息の場合、COX-1阻害の強さと、発作との関連性が強いことがわかっています。そのため、COX-1阻害の弱いアセトアミノフェンのほうが、安全性が高いとされています。ただし、高用量（1回500mg以上）になると、過敏反応を誘発することがあるので、注意が必要です[3]。

引用文献
1) 日本腎臓学会編著：エビデンスに基づくCKD診療ガイドライン2013. 東京医学社, 東京, 2013：244-245.
2) 日本腎臓学会編：CKD診療ガイド2012. 東京医学社, 東京, 2012：97.
3) 厚生労働省：重篤副作用疾患別対応マニュアル. 非ステロイド性抗炎症薬による蕁麻疹／血管性浮腫. 2007：12.
http://www.info.pmda.go.jp/juutoku/file/jfm0803006.pdf（2017.4.10. アクセス）

17 疼痛管理

Q123 ペンタゾシン依存症は、どれくらいの期間使用すると起こる？

A 依存症までは個人差がありますが、早くて1か月程度の使用期間で起こるとの報告もあります。

薬剤師 佐々木 剛

他の依存症の既往がある患者は依存リスクが高い

ペンタゾシンは、日常診療での使用頻度も高く、鎮痛作用が強力で、術後やその他の疼痛に対してもよく効くので多用されています。モルヒネ類似合成鎮痛薬であり、鎮痛効果はブプレノルフィンより弱くコデインと同等と考えられています。軽度から中等度の強さの痛みに使われることが多いと思われます。

ただし、ペンタゾシンは依存を生じやすいといわれています。ある報告[1]では、依存が起こった症例の使用期間は1か月から6年に及び、平均2年とされています。しかし、依存の起こりやすさは、個人差や患者背景にも大きく影響されます。薬物やアルコール依存の既往がある場合は、精神依存を引き起こす可能性が高くなります。

ペンタゾシンには陶酔作用がある

WHOは、薬物依存をきたす薬物を、精神的依存、身体的依存および耐性形成の特徴により7つの型に分類しています（表1）。

ペンタゾシンによる薬物依存は、バルビツール酸・アルコール型依存です。ペンタゾシンは強い鎮痛作用を有しますが、同時に恍惚となる陶酔作用があるため、その快感に魅せられて、早期に精神依存が形成されます。また、反復使用により身体依存や耐性も容易に強く形成される特徴があります。

引用・参考文献
1) 栗田宗次：鎮痛剤ペンタゾシンの依存性について. 日本医事新報 1983；3078：180.
2) 越智元郎, 長櫓巧：ペンタゾシン依存症が疑われる患者への対応について教えてください. 治療 2002；84（増刊号）：1058-1061.

表1　WHOによる依存性薬物の種類

依存型	精神依存	身体依存	耐性	薬物
モルヒネ型	＋＋＋	＋＋＋	＋＋＋	モルヒネ、コデイン、ヘロイン
バルビツール酸・アルコール型	＋＋	＋＋	＋＋	バルビツール酸睡眠薬、抗不安薬、アルコール、鎮痛薬（ペンタゾシンも）
コカイン型	＋＋＋	－	－	コカイン
大麻型	＋＋	－	－	マリファナ、Hashish
アンフェタミン型	＋＋＋	－	＋＋	メタンフェタミン（ヒロポン）
幻覚剤型	＋	－	＋＋	LSD、メスカリン、サイロシビン
有機溶剤型	＋	－	＋	トルエン、アセトン

越智元郎, 長櫓巧：ペンタゾシン依存症が疑われる患者への対応について教えてください. 治療 2002；84（増刊号）：1059. より引用

17 疼痛管理

Q124 術後の痛みに音楽が効くって本当？

A 音楽を聴くことで術後の痛みや不安が軽減するという多くのエビデンスがあります。

看護師
久保健太郎

音楽によって患者満足度も大きく向上する

　術後の患者を、音楽を聴かせる群と聴かせない群に無作為に振り分けて、痛みや不安の程度を調べた研究は数多くあります。そのなかでも質の高かった73の研究を統合して分析した論文[1]を紹介します。

　これによると、音楽を聴かせた群では、聴かせなかった群と比べて、術後の疼痛（大きい効果）、不安感（中等度の効果）、鎮痛薬の使用頻度（小さい効果）を有意に減少させました（表1）。また、患者満足度も有意に向上しましたが、在院日数には差を認めませんでした。

　選曲は患者自身または研究者が行っていましたが、どのような音楽をいつ聴かせるかは、結果に差を及ぼしませんでした。

自由に好きな音楽を聴いてもらうのが効果的

　音楽を聴くだけなので、副作用はまったくありません。最近ではスマートフォンなどで手軽に音楽が聴けるので、簡単に取り入れることができそうです。数多くのエビデンスがあるので、手術を受ける患者には、ぜひ入院中は好きな音楽を聴くとよいことを勧めるとよいと思います。

引用文献
1) Hole J, Hirsch M, Ball E, et al. Music as an aid for postoperative recovery in adults: a systematic review and meta-analysis. Lancet 2015;386(10004): 1659-1671.

表1　音楽の効果

	標準化平均差*	効果
術後疼痛	−0.77	中
不安	−0.68	中
鎮痛薬の使用頻度	−0.37	小
患者満足度	+1.09	大
在院日数	−0.11	小

＊　標準化平均差とは、異なる尺度で測定した複数の結果をまとめるために指標となる値。±0.4未満は小さい効果、±0.4〜0.7は中程度の効果、±0.7以上は大きい効果とみなす。

Hole J, Hirsch M, Ball E, et al. Music as an aid for postoperative recovery in adults: a systematic review and meta-analysis. Lancet 2015;386(10004).

Part 3　ケアのギモン

ケアのポイントをおさえよう

18 栄養管理

久保健太郎

【ポイント1】 消化器ナースには栄養管理の知識が必須

　消化器は栄養素の消化・吸収・代謝に直接かかわる臓器です。消化器病棟に入院する患者は、消化器のどこかが障害されていることが多く、低栄養に陥りやすい状態といえます。そのため消化器ナースには、患者が「低栄養に陥っていないか」、「低栄養となるリスクはないか」という視点が常に必要になります。

【ポイント2】 消化器疾患ではさまざまな栄養管理法を駆使する

　消化器疾患では口から食物を食べられないことが多く、さまざまな栄養管理法を駆使する必要があります。どこから栄養を投与するかを決めるときには「If the gut works, use it：腸が使えるなら腸を使え（図1）」という原則があります。これは消化管が使える状態であれば消化管を使用する栄養療法、つまり経静脈栄養ではなく経腸栄養をしましょう、ということです。

　しかし、消化器疾患の場合は腸が使えない場合も少なくありませんので、経静脈栄養の知識は必須です。また、例えば急性膵炎の場合は、膵液が分泌しにくいように十二指腸より先にチューブを留置したり、食道がん術後の縫合不全であれば、胃より先の部分は正常なので空腸瘻を用いたり、さまざまなルートからの経腸栄養を行う場合も多く、高度な経腸栄養の知識も必要です。

　さらに周術期、肝障害、膵炎、炎症性腸疾患などでは経腸栄養剤を使い分けるため、経腸栄養剤に関する知識も必要になります。本章を読めば、それら栄養管理法や経腸栄養剤の使い分けの理由（→ Q128）などに対する疑問が解決すると思います。

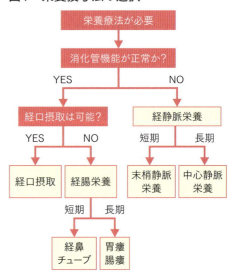

図1　栄養投与法の選択

18 栄養管理

Q125 PICCって何？ 従来のCVCとどう違うの？

A PICCは末梢挿入式中心静脈カテーテルのことで、気胸や血胸など重篤な合併症が起こり得ない、安全なCVC挿入経路です。

医師
田内 潤

上腕からの挿入で合併症を防止

PICC（peripherally inserted central venous catheter）とは、末梢挿入式中心静脈カテーテルを意味します。上腕から挿入する中心静脈カテーテル（central venous catheter：CVC）のことで、中心静脈栄養管理、抗がん薬の使用を主な目的として用いられています。

PICCの際は上腕から超音波ガイド下に静脈を穿刺し、X線透視下にカテーテル先端を上大静脈へ誘導します。上腕の静脈を穿刺するため、鎖骨下静脈からCVCを挿入する際の重篤な合併症である気胸や血胸などの重篤な合併症が、解剖学的に起こり得ない安全なCVC挿入経路です[1]（図1、図2）。また、鎖骨下穿刺時のような、患者の穿刺時の恐怖心を軽減することができます[2]。カテーテル感染率について、PICCと従来のCVCは同等であり、感染においても許容できるレベルといわれています[3]。

消化器科領域では、腸閉塞などで比較的長期間絶食を要する患者が多く、中心静脈栄養目的のCVC管理法として、PICCはきわめて安全で有用と考えます。ただし、PICCは血管内に薬剤が到達するまでに時間を要するため、血管作動薬の使用には適しません。

引用文献

1) 井上善文：最も安全な中心静脈カテーテル挿入経路としてのPICC．栄養—評価と治療 2009；26：306-309.
2) 井上善文，曹英樹，苽田弘，他：Groshong peripherally inserted central venous catheter（PICC）の使用経験．外科治療 1997；76：225-231.
3) 岩堀真弓，橋亮介，下山あさ子，他：末梢静脈挿入中心静脈カテーテルと中心静脈カテーテルの使用実態調査．旭川厚生病院医誌 2013；23：10-14.

図1 CVCの挿入経路

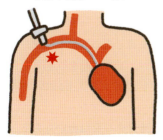
鎖骨下静脈からの挿入
挿入時に胸部を傷つける可能性がある。

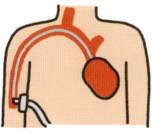
末梢からの挿入（PICC）
挿入時の胸部損傷のリスクがない。

図2 PICCの病棟での管理場面

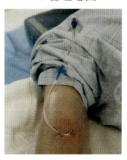
カテーテルを縫合糸もしくは固定具を用いて皮膚に固定し、フィルムで保護する。

18 栄養管理

Q126 低栄養の人は術前に2週間TPNしたほうがいいと聞いたけれど、2週間で本当に効果があるの？

A 2週間というエビデンスはありませんが、低栄養では術後合併症などが増えるため、術前栄養療法がガイドラインでも推奨されています。

看護師
久保健太郎

消化器がんは食欲不振や代謝亢進により低栄養が生じやすい

　消化器外科で手術を受ける患者は、術前から栄養障害をきたしていることがあります。例えば、食道がん、胃がん、大腸がんなどでは通過障害で食事がとれなくなることも多く、またがんによる代謝の亢進が低栄養に拍車をかけます。

　低栄養の判断基準については、①過去6か月以内に10〜15％の体重減少、②body mass index：BMIが18kg/m^{2}以下、③血清アルブミン値3.0g/dL、のうち、どれか1つでも当てはまれば低栄養と判定します[1]。

　では、なぜ低栄養は手術を受ける患者にとってよくないのでしょうか？

低栄養は術後の合併症発症率や死亡率を増加させる

　Gibbsらの研究によると、術前の血清アルブミン値が4.6mg/dLの場合は合併症発生率が10％、死亡率が1％だったのに対して、2.1mg/dLでは合併症発症率65％、死亡率は29％にまで増加しました[2]。

　また、高度の低栄養を認めた胃がん、大腸がん患者90名を対象に、術前に10日間の中

表1　術前TPNの有無による術後合併症発症数の比較

	TPN実施群 （43症例）	TPN非実施群 （47症例）
感染性合併症		
創感染	3	1
腹腔内膿瘍	4	8
肺炎	10	18
尿路感染	2	1
非感染性合併症		
創離開	1	0
縫合不全	1	4
呼吸不全	3	7
循環不全	1	5
腎不全	0	2
肝不全	0	3
凝固異常	0	2

Bozzetti F, Gavazzi C, Miceli R, et al. Perioperative total parenteral nutrition in malnourished, gastrointestinal cancer patients：a randomized, clinical trial. JPEN J Parenter Enteral Nutr 2000；24（1）.

心静脈栄養（total parenteral nutrition：TPN）を行った群と行わなかった群を比較した研究では、合併症発症率はTPN群37％に対してコントロール群57％で、TPN群で有意に低いという結果となりました（表1）[3]。

　そのため、低栄養を認める患者には、術前に栄養療法を行い、栄養状態を改善させた後に手術を行うことがガイドラインでも推奨[4]されています。

　がんの場合は進行との兼ね合いもあり、栄養状態はよくなったもののがんが進行して手

図1 体タンパク喪失による影響

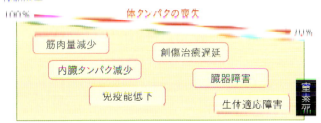

除脂肪量は、体重から脂肪の重さを除いた量であり、体重よりもより体タンパク量に近い推移がみられる。体タンパクが減ることでさまざまな合併症が生じ、体タンパクのおよそ3割が失われると、生体適応障害により死に至ることもある（窒素死）。

術ができない、といったことが起こらないように、「術前栄養療法は2週間程度を目安とする」と記載されています[4]。ただし、この2週間という期間にエビデンスはありません。

2週間の術前栄養で、代謝動態を"飢餓"から解除

高度低栄養患者の栄養状態を2週間でもとに戻すのは不可能だと思います。ではなぜ2週間程度の術前栄養療法が術後合併症を減らすのでしょうか？

低栄養とはすなわち"飢餓"の状態であり、栄養が外部から供給されないために、脂肪や筋肉のタンパク質をすり減らして不足分を補おうとします。体タンパクが減ることは生体にとって危機的状況なため、生体は体タンパクの崩壊を最小限にするような代謝動態にシフトします。

しかしこの飢餓状態に侵襲が加わると、代謝が亢進し、せっかく節約していた体タンパクが急速に喪失し、そのために免疫能などの生体防御能が低下することで、さまざまな合併症を生じると考えられています（図1）。

食道がん手術を受ける軽度低栄養患者6名（平均0.7％の体重減少）と、高度低栄養患者7名（平均13.9％の体重減少）の代謝動態を比較した研究では、両群とも術後の代謝は亢進していましたが、栄養状態による差はみられませんでした[5]。このことから、術前の低栄養が軽度でも高度でも、術後の代謝動態にそれほど影響は及ぼさないと考えられます。

飢餓状態に適応するための代謝動態を解除しておくことで、術後の代謝亢進に円滑な順応が可能になり、術前栄養療法はそのために有用である、という意見もあります[6]。

引用文献

1) Braga M, Ljungqvist O, Soeters P, et al. ESPEN Guidelines on Parenteral Nutrition：surgery. Clin Nutr 2009；28（4）：378-386.
2) Gibbs J, Cull W, Henderson W, et al. Preoperative serum albumin level as a predictor of operative mortality and morbidity：results from the National VA Surgical Risk Study. Arch Surg 1999；134（1）：36-42.
3) Bozzetti F, Gavazzi C, Miceli R, et al. Perioperative total parenteral nutrition in malnourished, gastrointestinal cancer patients：a randomized, clinical trial. JPEN J Parenter Enteral Nutr 2000；24（1）：7-14.
4) 日本静脈経腸栄養学会編：静脈経腸栄養ガイドライン 第3版. 照林社, 東京, 2013：222-234.
5) Bisschop PH, Samuel K, Matiette T, et al. Pre-operative nutritional status does not alter the metabolic response to major gastrointestinal surgery in patients with ocsophageal cancer. Br J Nutr 2007；98：181-186.
6) 寺島秀夫：周術期の栄養管理：術前栄養療法. レジデントノート（増刊号）2016；18（5）：790-798.

18 栄養管理

Q127 胃瘻と腸瘻（空腸瘻）は何が違うの？

> A 経腸栄養カテーテルの留置場所が異なります。まずは胃瘻造設を検討し、胃瘻が不可能な場合は腸瘻を造設します。

看護師
小山眞規子

胃瘻では直接胃に孔を開けてカテーテルをつなぐ

胃瘻（図1a）とは、胃に穴（瘻孔）を開けて、皮膚と胃の内部をつなぐトンネルのことです。嚥下障害などによって経口摂取が難しい場合に造設されます。胃瘻は手術的開腹術、あるいは腹腔鏡下で非手術的に造設することができます[1]。

経皮内視鏡的胃瘻造設術は、英語でpercutaneous endoscopic gastrostomyといい、略してPEGと呼ばれます。

腸瘻は原疾患の手術時に同時造設

腸瘻（空腸瘻）（図1b）を用いた経腸栄養は、胃を経由する経腸栄養が実施できない場合（胃の手術歴がある、胃に進行がんがある、胃の変形が強いなど）に選択されます。

空腸瘻造設方法にはさまざまなものがありますが、空腸瘻造設だけを目的として開腹手術が実施されることは少なく、多くの場合、食道亜全摘術、胃全摘術、膵頭十二指腸切除術などの開腹手術に際して、術中に造設されます[2]。胃瘻がすでに造設されている場合は、その穴を利用して腸までカテーテルを通す、経胃瘻的空腸チューブ（PEG with jejunal extension：PEG-J）という方法もあります（図1c）。

胃瘻に比べ腸瘻は貯留能がない

胃は空腸に比べ貯留能があるため、比較的大量の経腸栄養剤を短時間に投与することができます（表1）。経腸栄養を1日3～4回に分け、200～400mL/時の速度で投与する、ボーラス投与（表2）が基本ですが、持続投与も可能です。

空腸は内腔が狭く、胃のように経腸栄養剤をためておくことができません。持続投与が原則となります（表3）。注入速度が速すぎると下痢をしたり、ダンピング症候群のような症状を起こしたりします。はじめはポンプを用いてゆっくりと注入を行い、少しずつ速度を上げてください（表1）。症例によってはボーラス投与も可能です。

引用文献
1) 日本静脈経腸栄養学会編：静脈経腸栄養ガイドライン 第3版. 照林社, 東京, 2013：51.
2) 日本静脈経腸栄養学会編：静脈経腸栄養ガイドライン 第3版. 照林社, 東京, 2013：57.
3) 谷口正哲：経腸栄養の各種投与法. 日本静脈経腸栄養学会編, 日本静脈経腸栄養学会 静脈経腸栄養ハンドブック, 南江堂, 東京, 2011：188.

図1 カテーテルの留置場所

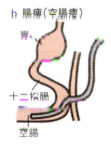
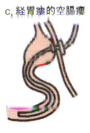

a. 胃瘻　　　　　　　　　b. 腸瘻（空腸瘻）　　　　c. 経胃瘻的空腸瘻

胃に瘻孔を造設する。　　空腸に瘻孔を造設し　　　胃に瘻孔を造設し、
　　　　　　　　　　　　チューブを留置する。　　そこからチューブを挿入し、
　　　　　　　　　　　　　　　　　　　　　　　　チューブの先端は空腸
　　　　　　　　　　　　　　　　　　　　　　　　に留置する。

表1　適切な栄養剤の滴下速度

胃内投与	空腸投与
● 胃の容量は約1400mLで、1時間に約540mLが胃排泄される ● 1日3〜4回に分けて200〜400mL/時間のボーラス投与が基本 ● 意識障害、糖尿病、腹部症状があればゆっくりと投与する ● 持続投与も可能	● ポンプを使用して持続投与が基本 ● 急速注入はダンピングや下痢、腹部膨満をきたす可能性が高い ● 症例によっては200mL/時間程度の速度やボーラス投与も可能

表2　ボーラス投与プロトコルの例

ステップ	経腸栄養剤（mL）	食間水（mL）	投与時間（時間）	投与回数（回/日）	エネルギー量*（kcal）
1	300	−	3	1	300
2	300	−	2	2	600
3	300	−	2	3	900
4	400	−	2	3	1200
5	400	100	1.5	3	1200
6	400	200	1.5	3	1200
7	400	200	1.5	4	1600

＊1kcal/mLの栄養剤を使用の場合。
ステップ1から開始する。各ステップは1〜3日施行する。
嘔吐・下痢などの消化器合併症がみられたら1〜2ステップに戻す。
谷口正哲：経腸栄養の各種投与法．日本静脈経腸栄養学会編，日本静脈経腸栄養学会　静脈経腸栄養ハンドブック，南江堂，東京，2011：188．より転載

表3　持続投与プロトコルの例

ステップ	経腸栄養剤（mL）	白湯（mL）	投与速度（mL/時間）	投与回数（回/日）	エネルギー量*（kcal）
0	200	−	25	1	200
1	300	−	50	1	300
2	300	−	50	2	600
3	300	−	75	3	900
4	400	−	100	3	1200
5	400	100	100	3	1200
6	400	200	100	3	1200
7	400	200	125	4	1600

＊1kcal/mLの栄養剤を使用の場合。
ステップ1から開始する。各ステップは1〜3日施行する。
嘔吐・下痢などの消化器合併症がみられたら1〜2ステップに戻す。
谷口正哲：経腸栄養の各種投与法．日本静脈経腸栄養学会編，日本静脈経腸栄養学会　静脈経腸栄養ハンドブック，南江堂，東京，2011：188．より転載

18 栄養管理

Q128 栄養剤を投与する際に水分を追加するのはなぜ？

A 「経腸栄養剤の投与量＝水分量」ではないので、必要な水分量を補う必要があるからです。

看護師 上田恵子

主な経腸栄養剤の水分量は、総量の約85％

経腸栄養剤は、0.6～2.0kcal/mLの濃度に分かれており、それぞれの濃度によって水分含有量が異なります。最も製品が多く標準的に使われているものは、1.0kcal/mL濃度で、水分量は全体総量の約85％となります（例えば、栄養剤100mL中の水分量は85mLになります）。1日の必要水分量を、投与エネルギー×1.0mLにて算出している場合（後述）、残りの約15％は、水分として補う必要があります。

水分含有量の調査結果[1]では、経腸栄養剤の濃度が高くなるにしたがって、水分含有量は減少する傾向にあると述べられています。1.5kcal/mL濃度の栄養剤では、全体総量の77％、2.0kcal/mL濃度では全体総量の70％が、水分となります（図1）。

水分制限がある場合や水分量を減らしてエ

図1　経腸栄養剤濃度別水分含有量の割合

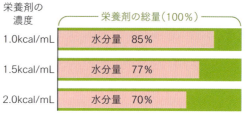

ネルギー量を確保したい場合でなければ、経腸栄養剤の投与だけでは1日に必要な水分量が補えず、脱水を起こすことがあるので、注意が必要です。

基準となる水分量を算出し、病態によって増減させる

静脈経腸栄養ガイドラインによると、1日に必要なエネルギー投与量と水分投与量は表1の方法で求められます[2]。

例えば体重50kgの患者で、エネルギー必

表1　投与量の算出方法

エネルギー投与量の算出方法	水分投与量の算出方法
● 体重（kg）あたり25～30kcalを基準とし、ストレスの程度に応じて増減する ● 間接カロリメトリーにより安静時エネルギー消費量を設定して算出する ● ハリスベネディクト式などを用いて基礎エネルギー消費量を予測し活動量やエネルギー代謝の変化を考慮して算出する	● 体重（kg）あたり30～40mL/日を基準とし、病態に応じて増減する ● 1.0mL×投与エネルギー（kcal/日）として算出する

日本静脈経腸栄養学会編：静脈経腸栄養ガイドライン 第3版. 照林社, 東京, 2013：140-143. より引用

図2 体重50kgの患者にラコール®NFを使用した際に必要となる追加水分量

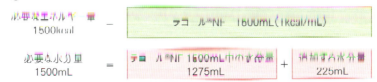

表2 栄養補給に使用される経腸栄養剤の例

	医薬品				食品	
製品例	●ラコール®NF (写真提供：イーエヌ大塚製薬株式会社)	●エンシュア・リキッド® (写真提供：アボット ジャパン株式会社)	●エネーボ® (写真提供：アボット ジャパン株式会社)	●エンシュア・H (写真提供：アボット ジャパン株式会社)	●メイバランス 1.5 (写真提供：株式会社 明治)	●メイバランス 2.0 (写真提供：株式会社 明治)
濃度（kcal/mL）	1.0	1.0	1.2	1.5	1.5	2.0
容量（mL）	200	250	250	250	200	200
エネルギー（kcal）	200	250	300	375	300	400
水分量（mL）	170	213	203	194	153.6	139.2

要量を1500 kcal/日、水分必要量を1500 mL/日と設定すると、必要なエネルギー量を満たすためにはラコール®NFを1500mL/日投与することになります。しかし、水分量は1275mL（総量の85％）になるため、225mL/日の水分を追加する必要があります（図2）。

さまざまな種類の経腸栄養剤（表2）が製品化されていますが、同じ濃度であっても製品によって水分含有量は異なります。使用している経腸栄養剤の成分表を確認することが必要です。

また、基本的な水分投与を毎日行っていても、発熱や発汗・下痢などにより水分不足となることもあります。病態やバイタルサインの変化など、日々の患者の状態を観察し、必要な水分投与量を調節していくことも大切です。

引用・参考文献
1) 西條豪：液体の経腸栄養剤1,000mL中の水分は1,000mLとカウントする！→○？×？△？. Nutrition Care 2015；8（10）：30-32.
2) 日本静脈経腸栄養学会編：静脈経腸栄養ガイドライン　第3版. 照林社, 東京, 2013：140-143.
3) 伊藤明彦：必要量の水分投与法. Nutrition Care 2015；8（2）：29-31.
4) 宮澤靖：水分投与量の設定と投与方法. 臨床栄養 2015；126（6）：806-812.

18 栄養管理

Q129 経腸栄養時の水分の投与速度はどれくらい？

A 胃内投与の場合、300〜400mLの水分を、30分〜1時間かけて投与できます。症例によっては急速（ボーラス）投与も可能です。

看護師
徳野実和

水の投与速度に明確な指標はない

1日に必要な水分量や栄養剤に含まれる水分量を考慮した結果、追加の水分投与が必要になることがあります（→Q128）。水分と栄養剤は、混ぜずに別々に投与することが推奨されています[1]。

投与水分量はフラッシュ時や薬剤投与時の水を含めて判断します。文献では、300〜400mLの水分を30分〜1時間かけて投与する[2]というものがありました。また、注入開始時は1時間当たり50〜100mLから開始し、徐々に速度を上げるケースもあるようです。しかし、現在のところ水分投与速度に関する明確なエビデンスやプロトコルはありません。

胃食道逆流による誤嚥性肺炎に注意

経腸栄養では、投与ルートのチューブの先端がどこにあるかによって、考えられるリスクが異なります（図1）。先端が胃内など上部消化管である場合、最も注意しなければならない合併症は、胃食道逆流による誤嚥性肺炎です。

胃食道逆流リスクが高い場合、幽門後投与や水の半固形化が検討されます。水にキサンタンガム系のトロミ調整食品を1％添加しても、人工胃液内でほとんど粘度がつかないという報告があるので、注意が必要です[3]。

胃食道逆流リスクがない場合、200〜300mL程度であれば、急速（ボーラス）投

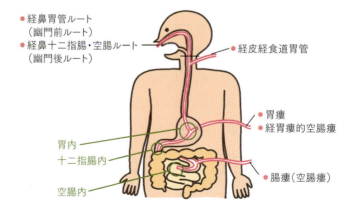

図1　経腸栄養投与ルート

チューブの挿入部位だけではなく、先端が胃内、十二指腸内、空腸内のどこにあるのかを把握することが大切。

与が可能な場合があります[4,5]。

当院における水分投与速度の実態調査では、1回の投与量が200～300mLの場合、投与時間は15～30分程度という回答が多くありました。また、5～10分以内やワンショット投与が可能であった症例もありました。

先端が幽門後（十二指腸・空腸）にある場合、胃食道逆流リスクは減少しますが、胃のリザーバー機能を介さずに直接腸内に入るため、水温や消化器症状に注意が必要です。また、胃酸による殺菌作用を受けないことを考慮し、より衛生的なチューブ管理が必要になります。

水分投与はタイミングも大切

安全な水分投与のためには、速度以外にタイミングを考慮する必要があります。最近では、栄養剤より先に水分を投与する"前投与"が推奨されており、胃蠕動運動を促す効果があると報告されています。

また、100mLの水分は平均18分で胃内から十二指腸に排出されるので[6]、水分投与から30分以上空けて栄養剤を投与することで、胃食道逆流リスクを低下させるといわれています（図2）。同様の理由から、食間投与を行っている症例もあります。

なお、半固形化栄養剤の場合は、水分投与は栄養剤の前後2時間程度空けることが推奨されています[2]。

引用・参考文献

1) 西口幸雄：栄養剤は薄めない！．西口幸雄, 矢吹浩子編著, 胃ろう（PEG）ケアと栄養剤投与法, 照林社, 東京, 2009：204.
2) 合田文則：半固形化製品・半固形化のための製品. 西口幸雄, 矢吹浩子編, 胃ろう（PEG）ケアと栄養剤投与法, 照林社, 東京, 2009：260-264.
3) 三鬼達人：Point水の半固形化. 水分注入のタイミング. 東口髙志監修, 岡田晋吾, 三鬼達人編, 半固形化栄養法ガイドブック, メディカ出版, 大阪, 2012：60.
4) 山田圭子：経管栄養の補正水分投与は. 栄養剤の前に使う. 矢吹浩子編, 山中奨治監修, ここが知りたい栄養ケア, 照林社, 東京, 2016：104-105.
5) 合田文則：胃瘻からの半固形短時間注入法実施時の留意点 水分補給量の設定. 合田文則著, 胃瘻からの半固形短時間摂取法ガイドブック 胃瘻患者のQOL向上をめざして, 医歯薬出版, 東京, 2006：12, 49-50.
6) 宮澤靖：高齢者の栄養管理 そのポイントとup to date 経腸栄養. 静脈経腸栄養 2007；22（4）：455-463.

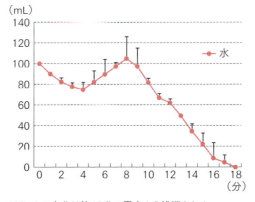

図2　水の胃内排泄にかかる時間

100mLの水分は約18分で胃内から排泄される。
宮澤靖：経腸栄養. 静脈経腸栄養 2007；22（4）：33. より改変して転載

18 栄養管理

Q130 栄養チューブが閉塞するのはなぜ？閉塞したらどうするの？ 予防方法は？

A 栄養剤のタンパク質変性凝固が原因です。白湯フラッシュで閉塞の解除・予防ができます。

看護師
高尾祐希

腸内細菌の発酵作用によって栄養剤の変性が起こる

栄養チューブは、経鼻経管栄養、胃瘻、腸瘻などで使用します。特に、経鼻経管栄養や腸瘻では成人で8Fr～10Frなど細いチューブを使うことも多く、チューブが細いほど閉塞しやすいです。

経腸栄養チューブの先端で腸内細菌が活動（発酵）することで栄養剤が酸性にかたむくと、栄養剤のタンパク質が変性しヨーグルトのように固形化（カード化）するため、チューブ閉塞に至ります[1]（図1）。このカード化は半消化態栄養剤で起きますが、成分栄養剤・消化態栄養剤ではカード化は生じません。

薬剤を注入する場合、簡易懸濁法（55℃のお湯で薬剤を10分間溶解させる）を使用しましょう。薬剤によっては簡易懸濁法でも溶解しにくく、閉塞の原因となるため注入に適さない薬剤もあるので注意しましょう。

白湯フラッシュで開通しない場合は医師に報告

閉塞してしまった場合は、白湯フラッシュしましょう。白湯でフラッシュを試みても開通しない場合は、医師に報告します。ガイドワイヤーやスタイレットを通したり、チューブの入れ替えが必要となります。

閉塞予防にも定期的な白湯フラッシュが大切です。栄養剤を持続的に注入している場合でも、定期的に白湯フラッシュします。

また、チューブが汚れる前に10倍酢水でロックするのが効果的といわれています。これは、酢水の静菌作用によってチューブ内腔を衛生的に保つことで、栄養剤の汚れの付着による閉塞を予防できるからです。

このとき、酢水と栄養剤が直接混ざらないように、酢水ロックの前に白湯フラッシュが必要です。次回栄養剤の注入を再開するときは、白湯を通してから開始するようにしましょう。

図1 経管栄養チューブの閉塞までの機序

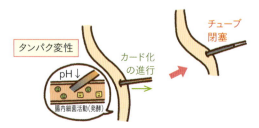

引用文献
1) 藤谷竜磨, 丸山道生：酸性下における栄養剤の性状変化　経腸栄養カテーテル閉塞の原因であるカード化について. 臨床栄養 2013；123；626-632

18 栄養管理

Q131 経腸栄養剤はたくさんあるけれど、どのように選んだらよい？

A 患者の消化・吸収機能が保たれているか否かや、そのときの病態を考慮して選択します。

管理栄養士

栄養剤は構成成分の形態や病態別に分類される

現在使用されている経腸栄養剤は、構成しているタンパク質の形態により、成分栄養剤、消化態栄養剤、半消化態栄養剤に分類されます。また、製剤の濃度や形態（粉末、液状、半固形状）、保険適用の有無（医薬品と食品）などによる分類方法もあります。

これらの分類のほか、各種病態別（糖尿病、肝疾患、腎不全、呼吸不全、周術期など）の経腸栄養剤が発売されており、それぞれの病態に適した経腸栄養剤を選択することが可能となっています（図1）。例えば糖尿病患者には、糖質の質や量が調整され、食物繊維が添加されている糖尿病用の栄養剤を使用することで、血糖上昇を抑制することができます。

消化吸収機能が正常なら、半消化態栄養剤が第1選択

半消化態栄養剤の窒素源はタンパク質であり、脂肪も必要量が含まれています。脳血管障害や神経疾患、上部消化管の通過障害など、消化・吸収機能に異常がない場合は半消化態栄養剤が第1選択となります。

成分栄養剤の窒素源はアミノ酸であり、食物繊維を含まず低残渣です。脂肪含有量がき

図1　経腸栄養剤の選択

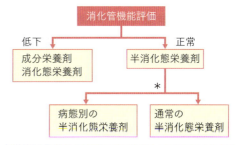

＊治療時の患者の病態や栄養状態、代謝異常の有無などを総合的に判断し、必要に応じて病態別の栄養剤を選択する。

わめて少ないため必須脂肪酸欠乏症予防として脂肪乳剤の静脈投与が必須です。消化態栄養剤の窒素源はアミノ酸、ジペプチド、トリペプチドでタンパク質を含みません。

成分栄養剤と消化態栄養剤は消化をほとんど必要としないため、消化・吸収機能が著しく低下している場合や長期間の絶食後に経腸栄養を開始する場合、短腸症候群およびクローン病の患者に経腸栄養を施行する場合（→Q50）、などが適応となります。

参考文献
1) 日本静脈経腸栄養学会編：静脈経腸栄養ガイドライン 第3版．照林社，東京，2013．
2) 西口幸雄，矢吹浩子編：胃ろう（PEG）ケアと栄養剤投与法．照林社，東京，2009．

18 栄養管理

Q132 たくさん栄養を摂取すると、創の治りは早くなるの？

A 創傷の治癒過程には栄養が必要ですが、ただたくさん入れればいいというわけではありません。

看護師
池田しのぶ

栄養評価に沿って必要なエネルギー量を摂取することが大切

　静脈経腸栄養学会のガイドラインでは、低栄養が創の1つである「褥瘡」の危険因子であることや、栄養管理を積極的に行うことがその予防に有効であるとされています[1]。たくさん栄養を摂取するのではなく、栄養評価を行い必要なエネルギー量を計算し、摂取することが大切です。

　必要エネルギー量は、基礎エネルギー消費量を予測し、活動量や病態（ストレス係数／侵襲因子）によるエネルギー代謝の変化を考慮して算出します。重傷であれば、加えるストレス係数が増えるため、必要エネルギー量が増えます。

　簡易式（25～30kcal/kg/日）や予測式（ハリスベネディクト式など）で計算できます。静脈経腸栄養ガイドラインでは、必要エネルギー量は30～35kcal/kg/日を目標とし、褥瘡の程度、基礎疾患や合併症に応じて調整するよう推奨しています[1]。

アミノ酸・亜鉛・ビタミンCを補充

　大きな創があるときは、免疫細胞を増やし、組織を修復するために、タンパク質やアミノ酸が大量に必要になります。そのため、創面からのタンパク質の喪失や、創での亜鉛・ビタミンCの消費が起こり、代謝が亢進し、タンパク質の合成が止まり消費が進みます。

　タンパク質の必要量は、体重（kg）×ストレス係数が目安です。重傷であればタンパク質の必要量も増加します。アミノ酸のなかでは分岐鎖アミノ酸（branched-chain amino acid：BCAA；バリン、ロイシン、イソロイシン）が大切です。なかでも、β-ヒドロキシ-β-メチル酪酸（beta-hydroxy-beta-methylbutyrate：HMB）の創傷治癒促進効果に関しては多数の検討が行われ、BCAAのなかで最も強いタンパク質の合成促進と分解抑制効果を有するロイシンの代謝産物がHMBであることがわかっています[2]。また、グルタミンやアルギニンは、免疫反応を高め、細胞増殖を促進し、創を治す作用が高いといわれています。近年ではこれらBCAAを含有した栄養補助食品も発売されており、静脈経腸栄養学会のガイドラインでは、適切な栄養管理を行ったうえでこのような栄養補助食品も用いてこれらの栄養素を強化することを、褥瘡の栄養補助治療の1つとして推奨しています[1]。

　なお、創傷の治癒過程には形式があります。切り傷のように単純な創や、褥創のように慢性で治りにくい創も、治癒過程は炎症期・増殖期・安定期と3段階の形式があります。

　創傷治癒において、より強化するとよい栄養素とそれらの役割について、表1と図1に示します。

表1 創傷治癒に必要な主な栄養素とその役割

糖質	● 創傷治癒の主なエネルギー源
タンパク質	● 創傷や肉芽組織（コラーゲン）合成に使われる ● 創傷治癒のエネルギー源
脂肪酸	● コラーゲンの合成・沈着 ● 創傷治癒の補助的なエネルギー源
アミノ酸	● タンパク質・コラーゲンの合成促進（特にBCAA） ● 免疫活動の活性化、バクテリアルトランスロケーションの防止（アルギニン、グルタミン）
ビタミン（A、B、C）	● 体タンパク質合成の補因子（主にビタミンC） ● コラーゲンの合成・沈着の補因子
ミネラル（亜鉛、鉄、銅）	● タンパク質、核酸合成の補因子 ● コラーゲンの合成・沈着の補因子

図1 各栄養素の創傷治癒における役割

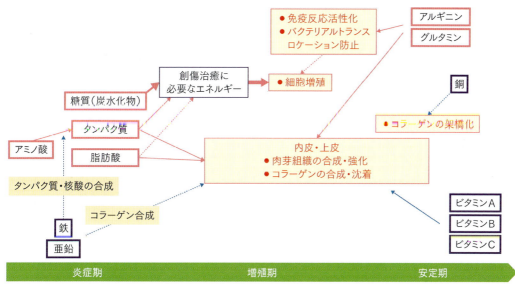

引用・参考文献
1) 日本静脈経腸栄養学会編：静脈経腸栄養ガイドライン 第3版．照林社，東京，2013．
2) 中川理子，伊藤彰博，東口髙志：創傷治療を促進するグルタミン．アルギニンおよびHMB含有栄養食品の効果と使い方．真田弘美，市岡滋，溝上祐子編著，進化を続ける！臨床ですぐに役立つ褥瘡・創傷治癒・ケア アップデート，照林社，東京，2016：183-188．
3) 塚田邦夫：創傷治療への栄養の役割．塚田邦夫編，最新版やさしくわかる創傷・褥瘡ケアと栄養管理のポイント，フットワーク出版，大阪，2014：16．
4) 藤原絵理：褥瘡ケアの栄養サポート 栄養サポートの基本 エネルギーとタンパク質．Nutrition Care 2016；9（7）：16-19．
5) 田村佳奈美，中瀬一，山田太平，他：褥瘡治癒に有用とされる栄養素．Nutrition Care 2016；9（7），30-41．
6) 関口智子：疾患・状態別栄養障害とその管理：褥瘡．ナーシング 2006；4（増刊号）：96-103．
7) 深柄和彦，齋藤英昭：創傷治癒と栄養管理．玉熊正悦監修，小川道雄編，別冊 医学のあゆみ ベッドサイド管理シリーズ 創傷・炎症・疼痛管理のてびき，医歯薬出版，東京，1996：42．

18 栄養管理

Q133 認知症の患者にPEGは必要?

A 認知症かどうかにかかわらず、嚥下障害がある場合はPEGを含めた適切な栄養管理の検討が必要です。

医師
玉森 豊

PEGは嚥下障害のリハビリテーションツール

経皮内視鏡的胃瘻造設術（percutaneous endoscopic gastrostomy：PEG）は、経腸栄養の重要性が一般に認められるようになるとともに急速に普及してきました。PEGは本来造設術のことを指しますが、一般的には胃瘻そのものの呼称として用いられています[1]。

現在は、胃瘻は嚥下障害患者に対する代表的な経腸栄養ルートの1つとなっています。しかし近年、認知症高齢者の終末期における胃瘻が社会問題となり、多くの場面で胃瘻が延命治療の代名詞のようにいわれるようになりました。寝たきりの認知症患者が、「胃瘻にしたから寝たきりになった」「胃瘻にしたから食べられなくなった」と誤解されることもしばしばです。

胃瘻は嚥下障害患者におけるリハビリテーションツールの1つであり、これは認知症患者においても例外ではありません。嚥下リハビリテーションを進めることによって再び自分で食事がとれるようになり、その結果胃瘻を外せることもまれではありません。

終末期の栄養療法の適応は現在も議論中

終末期に胃瘻をするかどうかと、栄養療法をするかどうか、ということは、分けて理解する必要があります。

栄養療法をするという判断になったのなら、胃瘻をせずに経鼻栄養や経静脈栄養（total parenteral nutrition：TPN）を続けることのほうが、患者のQOL低下につながる場合が多いです。逆に栄養療法をしないと決めたのなら、経鼻栄養やTPNなども適応はなくなります。

このあたりは倫理的に難しい問題を含んでおり、学会でも議論されガイドラインもできつつあります[2]。今後、栄養療法の適応がない患者に胃瘻が造設され、その結果胃瘻が悪者にされるという事例がなくなることが望まれます。

医療に携わる立場の者の意思・発言は、現場において患者や家族の考えに大きな影響を及ぼします。その医療者が正しい判断のもとに選択肢を提示することが大事で、胃瘻は悪という先入観から患者や家族をミスリードすることは決してあってはならないと考えます。

引用・参考文献
1) 上野文昭：経皮内視鏡的胃瘻造設術（PEG）．PEG・在宅医療研究会（HEQ）編，PEG用語解説，フジメディカル出版，東京，2013：12．
2) 日本老年医学会編：高齢者ケアの意思決定プロセスに関するガイドライン2012年版．医学と看護社，東京，2012．

18 栄養管理

Q134 PTEGって何？ どのように管理するの？

A 胃瘻造設できない患者のために考案された頸部食道瘻のことです。

医師
重森 豊

PTEGは開腹なしで腸管減圧・経腸栄養が可能

経皮経食道胃管挿入術（percutaneous trans esophageal gastro-tubing：PTEG）は、もともと末期がん患者などの腸閉塞状態に対する腸管減圧法として、大石ら[1]によって開発された手技です。超音波検査とX線透視を併用し、チューブを頸部から胃や腸管まで挿入する方法です。腸管減圧目的と経腸栄養目的のどちらにも利用されています。

胃切除後や腹水がある患者などでは、胃瘻の造設ができないことが多いです。そういった場合に、胃瘻に代わる経腸栄養ルートとして、開腹手術をせずに局所麻酔下に造設できるPTEGが、徐々に普及してきています。

PTEGにすることによって経鼻チューブを回避できるため、患者のストレス軽減につながり、長期間留置も可能となります。

抜去してしまった場合、瘻孔を確保し医師に連絡

基本的にはPEGと同様に、瘻孔は消毒不要です。ただしチューブは胃や腸管まで入っているので距離が長く、閉塞にはより注意をはらう必要があります。

また、PEGのようにバンパーがついていないので、自己抜去や、嘔吐反射などで自然抜去してしまう可能性があります。

抜去の際は瘻孔の確保が大事です。そのままにしておくと孔が数時間で閉じてしまい、また最初から造設しなければなりません。吸引用や尿道用カテーテルなどで代用してもよいので、仮挿入しておくことが重要です。

栄養剤の注入再開は、医師が透視などで必ず胃や腸管内にチューブが入っていることを確認してから行います。

チューブが細長く半固形栄養は不向き

一般的に、PEGよりもチューブが細くて長いので、栄養剤の半固形化は不向きといわれています。工夫すれば不可能ではありませんが、閉塞しやすくなるので、より一層の注意が必要になります。

引用文献
1) 大石英人, 村田順, 城谷典保, 他：経皮経食道胃管挿入術—末期癌腸閉塞患者に対する在宅医療への応用—. 癌と化学療法 1998；25（suppl-4）：695-699.

Part 3　ケアのキモン

ケアのポイントをおさえよう

19　創傷管理

日月亜紀子

【ポイント1】 手術部位感染（SSI）に注意する

　消化器外科の手術では、程度の差はありますが創の細菌汚染は避けられず、準清潔創と分類されます。一方、感染や炎症のない創は清潔創といわれ、呼吸器、消化器、生殖器、感染性尿路などの手術創は含まれません[1]。

　手術部位感染（surgical site infection：SSI）は、手術を行った部位に発症する感染症のことです。消化器外科手術を受けた患者の10〜25％に発症し、院内感染の14〜16％を占めるともいわれています。SSIを発症してしまうと、患者の身体的苦痛のみならず、追加治療に伴う医療費の増加や社会復帰の遅延により、医療の質は著しく損なわれ、患者側、医療者側双方にとってデメリットになります[2]。

【ポイント2】 創傷の管理は閉鎖環境で行う

　従来、慣習的に行われてきた外科手術後の創処置法は、ポピドンヨードあるいはクロルヘキシジンによる創の消毒と、ガーゼ被覆が基本とされていました。しかし最近では、消毒薬は消毒力とともに細胞毒性ももつため、創傷治癒をかえって遷延させると考えられるようになっています。また、創傷治癒には湿潤環境が重要と考えられており、ガーゼは創の湿潤環境を保つことが困難な創傷被覆材と考えられるようになりました。近年では、創の湿潤環境を保つために、術後の清潔状態のときにドレッシング材を用いて閉鎖環境とされることが増えています[3]。

【ポイント3】 観察ポイントは術後日数によって変化する

　術直後には、出血の有無を観察します。術後1〜3日では、滲出液の有無や性状を観察し、必要に応じてドレッシング材の除去や交換を行います。術後2日目以降では、特に感染徴候（疼痛、圧痛、発赤、腫脹、熱感）の有無に注意して観察します。創傷治癒阻害因子（低栄養、肝硬変、腎不全、貧血、ステロイド・抗凝固薬投与など）がある場合、感染のリスクが高くなるため、より注意深い観察が必要です[1]。

引用文献
1) 藤井雄介，田島義証：術後創アセスメント．消化器外科NURSING 2015；20：602-612.
2) 藤森聰，村上雅彦，青木武士，他：SSIゼロを目指した創閉鎖手技のベストプラクティス―鏡視下手術創を中心として―．日本外科感染症学会雑誌 2015；12：197-208.
3) 小泉大，金丸理人，森和亮，他：消毒薬を使用しない術後創処置の有用性とその経済的効果：日本臨床外科学会雑誌 2010；71：2781-2784.

19 創傷管理

Q135 創部のドレッシング材はいつまで貼っておくの？

A 術後24〜48時間は滅菌ドレッシング材で保護します。

医師
浦山順久

縫合皮膚の上皮再生は24〜48時間で起こる

通常の手術創は創部が縫合により一期的に閉鎖された一次縫合創です。縫合皮膚の上皮再生は24〜48時間で起こるとされています。その期間をドレッシング材で被覆することにより、創部への細菌の侵入や、創部の汚染を防ぎます[1,2]。

なお、ドレッシング材の目的は、清潔、湿潤、密封、保護であることから、除去時期は一律に決めることはなく、創の状態をみながら適切なドレッシング材を選択し、除去の時期を検討します。仮に48時間で除去する場合でも、創の状態により再被覆となる可能性も念頭に置くことが必要です。

創傷治癒には滲出液を適度に保つことがポイント

創傷治癒に不可欠な成長因子（growth factor：GF）は、患部からの滲出液に大量に含まれるため、滲出液を適度に創傷面にとどめておくことが治癒のポイントになります。

図1　創部保護の様子

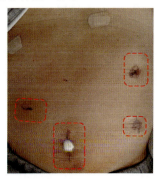

手術創を創傷被覆材で保護している。

ポリウレタンフィルムやハイドロコロイドなどの閉鎖性の創傷被覆材で閉鎖環境とし、適度な湿潤、保温、弱酸性の環境を維持しながら感染を予防することで、治癒が促進されるのです。

引用文献
1) Hospital infections program. Centers for Disease Control and Prevention（NNIS）system report, data summary from January 1992-April 2000, Issued June 2000. *Am J infect Control* 2000；28（6）：429-448.
2) 曽根光子：術後創のための被覆材. INFECTION CONTROL 2011；20（8）：92-95.

19 創傷管理

Q136 術後のシャワー浴はいつから行ってもよい？

A 術後48時間経てば行ってもよいとされています。

看護師
久保健太郎

上皮化が完了すれば創感染のリスクはなくなる

いつからシャワー浴が可能になるかについては、ガイドラインなどで定められたものはありません。一般的には、一次縫合した創部は、48時間で上皮化が完成し、外から細菌が侵入して創感染を起こす危険性がなくなるため、術後48時間以降は何も被覆せずにシャワー浴が可能です。

この根拠となる研究を紹介します。術後患者440例を対象に、術後48時間時にシャワー浴を行った群と行わなかった群を比較した結果、創感染の発症率はシャワー浴群1.8% vs. 非シャワー群2.7%（P＝0.751）で感染率に差はありませんでした[1]。

ドレーンは挿入部を防水被覆すればシャワー浴可

ドレーンが入っている場合にシャワー浴を行ってよいかについては、根拠となる研究は少ないですが、ドレーン挿入部を防水作用のあるフィルム材などで被覆すれば入ってもよいとする意見が多い[2]です。

霜垣らの報告では、携帯型閉鎖吸引ドレーン挿入中の患者23名にシャワー浴を行ったところ、逆行性感染を起こした患者はいませんでした[3]。当院でも、縫合不全で長期間ドレーンを留置している場合には、挿入部をフィルム材で被覆してシャワー浴を行っていますが、それによる合併症などの問題は起こっていません。フィルム材での被覆を行う際には、挿入部に水が浸入しにくいような工夫をしましょう。

まず、ドレーンチューブの片側からしっかりと密着させてフィルム材を貼り付けます。続いて、対側からも同じようにフィルム材を貼り付けます。この2枚のフィルム材を、ドレーンチューブを挟むようにしっかりと密着させることにより、ドレーンの挿入部から水が浸入しづらくなり、より安全にシャワー浴が行えるようになります。

実際に患者に行った際の例を図1に示します。

入浴の目安も術後48時間

高橋らは、皮膚科で外来小手術を受けた患者275例を対象に、術後早期（24時間以内）に、①創部の被覆なしで入浴させた群（入浴被覆なし群）141例、②創部を被覆して入浴させた群（入浴被覆あり群）81例、③入浴させなかった群（未入浴群）53例を比較しました。その結果、手術部位感染（surgical site infection：SSI）発症率は、①入浴被覆なし群0.7%、②入浴被覆あり群1.2%、③未入浴群7.5%で、入浴被覆なし群と比較して

未入浴群で有意に発症率の上昇を認めました（P＝0.02）[4]。

以上の結果から、入浴することが悪影響を及ぼすことはないと考えられ、シャワー浴と同様に48時間経てば行ってもよいと推測されます。

創部の全容がわからない際にはシャワー・入浴の見合わせも

手術創の場合を考えると、腹腔内と交通しているようなよほど深い創でなければ、基本的にはシャワーや入浴が禁忌となることはありません。むしろ、創部や周囲皮膚の細菌数を減らしたり（→Q138）、血流を促進させるという観点からも、これらを行うことが望ましいです。

しかし、創部の全容がわからない段階、例えば、発赤や腫脹などの感染所見があるものの、ドレナージをしておらず深さがわからないような場合には、避けたほうがよいと思われます。

また、患者によっては創部を濡らすことを嫌う場合も少なくありません。医学的に正しい知識を提供することも大事ですが、患者の心情を理解して無理じいさせないということも大切です。

図1　ドレーン挿入部に水が浸入しづらいフィルム材の貼付方法の実例

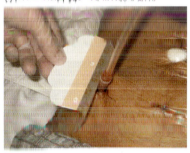

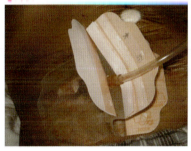
②対側からフィルム材を貼付

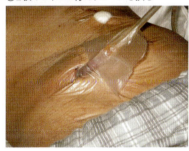
③2枚のフィルム材でドレーンを挟む

引用・参考文献

1) Hsieh PY, Chen KY, Chen HY, et al. Postoperative Showering for clean and clean-contaminated Wounds：A Prospective, Rondomized, Controlled trial. Ann Surg 2015；263（5）：931-936.
2) 日本創傷治癒学会ガイドライン委員会編：創傷治癒コンセンサスドキュメント．全日本病院出版会，東京，2016．
3) 霜垣美由紀，堀良子，山崎美幸，他：術後閉鎖式ドレーン挿入部を被覆しないで実施するシャワー浴の試み．日本感染看護学会誌 2008；5（1）：36-40．
4) 高橋明仁，三井田博，土屋和夫，他：皮膚科外来手術患者の術後早期入浴―手術部位感染との関連についての検討―．日本皮膚科学会雑誌 2008；118（10）：1947-1952．

19 創傷管理

Q137 脂肪壊死と創感染の違いは？

A 細菌感染のない滲出液の漏出を創から認めるものを脂肪壊死、細菌感染を伴う化膿性排液を創から認めるものを創感染といいます。

医師
野沢彰紀

脂肪壊死は創感染の母地となりうる

脂肪壊死では、壊死した脂肪組織が融解し、液状となって創から分泌液となって漏出します。その性状は黄色の混濁していない液であり、細菌培養で菌が検出されないことが診断条件です[1]。創感染の母地となることもあり注意が必要です。

原因としては、皮膚縫合糸の締めすぎによる血流障害や、電気メスによる組織障害があります[2]。肥満患者で皮下脂肪が多い場合、脂肪壊死が多いともいわれています。

発赤・疼痛・腫脹は創感染の徴候

創感染は化膿性排液を認め、その滲出液から病原菌が同定されることが診断条件です。創感染の皮膚所見（図2）は術後4日目以降に出現することが多いです[2]。通常、発熱・疼痛を伴いますが、臨床症状に乏しい場合もありますので、注意深い創の観察が必要です。

創感染を疑う場合は、創部を開放し、滲出液の性状を確認、培養に提出し、ドレナージを行うことが必要になります。創部の発赤・疼痛・腫脹を認め、創感染が疑われた場合には、医師に報告しましょう。

図1 術後創部感染の分類と脂肪壊死

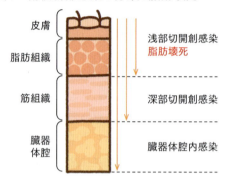

図2 創感染の皮膚所見

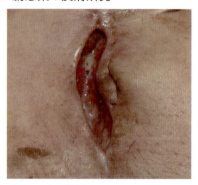

創部が離開し、化膿性排液を認める。

引用・参考文献
1) 横山隆, 檜山英三：脂肪壊死とSSIの鑑別. 日本外科感染症学会雑誌 2005；2：27-29.
2) 大北喜基：感染のない創部の観察とケア, ドレーン排液性状観察. INFECTION CONTROL 2011；20：803-807.
3) 石井正悦：創部感染 表層感染と深部感染を中心に. 整形外科看護 2012；17（12）：1170-1175.

19 創傷管理

Q138 創部洗浄には生理食塩水？ それとも水道水？

どちらで洗浄しても創傷治癒に与える影響に差はありません。体温よりやや高い温度に温め、十分な量を用いましょう。

医師
三浦光太郎

創洗浄は無菌的に行う必要はない

創洗浄の目的は、創表面の異物や壊死組織・不活化組織を除去することです。また、創表面に付着した細菌の量を減らし、創傷治癒が進みやすい環境を整えることにもなります。創洗浄は組織を傷つけず、有効に細菌を除去することがポイントになります[1]。

創部洗浄に水道水を用いてよいか、疑問に思う人は多いと思います。水道水は生理食塩水のように滅菌もされていませんし、組織との浸透圧の差もあるので、水道水による洗浄でかえって創の状態を悪化させるのではないかと思うかもしれません。

わが国の水道水はそのまま飲むことができ、目も洗えることから、水道水のなかに感染を生じさせるだけの（10^5個/g以上の）細菌が存在するとは考えにくいです。また、創洗浄が必要な創はすでに不潔な状態であり、無菌的に扱う必要はないとも考えられます。

浸透圧に関しても、長時間水道水に細胞が浸されるような状況ではないため、影響はないと考えられています。とはいえ、痛みを伴う創傷においては、組織との浸透圧の差により疼痛が惹起されることがあるというデメリットもあり、患者の状態を考慮して、洗浄液を選択する必要があります。

過去の報告でも、生理食塩水、水道水のどちらで洗浄しても、創傷治癒には差がないとされています[2,3]。

創状態が落ち着いていればシャワー洗浄も効果的

共通の注意点として、洗浄液は体温よりやや高い38℃前後に温め、異物や壊死組織を除去するために十分な量の洗浄液を用いるなどがあります[1]。そのため、コスト面では水道水にメリットがあるといえるかもしれません。

感染創でも、創状態が出血などなく落ち着いており、入浴可能な全身状態であれば、創部のシャワー洗浄が許可されます（→ Q136）。

引用文献
1) 佐藤智也，市岡滋：急性創傷のピットフォール！誤った対応をしないポイント①創傷部の洗浄と抗菌性ドレッシング・外用剤．薬局 2013；64（12）：2968-2973．
2) Moore ZE, Cowman S. Wound cleansing for pressure ulcers. *Cochrane Database Syst Rev* 2013, CD004983.
3) 水原章浩，武田淳子：水道水による褥瘡洗浄―生理食塩水洗浄との比較検討―．日本褥瘡学会誌 2006；8（1）：84-88．

19 創傷管理

Q139 創感染には創傷被覆材を用いたほうがいいの？

A 感染拡大を避けるために密閉はせず、ガーゼドレッシングや抗菌性の被覆材を使用します。

看護師
本田優子

閉鎖性ドレッシングによる密閉は感染拡大のリスク

創感染とは、ドレーン挿入創を含めた手術創と、手術操作が直接及ぶ部位（切開創、臓器・体腔）における感染です。米国疾病予防管理センター（Centers for Disease Control and Prevention：CDC）のガイドラインで定義されている概念である手術部位感染（surgical site infection：SSI）が該当します[1]。

感染のある部位を閉鎖性ドレッシングで密閉すると、細菌の増殖により感染が拡大する可能性があるため、ガーゼドレッシングでの対応を行います。

膿や異物を除去し、抗菌効果のある薬剤・被覆材を

創周囲の皮膚の発赤、腫脹、疼痛、熱感がある場合、創部は開放しドレナージを優先させます。その際、ポケットを残さず十分開放することが重要です（図1）。

感染創には異物として縫合糸や壊死組織が残存しているため、可及的に除去することが必要です。

排膿した創に、抗菌薬としてヨウ素含有軟膏（カデックス®）を使用することも有効です。カデックス®は0.9％のヨウ素を含有し、24時間持続的にヨウ素を放出することで、細菌制御に有効であるとの報告があります[2]。

また、感染を引き起こす可能性が高く滲出

図1 創の開放

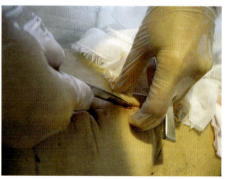
ポケットを残さないように切開する。

液を伴う創傷に対しては、アクアセル®Agといった、抗菌効果のすぐれた創傷被覆材もあります（図2）。ハイドロファイバー®が滲出液を吸収し、ゲル化することで、被覆材内に封じこめた細菌および創傷接触面の細菌に対し抗菌効果を示します。これにより、感染を抑え、治癒を促進します。

その他、手術手技により創感染を減らすことを目的とした研究では、ドレッシングにハイドロコロイドと銀含有ハイドロファイバー®を使用して、創閉鎖のプロトコルを実施した症例において、創感染の減少に有用であった[3]など、SSIに対して創傷被覆材の効果が出ています。また、創周囲皮膚の洗浄を行うことで、創部のコロニー数が減少したとの報告もあり[4]、創傷の治癒過程に応じた創傷被覆材を選択し、ドレッシング材の剥離刺激を低減するような愛護的なケアが望ましいです。

感染や低栄養によって創傷治癒遅延が生じる

創傷が遷延する要因には局所的要因と全身的要因があります。

局所的要因は、炎症期における感染・膿瘍形成です。感染が高度であると、創も深くなりやすく、感染期にある四肢切断端部では、深い創傷や肉芽形成に時間を要します。

全身的要因には低栄養、ステロイド投与、糖尿病、肺疾患に伴う低酸素、心不全、免疫能低下に伴う感染があります[5]。

いずれも、創の状態をアセスメントし、適切な処置とケアを行うことで、創傷治癒へ導くことになります。

引用文献

1) 山田奈緒美：感染創の管理．EB NURSING 2005；5（3）：312-316．
2) 高木誠司，牧野太郎，小坂正明，他：慢性創傷におけるヨウ素製剤の細菌制御効果—精製白糖・ポピドンヨードとカデキソマー・ヨウ素製剤との比較—．日本褥瘡学会誌 2009；11（4）：528-532．
3) 藤森聡，村上正彦，青木武士，他：SSIゼロを目指した創閉鎖手技のベストプラクティス—鏡視下手術創を中心に—．日本外科感染症学会雑誌 2015；12（3）：197-208．
4) 真田弘美，大西美千代，北山幸枝，他：褥瘡を有する高齢者の創周囲皮膚における石鹸洗浄の有効性の検討．日本褥瘡学会誌 2000；2（1）：32-39．
5) 広部誠一：外科医による創傷の管理（手術離開創）．溝上祐子編著，カラー写真とイラストで見てわかる！　創傷管理　予防的スキンケア・褥瘡から創傷治療の実際，メディカ出版，大阪，2006：130-137．

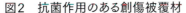

図2　抗菌作用のある創傷被覆材

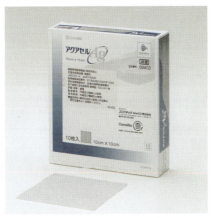

● アクアセル®Ag
滲出液を吸収・保持し銀イオン効果をプラス。
（写真提供；コンバテックジャパン株式会社）

19 創傷管理

Q140 創傷被覆材はどのように選べばいいの?

A 状態に応じて滲出液を保持・吸収することで、創面に適度な保湿状態を保つことができるものを選びましょう。

看護師
本田優子

適度な保湿状態維持には、交換頻度も考慮

　創傷被覆材とは、創面に滲出液を適切に保持しつつ、過剰な滲出液を吸収し、保湿状態を保つことができるものです[1]。創面の状態により創の深さ、治癒過程、滲出液の性状や量を考えて選びます。

　創の深さにより保険適応となる、主な創傷被覆材の種類について、表1に示します。使用する際は、創の部位や形状、創周囲のドレーンの存在や、滲出液の量を適切に吸収できるものを考える必要があります。創周囲の皮膚が浸軟（ふやけ）しないよう、交換頻度も考慮して管理します。

　手術後の創傷では、創が感染により離開した場合を手術部位感染（surgical site infection：SSI）と呼びます。特に消化器外科手術では、感染が腹腔内に及んだ場合、瘻孔形成などにより創部の管理が難しくなります。

治癒過程に応じて被覆材を選択する

　創傷には創の経過から治癒過程があり、主に炎症期、増殖期、成熟期という段階を経て治癒します。

　受傷直後から3日間程度は炎症期に当たり、この時期は血小板などによる止血や、白血球などによる創部の細菌、壊死物質の除去が起こります。受傷後3日〜3週間程度は増殖期に当たり、肉芽組織が形成され上皮化が促進されます。ここから創が完全に治癒するまでは約1年かかり、線維化が進み、瘢痕が形成されます。この時期を成熟期と呼んでい

表1　保険適応となる創の深さに応じた創傷被覆材

創の深さ	材料名	主な商品名
真皮に至る（Ⅱ度）	ハイドロコロイド ポリウレタンフォーム	デュオアクティブ®ET ハイドロサイト®薄型
皮下組織に至る（Ⅲ度）	ハイドロコロイド ポリウレタンフォーム ハイドロジェル アルギン酸塩 ハイドロファイバー®	デュオアクティブ®CGF ハイドロサイト®プラス、メピレックス®ボーダー イントラサイト®ジェルシステム カルトスタット®、ソーブサン アクアセル®、アクアセル®Ag、アクアセル®Agフォーム
筋・骨に至る（Ⅳ度）	キチン	ベスキチン®F

226

ます。

　SSIにより創離開した場合は、まず感染を取り除く処置が最優先されます。この時期は感染の程度により炎症期が長く、滲出液が多いことが特徴です。

　創の深さが皮下組織までの場合は、ポリウレタンフォームやハイドロファイバー®といった、特殊な繊維でできている被覆材が適しています。例えば、アクアセル®Agは創傷の滲出液と細菌増殖の両方をコントロールできる抗菌性創傷被覆・保護材です。抗菌効果にすぐれた銀イオンを含有していることが特徴です。

　ただし、排膿がある場合などは、被覆材を貼付することで密閉状態となり、感染範囲が拡大する可能性があるため、一般的に創傷被覆材のみで密閉することは行いません（➡ Q139）。この場合は、ガーゼや吸収量の多いパッドを併用して経過をみます。創が深い場合は、段差やくぼみの部位に使用しやすい材形のものを選択する方法もあります。

　感染徴候がなく、肉芽形成し始める増殖期は、滲出液が徐々に減少し、創は浅くなります。また肉芽形成を促す増殖期に適した被覆材の例としては、創面の吸収力があるポリウレタンフォームに、周囲にシリコーンゲル粘着剤が一体となった、ハイドロサイト®ADジェントルなどがあり、剥離刺激による疼痛

緩和と皮膚トラブルを低減するような製品が増えている傾向にあります。

　創傷の状態が今どのような時期にあるのかを観察し、創傷の治癒環境を最適となるよう創傷被覆材を使用します（図1）。

　創の深さが浅くなれば、薄型のハイドロコロイドドレッシングなどが使用できます。

　滲出液が多い場合は吸収量の多い被覆材を適切に用いることで、ケアにかかる時間に加え、患者の精神的負担も軽減されるといわれます。

引用・参考文献

1) 西出薫：Moistureと創傷被覆材．大浦武彦，田中マキ子編，TIMEの視点による褥瘡ケア，学習研究社，東京，2004：89-95．
2) 石澤美保子，溝上祐子，小林陽子：看護師に必要なドレッシング法．宮地良樹，溝上祐子編著，褥瘡治療・ケアトータルガイド，照林社，東京，2009：182-200．
3) 広部誠一：外科医による創傷の管理（手術離開創）．溝上祐子編著，カラー写真とイラストで見てわかる！　創傷管理　予防的スキンケア・褥瘡から創傷治療の実際，メディカ出版，大阪，2006：130-137．

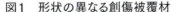

図1　形状の異なる創傷被覆材

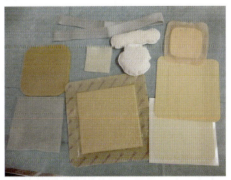

滲出液の吸収量や創の形状（大きさや深さ）に合わせて選択する。

19 創傷管理

Q141 V.A.C.®療法って何?

A 創部を密閉して陰圧をかけることで創傷治癒を促進させる方法です。

看護師
久保健太郎

陰圧によって創収縮が促進される

陰圧閉鎖（vacuum assisted closure：V.A.C.®）療法は、創部を密閉して陰圧をかけることで傷の治りを早くする治療方法です。正式には、局所陰圧閉鎖療法（negative pressure wound therapy：NPWT）と呼びます。看護師には、合併症の観察と器械の管理が求められます。

NPWTがなぜ傷の治りを早くするのか、その鍵となるのは陰圧です。陰圧をかけることによって、創縁どうしを引き寄せ、創収縮が促進されます。また、過剰な滲出液をドレナージして浮腫を軽減したり、細菌や壊死組織を排除できること、物理的な刺激を与えることで肉芽増殖や血流が促進されることなどが、よい効果をもたらしていると考えられています[1]。

明らかな感染創にはNPWT使用禁忌

消化器領域では手術後の離開創に使用する場合（図1）が多いと思いますが、他にも褥瘡や、糖尿病・閉塞性動脈硬化症などで生じる足潰瘍、外傷など、さまざまな創に用いることができます。

ただし、明らかに感染している創では、密閉による感染の増悪が懸念されるため、禁忌とされています。

図1　術後の離開創にNPWTを施行

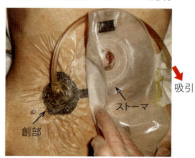

この症例の場合、ストーマに近い創部のため、ストーマ装具を貼るためにブリッジングという技術を用いてNPWTを施行している。

施行中は出血や感染徴候に注意

NPWTにおいて注意すべき合併症には、出血と感染があります。出血はまれな合併症ですが、下腿潰瘍[2]や開心術後[3]、NPWTを施行中に大量出血をきたした症例報告があり、特に抗血栓薬投与中には注意する必要があります[4]。出血をきたした場合は吸引チューブに血液がみられることが多いので、排液の状態を観察することが重要です（図2）。

感染については、密閉することによって感染を増悪させるという報告[5]もあり、全身と局所の感染徴候には注意が必要です。NPWT中に発熱をきたした場合は、創部の感染の増悪ということも念頭に置きながら、

必要であればドレープやフォーム材を剥がして創部を観察する必要があります。

また消化器領域では、腹部の腸管露出症例にNPWTを行い、腸管穿孔をきたしたという報告[6]もあります。

吸引圧は－125mmHg、連続モードでの運用が一般的

まずは吸引圧とモードの設定です。吸引圧は－125mmHgが推奨されていますが、－50mmHg以上の吸引圧であれば創収縮率に有意差はない（ただし－25mmHgと－50 mmHgでは有意差あり）という動物実験[7]もあります。モードには連続モードと間欠モードがあり、一般的には連続モードが用いられます。

ドレッシング材の交換は48～72時間ごと、または週3回以上行います。感染が懸念される場合には、12～24時間での早めの交換が推奨されています。

リークやチューブ閉塞のアラームに注意

器械のアラームはリークやチューブ閉塞の際に鳴ります。

最も多いのはリークです。リークが生じた場合は、まずはドレープまわりを圧迫して、どこがリークしているかを点検します。リーク箇所がわかればドレープを追加します。接続チューブやキャニスターがしっかりとはまっていないことが原因のこともあるので確認する必要があります。

チューブ閉塞アラームの際は、ドレッシングやチューブのねじれ、挟まりを確認します。排液が少ない場合、排液が固まってチューブ閉塞している場合は、ドレッシング材の交換が必要です。

引用文献

1) Up To Date：Negative pressure wound therapy：Introduction, Mechanism of action.
2) 後村大祐，野々村秀明：VAC施行中に出血性ショックをきたした下腿潰瘍の1例．日本形成外科学会誌 2013；33：944.
3) Sjogren J, Gustafsson R, Nilsson J, et al. Negative pressure wound therapy following cardiac surgery：bleeding complications and 30-day mortality in 176 patients with deep sternal wound infection. Interact Cardiovasc Thorac Surg 2011；12：117-120
4) 糸輪善弘，沼尻敏明，上中麻希，他．局所陰圧閉鎖療法を用いた40症例の検討．京都府立医科大学雑誌 2011；120（4）：242-251.
5) Weed T, Ratliff C, Drake DB. Quantifying bacterial bioburden during negative pressure wound therapy：dose the wound VAC enhance bacterial clearance? Ann Plast Surg 2004；52：276-279；discussion 279-280.
6) 川野啓成，上村哲司，石原康裕，他：陰圧閉鎖療法（NPWT）施行中に生じた腸管穿孔の1例．創傷 2015；6：82-86.
7) Isago T, Nozaki M, Kikuchi Y, et al. Negative pressure dressings in the treatment of pressure ulcers. J Dermatol 2003；30：299-305.

図2　NPWTの合併症（出血）

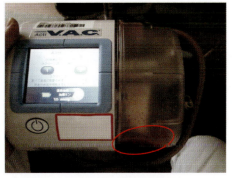

キャニスター、チューブ内に出血を認める。

Part3 ケアのギモン

ケアのポイントをおさえよう

20 ストーマケア

本田優子

[ポイント1] 異常を早期発見し、適切なケアを

　ストーマ（人工肛門）の造設手術を受けた後は、円滑な治癒経過をたどることができるように、ケアしていく必要があります。そのため、術直後から異常の早期発見を行うことが、優先されるポイントです。起こりうる異常は、術後出血や縫合不全、ストーマの血流障害などがあり、ストーマを造設するための目的や、造設腸管、ストーマの種類により違ってきます。

　ストーマ造設では、腸管粘膜と皮膚という違う組織を縫合します。原疾患や、何のためにストーマの造設に至ったのかを理解して、創の管理とストーマの管理といった両方をケアしていくことになります。

[ポイント2] 起こりやすい合併症を理解し、予防につなげる

　ストーマを造設された場合、術式により術後起こりやすい合併症には違いがあります。例えばマイルズ手術では会陰創感染や排尿障害、超低位前方切除術では小腸ストーマが多く、脱水や電解質異常がみられることがあります。ストーマの合併症と、ストーマ以外の合併症があり、ケアしていくうえで理解しておく必要があります。

　患者側要因（既往歴、基礎疾患、年齢、体型など）に加え、術後からの経過日数も重要です。ストーマでは、入院中（主に造設1か月）までに起こる早期合併症と、退院後（1か月以降）にみられる晩期合併症があります。いずれもストーマ管理を行っていくうえで、患者がケアを行いやすいよう、重症化しないよう早期に対処することが望まれます。

[ポイント3] 患者がセルフケアを行いやすいよう介助する

　予定された手術以外に、緊急手術での造設が多いこともストーマの手術の特徴です。退院後はストーマを保有した生活を行っていくことになるため、精神面において本人のストーマに対する受け止めや気持ちといったことが、セルフケアには大変影響が大きいです。

　難しいケアではなく、管理しやすいストーマ造設のために、術前にストーマサイトマーキング（ストーマの位置決め）を行うことや、用品をうまく活用して日常のケアの負担を軽くし、不安を最小限となるよう援助していく必要があります。

20 ストーマケア

Q142 マーキングしたところにストーマが造設できないのはどのような場合？

A 腸管をその部位に受動できない場合や、部位そのものに腹膜播種病変や腫瘍浸潤などの問題がある場合があります。

井上 透

■ マーキング部位への造設が大原則

術者としては、ストーマサイトマーキング部位に、適切な高さや大きさのストーマを造設することが大原則です。ところが、腸の長さなどに問題があり腸管をその部位に受動できない場合や、造設部位の腹腔側に腹膜播種病変や腫瘍浸潤がある場合など、予定した箇所に造設できないときがあります。

汎発性腹膜炎など、腹腔内に炎症が起こっている際は、腸間膜が浮腫により腫脹し短縮しているために、受動する長さに余裕がない場合があります。また、複数回の手術や放射線療法による腸管の癒着により、腸管が受動できない場合もあります。大腸のループストーマの場合には、腸そのものの長さに個人差があり、広範囲の受動を要する場合があります。

追加の剥離や受動をすれば、ほとんどの場合はサイトマーキング部位への造設は可能と考えられますが、緊急手術の場合など時間的余裕がない場合もあります。

■ 部位に問題があるときは、点でなくエリアで造設部位を示す

造設部位の腹腔側に腹膜播種病変や腫瘍浸潤がある場合、皮膚面には問題がなかったとしても、病変と同部位にはストーマを造設することはできません。このように、腸管の受動の問題ではなく部位そのものの問題で予定箇所に造設できない場合があります。

穿孔性腹膜炎などのストーマを造設する可能性が高い緊急手術や、腹腔内の癒着やがんの播種転移が予想される症例では、サイトマーキング部位を複数個所とするか、または造設できる範囲、あるいはできない範囲を指定するなど、点でなくエリアで示すことが有用になります（図1）。複数個所でのサイトマーキングの場合、部位に優先順位をつけて番号で示すことが、部位選択に有効です。

図1 マーキングの工夫

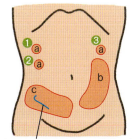

深いしわや手術創などには造設できない。

a. マーキング箇所を複数挙げ、優先順位（❶❷❸）をつける。
b. 造設可能な範囲を示す。
c. 造設してはいけない範囲を示す。

20 ストーマケア

Q143 一時的ストーマと永久ストーマの違いは？

A 一時的ストーマは閉鎖を前提としたもので、永久ストーマは閉鎖ができない永続的なものになります。

医師
日月亜紀子

肛門機能が温存できれば一時的、温存できなければ永久ストーマ

　一時的ストーマとは、その名のとおり、一時的にストーマを造設することです。肛門機能は温存されており、将来ストーマ造設腸管を縫合し、閉鎖することを予定しているストーマです。カバーリングストーマや、消化管穿孔などの緊急手術時に腸管吻合が行えない場合、大腸がんイレウスの減圧目的、良性疾患による肛門病変の安静目的などで造設されます。

　一方、永久ストーマは閉鎖ができない永続的なものです。病変が肛門およびそれを構成する筋群に近接しており、肛門の温存が不可能な場合や、術後の肛門機能不全により排便管理が困難となることが予測される場合、ハイリスク症例において腸管の切除後の吻合が危険と判断される場合などに造設されます[1]。

カバーリングストーマは縫合不全の高リスク時に造設

　カバーリングストーマとは、一時的ストーマの1つです。カバーリングストーマ造設の目的は、腸管吻合部の安静を図り、縫合不全などの合併症の発症を抑えたり、縫合不全発症時の重症化を防ぐことです。腸管吻合の際に縫合不全のリスクが高いと判断された場合に造設されます。最近では、直腸切除術における低位での腸管吻合の増加に伴い、カバーリングストーマ造設は増加しています。

　造設部位は、吻合部より口側になりますが、多くの場合は、回腸で、双孔式で造設されます[1,2]（→ Q144 ）。これは、回腸ストーマは結腸ストーマに比べ、閉鎖時の合併症が少ないというメリットがあるためです。しかし、回腸ストーマでは排便が水様であるために、脱水を起こしたり、ストーマ周囲の皮膚トラブルを起こしたりするデメリットもあります[1]。

　一時的ストーマ閉鎖の時期については明確な推奨はありませんが、最近では、身体面での閉鎖要件が整っていれば、初回手術から3か月未満の早期でも問題はないのとの報告もあります[3]。

引用文献
1) 池秀之：ストーマ造設を必要とする疾患と病態．ストーマリハビリテーション講習会実行委員会編，ストーマリハビリテーション基礎と実際，金原出版，東京，2016：54-60．
2) 壁島康郎，渡邊昌彦，長谷川博俊，他：Diverting stomaとしての回腸人工肛門と横行結腸人工肛門の比較検討．日本消化器外科学会雑誌 2001；34：1395-1399．
3) 川島市郎，岡本亮，松田直樹，他：当院での一時的ストーマの閉鎖の時期について．STOMA 2013；20：25-29．

20 ストーマケア

Q144 ストーマをつくっても肛門から排液がある。これって正常?

A 肛門が残っていれば、基本的には正常です。感染が原因の排液の場合もあるので注意しましょう。

医師
白井大介

残存する腸からの分泌液などが排出される場合も

ストーマが造設される代表的な術式には、直腸切断術（マイルズ手術）、ハルトマン手術、（超）低位前方切除術におけるカバーリングストーマなどがあります[1]。直腸がんに対して施行される直腸切断術では肛門を閉鎖しているので、通常は旧肛門から排液はありません。

しかし、ハルトマン手術や一時的ストーマなどでは肛門が温存されており、術前から貯留していた便が術後に肛門から排出されたり、残存する大腸・直腸から分泌される粘液や粘膜の老廃物などが肛門から排出されることがあります[2]。

また、双孔式ストーマの場合、ほとんどはストーマから便が出ますが、肛門側もストーマとなっているため、便が肛門から出ることもあります。したがって、術後安定している患者の肛門から排液があっても正常です。

肛門閉鎖の場合の排液は感染が原因の可能性

マイルズ手術を施行し、肛門を閉鎖している患者の旧肛門から排液がある場合は、注意が必要です。閉鎖部の感染による滲出液の可能性があります。また、まれではありますが、膀胱瘻などが原因で旧肛門から排液（膿や尿など）がある場合もあります。

引用文献
1) 渡辺和宏：ストーマの基礎知識．消化器外科 NURSING 2016；21（2）：100-103．
2) 工藤礼子：直腸切除・切断術によるストーマのケア．WOC Nursing 2014；2（6）：31-35．

図1 術式による肛門の場合の有無

直腸切断術（マイルズ手術）

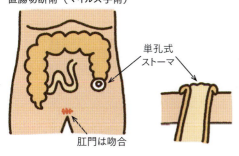

単孔式ストーマ

肛門は吻合

低位前方切除術のカバーリングストーマ

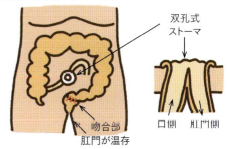

双孔式ストーマ

吻合部
肛門が温存

口側　肛門側

20 ストーマケア

Q145 ストーマ装具は種類がたくさんあるけれど、何が違うの？

A 例えば、袋部と面板が一体か別々かは、装具交換などに影響する大きな違いの一つです。ストーマの特徴を踏まえ選択しましょう。

看護師
四松 忠

単品系はコスト面などにメリット。二品系は面板を装着したままの処置が可能

1. 単品系（ワンピース）装具

単品系装具は袋部と粘着式面板が一体となった装具で、装具交換の際は全体を交換する必要があります（図1）。

特徴として、面板とストーマ袋が外れない、ストーマ袋だけ交換できない、軽くて柔軟、フィットしやすく違和感が少ない、面板のカット時にストーマ袋や向きに注意が必要、装具装着時にストーマが見えにくい、単価が安いなどがあります。皮膚トラブルがあり短期交換が必要な場合、コスト面を考慮し安価な単品系を選択することが多いです。

2. 二品系（ツーピース）装具

二品系装具は袋部と粘着式面板が分離していて、別々に交換できる装具です（図2）。

特徴として、面板とストーマ袋が外れる、ストーマ袋だけ交換できる、フランジが硬く安定感がある、厚みがありかさばりやすい、面板のカットがしやすい、装具装着時にストーマが見える、単価が高いなどがあります。ストーマ離開があり洗浄の処置が必要な場合、ストーマに狭窄がありチューブが挿入されている場合などに、面板を剥がさず処置が行えるため、二品系を選択することがあります。

ストーマの特徴に合わせ装具選択

装具を選択するときに必要な情報は、①ストーマの特徴（ストーマのタイプ、ストーマの位置・サイズ・形状、ストーマの高さ［平坦・陥没・突出］、排泄物の性状・量）、②ストーマ周囲の状況（周囲のしわ、くぼみ、腹壁の形状、腹壁の硬さ柔らかさ）、③ストーマ保有者の特徴（全身状態、皮膚の脆弱さ、視力、器用さ、その他の身体機能レベル、活動状況、好み、社会的・経済的背景）です。術直後から社会復帰に向けて適切な装具選択を行えるようアセスメントしましょう。

図1 単品系装具

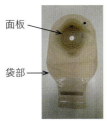

面板と袋が一体となっており、軽くてフィットしやすい。

図2 二品系装具

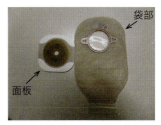

面板と袋が別々に交換できる。

234

20 ストーマケア

Q146 術後早期には凸面装具やプレカット装具を使わないほうがよい？

A 原則として術後早期には、どちらも使用しないほうがよいです。

看護師
本田僑子

凸面装具はストーマとの密着度が高い

ストーマ装具の面板フランジの内側に嵌めて、面板を凸状にする輪を、凸型嵌め込み具[1]といいます。

ストーマ周囲の皮膚に深いたるみやしわ・凹みがあるときや、ストーマの高さがないときなどに、平面装具で排泄物の漏れが生じる場合があります。その際、凸型嵌め込み具が内蔵された装具（凸面装具）を使用することで、皮膚面と同じ高さの平坦型ストーマに対して、周囲皮膚を押し、中央のストーマ部を突出させ、密着度を高めることができます。

このような装具は、各メーカーや製品により凸型の深さや角度が違っています。凸型部分の硬さのために、圧迫による違和感や皮膚に血流障害を起こすこともあり[2]、術後早期に使用することに関して明確なエビデンスは出ていません。

状態が安定するまでは自由にカットできる装具を

製品の面板に一定のストーマサイズに合わせてすでに開けてある孔[1]を既成孔といい、円形ではじめから決まった大きさに開けてある装具をプレカット装具といいます（図1）。これはストーマのサイズ変化が少なくなる退院後に適しています。ストーマサイズが一定であり、皮膚障害が起こっていない際、ストーマのセルフケアが簡便となるように用います。

術後早期には、ストーマの浮腫やサイズの変化、創との位置から、自由にカットできる装具（フリーカット）を選択し管理することが適しています。

引用・参考文献
1) 日本ストーマリハビリテーション学会編：ストーマリハビリテーション学用語集 第2版．金原出版，東京，2003：51-82．
2) 坂本理和子，澤口裕二：ストーマ装具の分類と構成．日本ストーマリハビリテーション学会編，ストーマリハビリテーション実践と理論，金原出版，東京，2006：129-131．
3) 積美保子：ストーマ装具の種類．伊藤美智了編，Nursing Mookストーマケア，学研メディカル秀潤社，東京，2003：42-45．

図1 フリーカットとプレカット装具

フリーカット　　　プレカット

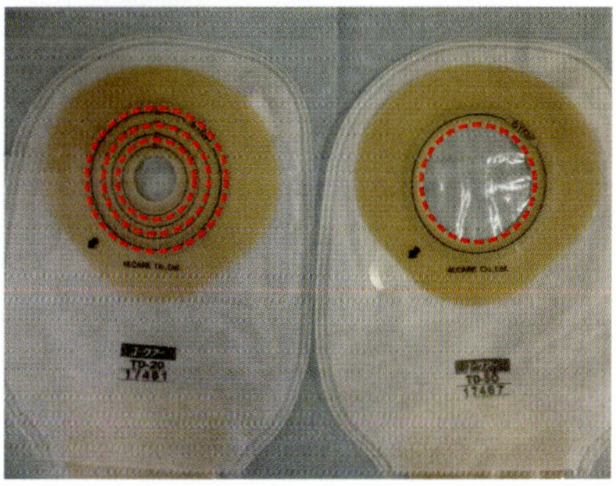

ストーマのサイズに　　大きさが固定
合わせカット可能

20 ストーマケア

Q147 ストーマ装具をつけたままでも入浴は可能?

A 装具には耐水効果があるため、装着したままでも毎日入浴はできます。

看護師
藤原早苗

長時間入浴の際は面板の外周部に防水テープを

　ストーマ装具には耐水効果があるため、袋から直接内容物が漏れることはなく、装具を装着したまま入浴することができます。しかし、長時間入浴すると皮膚に貼り付けている面板の外周部が溶解するため、気になる場合は入浴前に防水テープを皮膚保護材の外周に貼付すると、溶解しにくくなります。

　入浴後は防水テープを除去し、装具に付着している水分を拭きとります。また入浴時のみミニパッドや入浴用パウチに貼り替える方法もあります（図1）。

脱臭フィルターは防水加工の有無を確認

　ストーマ装具には、袋にたまるガスを徐々に抜けるよう、フィルターが付いています。フィルターには脱臭効果のある活性炭などが含まれています。ストーマ装具全体には耐水効果がありますが、フィルター部分については防水加工がされていないものもあります。

　このため、脱臭フィルターに水分が入ると、フィルター機能が低下したり、活性炭を含んだ水が染み出すことで服を汚染する原因となります。防水加工がされていない脱臭フィルターが用いられているものは、装具を購入した際に付属のカバーシールがついてくるため、入浴時はフィルターをシールで保護しましょう。

図1　入浴時に便利なストーマ装具の例

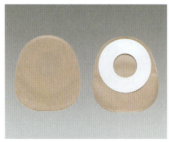

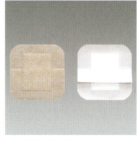

● 入浴用パウチ　ミニクローズ
入浴時など排便量の少ないときの使用に適する。面板には、皮膚刺激の少ない粘着剤を使用している。

● 入浴用パッド　ミニパッド
入浴時など短時間のストーマの保護に適する。吸収パッドがストーマを保護する。

（写真提供：アルケア株式会社）

なお、フィルター部分に白いテフロン膜がついている装具（図2）については、防水となっており、そのままでの入浴が可能です。テフロン膜は半透過性があり、空気は通しても水分は通さない性質があるからです。

装具なしの入浴も可能、ただし便漏れに注意

装具なしで入浴しても、腹腔内圧のほうが浴槽内の水圧よりも高いため、体内に水が入り込むことはありません。そのため、装具を除去して入浴することができます。

ただし、ストーマには括約筋がないため、入浴中に便が出てくることがあります。そのため、プリンなどの空き容器をストーマに当てて入ったり、ビニール袋を準備しておくと安心です。

入浴する時間帯ですが、食事後すぐから2時間程度は排便が多いため避けるようにしましょう。

なお、ストーマの種類（小腸ストーマなど）によっては、装具なしでの入浴は難しい場合もあります。

公衆浴場の利用時には装具の装着がマナー

厚生労働省が2015年2月に告示した「浴場業の振興指針」には、衛生上問題ない形での入浴は可能と明記されており、銭湯や温泉などの公衆浴場を利用することができます。

公衆浴場では、マナーとして必ず装具を装着した状態で入浴しよう。ストーマ袋が気になる場合は入浴用パウチや肌色のストーマ袋を使用するとよいでしょう。

排泄物の入ったストーマ袋は、浴室のゴミ箱などに破棄せず、家や部屋に持ち帰り破棄します。

引用文献
1) 厚生労働省：浴場業の振興指針. 2015. http://www.mhlw.go.jp/bunya/kenkou/seikatsu-ei-sei05/12.html（2017.4.10.アクセス）

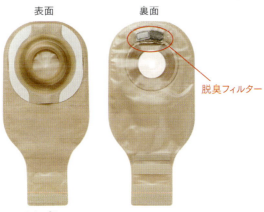

図2　フィルター部分に防水加工がされている装具の例
表面　　裏面
脱臭フィルター

● やわぴた
脱臭フィルターが白いテフロン膜でカバーされている。
（写真提供：株式会社ホリスター）

20 ストーマケア

Q148 トイレに流せるストーマ装具があったって本当？

A 以前は発売されていましたが、2017年4月現在はありません。

看護師
本田優子

生分解可能なストーマ装具があった

2008年に株式会社ホリスター ダンサック事業部より、世界初の水洗トイレに流せるストーマ装具「ノバライフFフラッシャブル」が発売されました。

コロストミー向けに開発された二品系装具で、専用のフィルターが内蔵された面板に排泄物を貯留した状態で、ストーマ袋のみを剥がし、そのまま安全にトイレに捨てられるという画期的なものでした。便が貯留する内袋はポリエステルとセルロースの2層からなり、水洗トイレに流した際、汚水処理システムで生物分解されるように設計されていました。

デンマークのダンサック本社研究室において、各国の便器を用いた便器と配管の流過性能試験を実施され、日本の和式および洋式の水洗トイレを使用した実験においても、米国/欧州不織布協会（INDA/EDANA）のガイドラインを上回るすぐれた流過性能を確認しました。

しかし、残念ながらこの製品は2012年に発売終了となりました。

ストーマ装具の素材と設計において、においの漏れに対する防臭性フィルムや消臭フィルター、利便性としてクリップ不要化や凸面構造など、快適性を追求するようになってきていますが、現状トイレに流すことができるストーマ装具はありません。

参考文献
1) 日本ストーマリハビリテーション学会編：ストーマリハビリテーション実践と理論. 金原出版, 東京, 2006：148.

20 ストーマケア

Q149 ストーマ装具は可燃ごみ？ 不燃ごみ？

A ストーマ装具は大半の地域で可燃ごみとして捨てることができます。

看護師 山本菜月

排泄物はトイレで捨て、装具は可燃ごみに

ストーマ装具の一般的な捨て方は、
① ストーマ袋内の排泄物をトイレで捨てて、袋内をからにする
② 外から見えないように新聞紙などに包む
③ 透明なビニール袋などに入れて捨てる
となります（図1）。

排泄物を捨てる理由は、においの原因を最小限にするためです。排泄物を捨ててもにおいが気になる場合は、ストーマ袋の中にコーヒーの出し殻を入れると防臭効果が高まります[1]。新聞紙に包む理由は、プライバシーの保護、回収している人に不快な思いをさせないようにすることなどが挙げられます。

多くの場合はこのような方法で可燃ごみの日に回収してもらうことができます。

有料ごみの場合、減免措置がある場合も

可燃ごみの有料化が実施されている地域では、袋に「オムツ」や「ストーマ装具」と記載したり、市町村に申請すると、無料または減免されることがあります。

例えば、泉大津市では紙おむつやストーマ用装具のみであれば、透明または半透明のビニール袋に入れると、無料で回収してもらうことができます。

一部の地域では不燃ごみとして扱われます（旭川市、福井市の一部など）。

在宅医療廃棄物として、指定袋の利用が必要になるなど、排出方法が決まっている地域もあります。

市町村によって分別方法が異なるため、捨てる前に市町村のホームページや問い合わせて確認する必要があります。なお、これらは2017年3月現在の情報です。

図1 ストーマ装具の捨て方

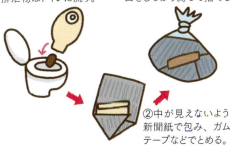

① ストーマ袋をはずし、排泄物はトイレに流す。
② 中が見えないよう新聞紙で包み、ガムテープなどでとめる。
③ ビニール袋に入れ、口をしっかり縛って捨てる。

参考文献
1) 菅井亜由美編著：ストーマ術後ケア まるっとわかるQ＆A95―病棟での困りごとがこれで解決！メディカ出版，大阪，2013.

20 ストーマケア

Q150 認知症患者のストーマケアはどうしたらよい?

A 問題行動、セルフケア困難、介護力不足という3つの視点に特に注意してケアを行います。

看護師
久保健太郎

認知症＋ストーマ、ダブルの問題への不安は大きい

認知症オストメイトは、問題行動、セルフケア困難、介護力の不足という3つの共通した問題をもっています[1]（表1）。

問題行動のほとんどは装具を剥がしてしまう行為で、臨床現場で看護師が悩まされているのはやはりこれでしょう。セルフケア困難の理由は、ストーマを認識できない（自分にストーマがついていることが理解できない）ことが多いようです。介護力不足は、単に介護する人がいないというだけではなく、「認知症＋ストーマ」で介護者の不安が強く、在宅介護ができない場合もあります。

装具剥離行動には根本的な原因のアセスメントを

装具剥離行為に対しては、まずは「なぜ剥がしてしまうのか」という原因をアセスメントします。というのも、装具剥離行動には根本的な原因があり、それによる不快感で剥がしてしまうという場合があります。例えば、皮膚障害による痛みや痒みがあれば、それを治癒するためのケアを行い、ストーマ袋の排泄物や重みが気になる場合には、排泄物の処理をこまめに行います。

しかし、原因がわからない場合も少なくあ

表1 認知症オストメイトのストーマケア対策

問題点	対策
問題行動 （装具剥離行為）	●根本的な原因のアセスメント ●対症的な対策
セルフケア困難	●家族の協力 ●社会資源の活用 ●残存機能の活用（繰り返し指導）
介護力不足	●社会資源の活用

りません。そのような場合には対症的な対策が必要になります。具体的には、剥離刺激による皮膚へのダメージを最小限にするために、短期交換用装具や皮膚被膜剤を使用したり、装具に手を届きにくくするために衣服の工夫や腹帯などを使用します。

セルフケア困難や介護力不足という問題に対しては、早期からセルフケア能力や介護力を把握して、家族の協力や、訪問看護など社会資源の活用を検討します。繰り返し練習することでセルフケアできる場合もあるため、「認知症＝セルフケアができない」と決めつけず、残存機能を活用することも重要です。

引用文献
1) 久保健太郎，本田優子，日月亜紀子，他：認知症オストメイトのストーマケア―文献レビューによる考察―．STOMA 2015；22（1）：1-6.

索 引

和文

あ

アミノ酸 ……………………………… 114
──インバランス …………………… 95
アミラーゼ ……………………… 20, 121
アルコール ……………… 25, 98, 128
アルゴンプラズマ凝固法 …………… 72
アンモニア処理 ……………………… 94

い

胃潰瘍 ………………………………… 147
胃がん …………………………… 16, 147
息こらえ嚥下 …………………… 9, 10
遺残結石 ……………………………… 114
意識下鎮静 …………………………… 139
意識レベル …………………………… 139
胃静脈瘤出血 ………………………… 74
胃食道逆流 ………………… 22, 210
胃切除後障害 ………………………… 25
胃全摘 …………………………… 21, 24
胃体部がん …………………………… 16
一時的ストーマ ……………………… 232
胃粘膜保護薬 ………………………… 152
イレウス …………………………… 25, 40
──管 ……………… 41, 43, 44, 46, 48
胃瘻 …………………………………… 206
陰圧吸引型 …………………………… 182
陰圧閉鎖療法 ………………………… 228
飲酒 ………………… 2, 25, 88, 116
飲水 ………………………… 22, 176
飲水制限 ……………………………… 135
咽頭期 ………………………………… 12
陰部神経 ……………………………… 38

う

ウィンスロー孔 ……………………… 18
打ち抜き様潰瘍 ……………………… 86
ウロビリノゲン ……………………… 43

え

永久ストーマ ………………………… 232
栄養管理 ……………………………… 202
栄養チューブ …………… 14, 131, 212
栄養療法 …………………… 15, 82, 204
嚥下機能 ……………………………… 12
嚥下訓練 ……………………………… 9

え(続き)

嚥下障害 ……………… 12, 14, 15, 206, 216
嚥下リハビリテーション …………… 14
炎症 …………………… 64, 70, 78, 126
炎症性サイトカイン ……………… 5, 54
非閉塞性腸疾患 ……………………… 70
塩類下剤 …………………… 33, 34, 93

お

黄疸 …………………… 98, 104, 116
オッディ括約筋 ……………………… 105
おでこ体操 ……………………… 9, 10

か

開口訓練 ………………………… 9, 10
灰白色便 ……………………………… 111
潰瘍 …………………………… 70, 78
──出血 ……………………………… 70
──性大腸炎 …………………… 78, 80
化学的刺激 …………………………… 64
化学的処置 …………………………… 28
覚醒遅延 ……………………………… 140
仮性動脈瘤 …………………………… 123
カテーテル関連血流感染 …………… 91
カテコラミン ………………………… 76
カバーリングストーマ ……………… 232
下腹神経 ……………………………… 38
下部消化管 …………………………… 28
──出血 …………………… 70, 75
顆粒球吸着療法 ……………………… 85
簡易懸濁法 …………………… 54, 55
肝逸脱酵素 …………………… 104, 112
肝炎ウイルス …………………… 88, 98
寛解維持療法 …………………… 81, 82
寛解導入療法 …………………… 81, 82
肝がん …………………………… 88, 98
間欠吸引 ……………………………… 184
肝血流量 ……………………………… 92
緩下薬 …………………… 34, 93, 135
肝硬変 …………………………… 88, 99
肝生検 ………………………………… 102
肝性脳症 ……………………………… 94
間接訓練 ……………………………… 9
感染 …………………………… 61, 170
完全ドレナージ ……………………… 118
浣腸 …………………………………… 33
肝動脈塞栓術 …………………… 99, 100
嵌頓ヘルニア …………………… 56, 63
還納性ヘルニア ……………………… 56

か(続き)

肝不全 ………………………………… 88
漢方薬 ………………………………… 34
肝予備能 …………… 88, 99, 100, 103
緩和手術 ……………………………… 17

き

機械的イレウス ……………………… 40
機械的処置 …………………………… 28
飢餓状態 …………………… 95, 205
喫煙 ……………… 2, 16, 116, 157
拮抗薬 ………………………………… 140
気道防御反射 ………………………… 139
機能的イレウス ……………………… 40
逆流 …………………………… 11, 22
急性膵炎 …………………… 64, 106, 126
急性胆管炎 …………………………… 104
急性胆囊炎 …………………… 64, 104
急性虫垂炎 …………………………… 64
胸腔鏡 ………………………………… 4
──補助下手術 …………………… 4
胸腔ドレーン ………………………… 6
狭窄 …………………… 40, 44, 52
胸膜損傷 ……………………………… 6
鏡面像 ………………………………… 41
局所陰圧閉鎖療法 …………………… 228
禁煙指導 …………………… 8, 157
筋性防御 …………………… 65, 66, 69
金属音 ………………………………… 42
金属ステント ………………………… 49

く

クーゲル法 …………………………… 60
空腸瘻 ………………………………… 206
クランプ ……………………………… 55
グリコーゲン …………………… 95, 96
クリッピング ………………………… 71
クローン病 …………………… 78, 82

け

経口摂取 ……… 14, 15, 32, 35, 68, 206
経口腸管洗浄剤 ……………………… 143
経口内視鏡 …………………………… 154
経肛門イレウス管 …………… 48, 50
経肛門ドレーン ……………………… 29
経静脈栄養 …………………………… 202
経腸栄養
…… 14, 15, 22, 131, 132, 202, 216, 217
──カテーテル ……………………… 206

241

——剤 ……… 84, 208, 213
——療法 ……… 82, 84
経鼻胃管 ……… 41, 44
経鼻イレウス管 ……… 48
経皮経肝胆管ドレナージ ……… 105, 107, 109
経皮経肝胆嚢ドレナージ … 105, 109
経皮経食道胃管挿入術 ……… 217
経皮的エタノール注入療法 … 99, 100
経皮的ラジオ波焼灼療法 ……… 99, 100, 103
経鼻内視鏡 ……… 154
経皮内視鏡的胃瘻造設術 … 206, 216
経腹的到達法 ……… 60
けいれん性イレウス ……… 40
下血 ……… 70, 75
血ガス ……… 128
血管透過性 ……… 5, 127, 128, 130
血球成分除去療法 ……… 80, 82, 85
血行障害 ……… 40, 51, 56
血栓 ……… 160
血糖コントロール ……… 97, 124
血便 ……… 70, 75, 150
下痢 ……… 78
減圧 … 29, 41, 42, 44, 46, 52, 63, 217
減黄術 ……… 111
限局性腹膜炎 ……… 65, 69
原発性肝がん ……… 98

こ
抗TNF-α抗体製剤 ……… 80, 82
高アミラーゼ血症 ……… 106
高アンモニア血症 ……… 93
抗ウイルス療法 ……… 89
硬化剤 ……… 72, 74
抗凝固薬 ……… 136
抗菌薬 … 28, 36, 65, 68, 82, 162, 224
口腔ケア ……… 8
高血圧 ……… 168
抗血小板薬 ……… 136
抗血栓薬 ……… 136
高血糖 ……… 96
喉頭挙上制限 ……… 9, 12
高乳酸血症 ……… 128
高ビリルビン血症 ……… 104
硬膜外自己調節鎮痛法 ……… 169
肛門括約筋 ……… 38
肛門出血 ……… 75
絞扼性イレウス ……… 40, 64, 69
絞扼性ヘルニア ……… 56, 63
誤嚥 ……… 41
——性肺炎 ……… 8, 22, 210
呼吸器合併症 ……… 157, 172
呼吸困難 ……… 21

呼吸不全 ……… 5
呼吸抑制 ……… 140
呼吸リハビリテーション ……… 8
骨盤神経 ……… 30, 38, 167
骨盤底筋群 ……… 38
骨盤底筋訓練 ……… 27, 38
コントラスト法 ……… 144

さ
細菌感染 ……… 64
再建臓器 ……… 12, 13, 15
在宅経腸栄養 ……… 15
再鎮静 ……… 140
サイトメガロウイルス ……… 86
嗄声 ……… 9, 12
左側大腸炎型 ……… 80
サルコペニア ……… 178
酸化マグネシウム ……… 33, 34
残尿量 ……… 31, 166

し
シアノアクリレート系薬剤 ……… 74
色素を撒く ……… 144
持続吸引 ……… 184
糸球体濾過量 ……… 103
自己抜去 ……… 46, 187, 188
自然排液型 ……… 182
湿潤環境 ……… 218
自尿 ……… 166
脂肪壊死 ……… 222
脂肪肝 ……… 88
縦隔 ……… 6
周術期管理 ……… 156
就寝前夜食 ……… 95, 96
手術部位感染 … 28, 218, 224, 226
——防止ガイドライン … 28, 58
出血 ……… 149, 150, 170
——性ショック ……… 71, 76
——性ショックの重症度分類 … 76
術後回復強化プロトコル ……… 8, 32, 174, 176
術後感染症 ……… 162
術後の合併症 ……… 204
腫瘍 … 2, 16, 26, 40, 70, 104
——マーカー ……… 26, 99
循環血液量 ……… 76, 77
循環不全ショック ……… 90
消化管運動 ……… 54, 138
消化管出血 ……… 70
消化管穿孔 ……… 64, 69
消化酵素 ……… 118, 122, 126
消化態栄養剤 ……… 213
焼灼術 ……… 71
上部消化管出血 ……… 70, 75

情報的ドレナージ ……… 180
静脈内麻薬自己調節鎮痛法 ……… 169
静脈瘤 ……… 70
除菌治療 ……… 147
褥瘡 ……… 214
食道・胃静脈瘤破裂 ……… 88
食道がん ……… 2
食道期 ……… 11, 13
食道静脈瘤出血 ……… 71, 75
食道静脈瘤破裂 ……… 71
食道裂孔 ……… 23
食物残渣 ……… 135
食欲不振 ……… 124
徐放性製剤 ……… 55
除毛 ……… 58
——範囲 ……… 58
自律神経 ……… 30
神経因性膀胱 ……… 30
人工肛門 ……… 27, 29, 36, 230
人工補強材 ……… 61
滲出液 ……… 219, 226
深達度診断 ……… 17

す
膵液 ……… 118, 120, 122
——瘻 … 18, 20, 67, 121, 122, 123
膵外分泌刺激 ……… 131
膵管 ……… 116
——チューブ ……… 120
膵臓がん ……… 116
水封部 ……… 7
水分出納量 ……… 167
水分の投与速度 ……… 210
ステロイド ……… 5, 80, 82
ストーマ ……… 230
——サイトマーキング ……… 231
——装具 … 234, 235, 236, 239
スプリンティング ……… 53

せ
清潔簡潔自己導尿 ……… 31
生検 ……… 136
声帯 ……… 2, 12
成長因子 ……… 219
成分栄養剤 … 82, 84, 95, 132, 213
声門閉鎖訓練 ……… 9, 10
絶飲食 ……… 37, 68
赤血球濃厚液 ……… 77
絶食 … 14, 32, 36, 41, 127, 135
線維化 ……… 88, 96
全覚醒 ……… 164
穿孔 ……… 49, 56, 150
先行鎮痛 ……… 163, 194
染色法 ……… 144

前処置 ･･････････ 32, 135
全身麻酔 ･･････････ 164
巨大腸処型 ･･････････ 80
前以果 ･･････････ 137
前方アプローチ ･･････････ 58, 59
せん妄 ･･････････ 188
前立腺肥大症 ･･････････ 31

そ

創感染 ･･････････ 222, 224
早期離床 ･･････････ 32, 112
装具剥離行動 ･･････････ 240
創傷管理 ･･････････ 218
創傷治癒 ･･････････ 210
創傷の治癒過程 ･･････････ 214
創傷被覆材 ･･････････ 218, 224, 226
創部感染 ･･････････ 157
創部洗浄 ･･････････ 223
鼠径部切開 ･･････････ 59
鼠径ヘルニア ･･････････ 56, 59, 62

た

タール便 ･･････････ 75
大建中湯 ･･････････ 34, 54
代謝性アシドーシス ･･････････ 128
代償性肝硬変 ･･････････ 88
大腿輪 ･･････････ 59
大腸がん ･･････････ 26
大腸刺激性の緩下薬 ･･････････ 33, 93
大腸全摘出術 ･･････････ 80
大腸内視鏡検査 ･･････････ 26
多角的鎮痛 ･･････････ 194
脱臭フィルター ･･････････ 236
脱水 ･･････････ 167
胆管拡張 ･･････････ 113
胆管狭窄 ･･････････ 113
胆管結石 ･･････････ 104, 114
胆管切石術 ･･････････ 114
胆汁 ･･････････ 43
　　　うっ滞 ･･････････ 104, 112
　　──漏 ･･････････ 118
弾性ストッキング ･･････････ 160
胆石 ･･････････ 40
胆道炎 ･･････････ 104
胆道系酵素 ･･････････ 104, 112
胆嚢炎 ･･････････ 25
胆嚢結石 ･･････････ 104
胆嚢摘出 ･･････････ 114
タンパク・エネルギー低栄養状態
　････････････････････････ 94
ダンピング ･･････････ 11, 23, 25, 206

ち

恥骨直腸筋 ･･････････ 38

窒素源 ･･････････ 84
中心静脈栄養 ･･････････ 37, 132, 204
　　──療法 ･･････････ 82
中心静脈カテーテル ･･････････ 200
チューブ閉塞 ･･････････ 212
腸管運動 ･･････････ 93
腸管壊死 ･･････････ 41, 56, 61, 63
腸管拡張 ･･････････ 41, 49
腸管機能回復 ･･････････ 34
腸管穿孔 ･･････････ 143, 149
腸管蠕動の亢進 ･･････････ 41, 46, 51
腸管内減圧 ･･････････ 48, 51, 52
腸管内の洗浄 ･･････････ 50
腸管浮腫 ･･････････ 45, 51
腸穿孔 ･･････････ 63
腸蠕動 ･･････････ 41, 46, 173
　　──音 ･･････････ 42
腸内容物 ･･････････ 40
腸閉塞 ･･････････ 25, 26, 34, 40, 143
腸溶性製剤 ･･････････ 55
腸瘻 ･･････････ 14, 206
直接訓練 ･･････････ 9
直腸炎型 ･･････････ 80
貯留能 ･･････････ 15, 24
治療的ドレナージ ･･････････ 180
鎮静評価スケール ･･････････ 142
鎮静薬 ･･････････ 139
鎮静レベル ･･････････ 142
鎮痛 ･･････････ 32
鎮痛薬 ･･････････ 139, 163, 192

つ

通過障害 ･･････････ 51

て

低アルブミン血症 ･･････････ 90
低栄養 ･･････････ 24, 204, 225
低血糖 ･･････････ 96
剃毛 ･･････････ 58
電気クリッパー ･･････････ 58
天井効果 ･･････････ 192, 197
デンバーシャント ･･････････ 90

と

糖新生 ･･････････ 96
疼痛管理 ･･････････ 192
導尿 ･･････････ 166
糖の貯蔵 ･･････････ 96
頭部挙上訓練 ･･････････ 9, 10
吐血 ･･････････ 70
トライツ靱帯 ･･････････ 44, 131, 132
ドレーン ･･････････ 18, 180
　　──造影 ･･････････ 190
　　──排液 ･･････････ 20, 121

　　──　──の性状 ･･････････ 181
ドレッシング材 ･･････････ 218, 219
ドレーシング ･･････････ 38

な

内視鏡検査 ･･････････ 134
内視鏡治療 ･･････････ 134
内視鏡的逆行性膵胆管造影
　････････････････････････ 106, 126
内視鏡的経鼻胆管ドレナージ
　････････････････････････ 111, 113
内視鏡的結紮術 ･･････････ 74
内視鏡的硬化療法 ･･････････ 71, 72, 73, 74
内視鏡的止血術 ･･････････ 71
内視鏡的静脈瘤結紮術 ･･････････ 71, 72, 73
内視鏡的胆道ステント留置 ･･････ 105, 107
内視鏡的胆道ドレナージ ･･････････ 107
内視鏡的乳頭切開術 ･･････････ 136
内視鏡的粘膜下層剥離術
　････････････････････････ 17, 27, 148
内視鏡的粘膜切除術 ･･････････ 26, 148
内鼠径輪 ･･････････ 59
内容物 ･･････････ 52

に

ニボー ･･････････ 41, 42
乳び胸 ･･････････ 37
乳び腹水 ･･････････ 37
乳び漏 ･･････････ 37
尿失禁 ･･････････ 31
尿閉 ･･････････ 31, 166
認知症 ･･････････ 188, 216, 240

ね

粘血便 ･･････････ 78

の

膿瘍 ･･････････ 190, 191

は

肺炎 ･･････････ 5, 8
排ガス ･･････････ 34, 41
敗血症 ･･････････ 51, 56
　　──性ショック ･･････････ 66, 69
肺血栓塞栓症 ･･････････ 160
バイタルサイン ･･････････ 36, 76, 130, 139
排便 ･･････････ 34, 41
　　──記録 ･･････････ 39
　　──障害 ･･････････ 38
播種性血管内凝固症候群 ･･････････ 51, 91
白血球 ･･････････ 85
　　──除去療法 ･･････････ 85
鼻の下での固定 ･･････････ 47
バルーン ･･････････ 44, 46, 53, 73

——下逆行性経静脈的塞栓術　74
——タンポナーデ法　74
パルスオキシメーター　159
反回神経　2, 9, 12
——麻痺　3, 8, 9, 12, 14, 15
半覚醒　164
半消化態栄養剤　82, 84, 95, 213
反跳痛　65, 66, 69
反応汗　144
汎発性腹膜炎　56, 64, 66, 68, 69

ひ

非アルコール性脂肪性肝炎　88, 90
非ステロイド性抗炎症薬
　　87, 192, 193, 194, 196, 198
非代償性肝硬変　88
鼻中隔での固定　47
鼻翼での固定　46
ビリルビン　43, 111
ビルロート1法　18
ビルロート2法　18
ピロリ菌　16, 147

ふ

不完全ドレナージ　118
腹腔鏡　4, 34, 59
——下鼠径ヘルニア修復術　60
腹腔静脈シャント　90
腹腔内遊離ガス　66
副交感神経刺激　120, 138
腹水　90, 98, 186
——穿刺　90
——濾過濃縮再静注法　90
腹痛　65, 78, 104
腹膜炎　56, 64, 149
腹膜外腔到達法　60
腹膜刺激症状　66, 69
不顕性誤嚥　13
浮腫　5, 50
プッシング・プリング訓練　10
ブルンベルグ徴候　65, 66
フレイル　178
分岐鎖アミノ酸　94, 214
——製剤　95
吻合部狭窄　124
粉砕投与　55
噴門部がん　16

へ

閉塞性イレウス　40, 42
閉塞性黄疸　107
ヘッセルバッハ三角　59
ヘパリン置換　136
ヘモグロビン　77

ヘルニア　56
——内容　56
——嚢　56
——門　56
便汁　36
便潜血　26
ペンタゾシン　200
便漏れ　38

ほ

縫合不全
　　22, 29, 33, 36, 67, 190, 232
膀胱留置カテーテル　30, 130, 166
ボーラス投与　206, 210
ポリープ　148
ポリペクトミー　26, 136, 148, 150

ま

マーキング　47
マーフィー徴候　104
末梢挿入式中心静脈カテーテル
　　203
麻痺性イレウス　40, 42
マロリーワイス症候群　70
慢性肝炎　88

む

無気肺　8

め

メッシュ　61
免疫調節薬　80
免疫力　86

も

毛細血管再充満時間　76
網嚢孔　18
門脈圧亢進症　90

や

薬剤の逆流　55
薬物代謝　97, 103

ゆ

有機酸　93
幽門前庭部がん　16
幽門側胃切除　18
輸液　41, 76, 127, 130
輸血　76, 77, 170
癒着　40, 52

よ

用手整復　57
用手補助下腹腔鏡手術　4

予兆出血　123
予防的ドレナージ　180

ら

ラクツロース　93

り

リハビリテーション　32
リンパ液　37
リンパ節　2
——郭清　9, 12, 30
——転移　133

る

ルーワイ法　18
ルゴール　3, 146

ろ

瘻孔　115, 190, 191

数字・欧文

γ-アミノ酪酸　95
5-アミノサリチル酸　80, 82

A

AAA (aromatic amino acids)　94
APC (argon plasma coagulation)
　　72

B

BCAA (branched-chain amino acids)　94, 214
BRTO (balloon occluded retrograde transvenous obliteration)　74
BT (bacterial translocation)　132

C

CAP (cytapheresis)　85
CART (cell-free and concentrated ascites reinfusion therapy)　90
CD (crohn's disease)　78, 82
CDC (Centers of Disease Control)　58
CIC (clean intermittent self catheterization)　31
CMV (cytomegalovirus)　86
CONUT (controlling nutritional status) スコア　171
CRBSI (catheter related blood-stream infection)　91
CRT (capillary refilling time)　76
CVC (central venous catheter)

····· 203

Cチューブ ····· 114

D

DGE（delayed gastric emptying）
····· 124

DIC（disseminated intravascular
coagulation）····· 51, 91

DPC（diagnosis procedure
combination）····· 177

E

EBD（endoscopic biliary drainage）
····· 107

EBS（endoscopic biliary stenting）
····· 105, 107, 111

EIS（endoscopic injection
sclerotherapy）····· 71, 72, 74

EMR（endoscopic mucosal
resection）····· 26, 148

EN（enteral nutrition）····· 15

ENBD（endoscopic nasobiliary
drainage）····· 105, 107, 110, 111

ERAS（enhanced recovery after
surgery）····· 8, 27, 32, 174

ERCP（endoscopic retrograde
cholangiopancreatography）
····· 106, 126

ESD（endoscopic submucosal
dissection）····· 17, 27, 148

EST（endoscopic sphincterotomy）
····· 136

EVL（endoscopic variceal ligation）
····· 71, 72, 74

G

GABA（γ-amino butyric acid）····· 95

GCAP（granulocytapheresis）····· 85

GF（growth factor）····· 219

GFR（glomerular filtration rate）
····· 103

H

H2RA（histamine H2-receptor
antagonist）····· 152

HALS（hand assisted laparoscopic
surgery）····· 4

HEN（home enteral nutrition）····· 15

I

IBD（inflammatory bowel disease）
····· 78

ISGPF（International Study Group
of Pancreatic Fistula）····· 121, 167

ISPGF（international study group
on pancreatic fistula）····· 121

Iv-PCA（intravenous-patient-
controlled analgesia）····· 169

L

LCAP（leukocytapheresis）····· 85

LES（late evening snack）····· 95, 96

LH（laparoscopic inguinal hernia
repair）····· 60

lost stent法 ····· 118

N

NASH（non-alcoholic steatohepati-
tis）····· 88, 98

no stent法 ····· 118

NPWT（negative pressure wound
therapy）····· 228

NSAIDs（non-steroidal anti-inflam-
matory drugs）
····· 87, 192, 193, 194, 196, 198, 199

P

P-CAB（potassium-competitive
acid blocker）····· 152

PCEA（patient-controlled epidural
analgesia）····· 169

PD（pancreatoduodenectomy）
····· 118, 124

PEG（percutaneous endoscopic
gastrostomy）····· 206, 216

PEIT（percutaneous ethanol
injection therapy）····· 99, 100

PEM（protein-energy malnutrition）
····· 94

PHS（prolene hernia system）····· 59

PICC（peripherally inserted
central venous catheter）····· 203

PPI（proton pump inhibitor）····· 152

PpPD（pylorus-preserving
pancreaticoduodenectomy）····· 124

PTCD（percutaneous transhepatic
cholangial drainage）
····· 105, 107, 110, 111

PTEG（percutaneous trans
esophageal gastro-tubing）····· 217

PTGBD（percutaneous transhepatic
gallbladder drainage）····· 105

R

RASS（Richmond Agitation
Sedation Scale）····· 142

RFA（radiofrequency ablation）
····· 99, 100, 103

S

Sengstaken-Blakemore
（S-B）チューブ ····· 73

SSI（surgical site infection）
····· 28, 58, 218, 224, 226

T

TAE（transcatheter arterial
embolization）····· 99, 100

TAPP（transabdominal
preperitoneal approach）····· 60

TEPP（total extraperitoneal
approach）····· 60

TPN（total parenteral nutrition）
····· 204

Tチューブ ····· 114

U

UC（ulcerative colitis）····· 78, 80

V

V.A.C.®（vacuum assisted closure）
····· 228

VATS（video assisted thoracoscopic
surgery）····· 4

日ごろの"？"をまとめて解決

消化器ナースのギモン

2017年5月24日　第1版第1刷発行　　　　編　著　西口　幸雄、久保　健太郎

発行者　有賀　洋文

発行所　株式会社 照林社

〒112-0002

東京都文京区小石川2丁目3-23

電　話　03-3815-4921（編集）

03-5689-7377（営業）

http://www.shorinsha.co.jp/

印刷所　共同印刷株式会社

●本書に掲載された著作物（記事・写真・イラスト等）の翻訳・複写・転載・データベースへの取り込み、および送信に関する許諾権は、照林社が保有します。

●本書の無断複写は、著作権法上での例外を除き禁じられています。本書を複写される場合は、事前に許諾を受けてください。また、本書をスキャンしてPDF化するなどの電子化は、私的使用に限り著作権法上認められていますが、代行業者等の第三者による電子データ化および書籍化は、いかなる場合も認められていません。

●万一、落丁・乱丁などの不良品がございましたら、「制作部」あてにお送りください。送料小社負担にて良品とお取り替えいたします（制作部☎0120-87-1174）。

検印省略（定価はカバーに表示してあります）

ISBN978-4-7965-2406-3

©Yukio Nishiguchi, Kentaro Kubo/2017/Printed in Japan